#　小動物における
細胞診の初歩の初歩

増補改訂版

編著：酒井洋樹

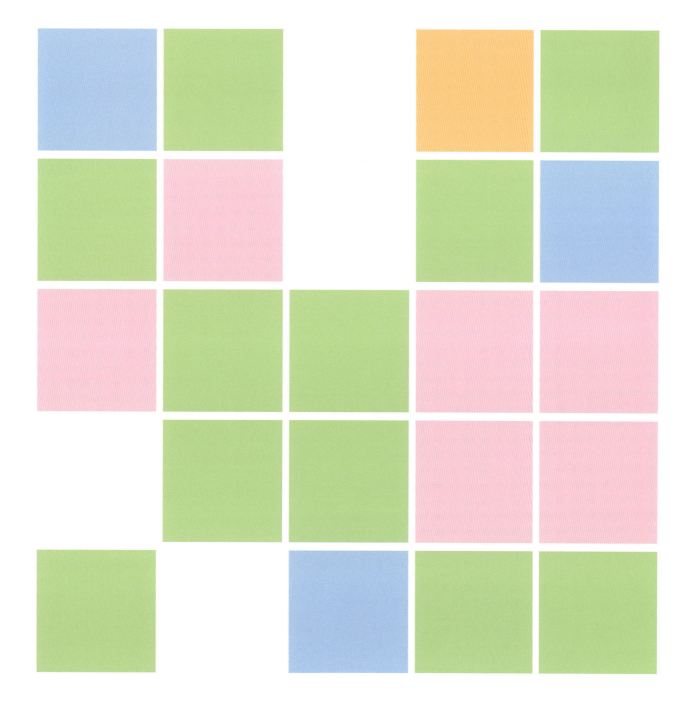

緑書房

執筆者

酒井洋樹
　岐阜大学 応用生物科学部 共同獣医学科 獣医病理学分野
　序章，第1章，第4章～第25章

森　崇
　岐阜大学 応用生物科学部 共同獣医学科 獣医分子病態学分野
　第2章，第3章

ご 注 意

本書中は，最新の獣医学的知見をもとに，細心の注意をもって記載されています。しかし獣医学の著しい進歩からみて，記載された内容がすべての点において完全であると保証するものではありません。実際の症例へ応用する場合は，各獣医師の責任の下，注意深く診療を行ってください。本書の記載による不測の事故に対して，編著者，著者，編集者ならびに出版社は，その責を負いかねます。（株式会社 緑書房）

増補改訂版の序文

2006年11月に月刊『CAP』への連載が始まってから10年，本書初版の刊行から7年がたち，増補改訂版を刊行することとなった。今回の増補改訂では，「耳」の章を新たに追加し，「内分泌系」や「脳神経系」などをそれぞれ独立した章として内容の充実に努めた。また，「リンパ節」には新Kiel分類などを追加し，より詳しく解説している。日々の診療においてアプローチしにくい臓器の細胞像やまれな例もあるかもしれないが，二次診療体制が確立しつつある現在，大学病院などの専門科において細胞診でどこまでわかるのかを知っておくことも重要と考え，そのような例もできる限り追加している。画像については，よりわかりやすいものや珍しい症例も加え，幅広い症例に対応できるようにした。掲載した症例は私自身が診断したものがほとんどで，当時の診断のいきさつや臨床獣医師の先生方とのディスカッションを思い出しながら，新しい画像を選んでいる。

細胞診をぜひ身につけたいとこの本を読んでいる先生方も多いことだろう。細胞学的検査は比較的簡単で手軽にできるが，標本を読み解き，診断することはなかなか難しい。思えば私自身，よい師にもよい参考書にも出会えず，どのように勉強しようか，悩みもがいていた頃があった。その当時を思い出しながら，この本を手に取り頑張っている皆さんへ，次の言葉を贈りたい。

Die Schlange, welche sich nicht häuten kann, geht zugrunde.
（脱皮できないヘビは滅びる）

Friedrich Wilhelm Nietzsche（1844-1900）の言葉である。滅びないように脱皮するには"きっかけ"が必要となる。本書が読者の先生方の脱皮のきっかけになれば幸いである。

日常の病理診断業務に携わっていただいている岐阜大学獣医病理学研究室の皆様，ともに様々な症例について濃密で，有意義なディスカッションをしていただいている岐阜大学動物病院をはじめとした臨床獣医師の先生方，さらに増補改訂版の刊行に向けて，多大なるサポートをいただいた緑書房の出川藍子氏に心からお礼申し上げたい。

最後に，本書の改訂作業の最中の本年夏に，安らかに永眠した父に，心からの感謝と尊敬を込めて本書を捧げたい。動物や自然が大好きな父で，よく一緒に山であけびを採り，魚釣りにも行った。その経験が，私を生き物の身体と向き合う獣医師の仕事に導いたと同時に，現在の私の礎ともなっていると思う。

2016年10月

酒井洋樹

初版の序文

　十数年前，そのころは手術材料の外科病理検査がやっと一般的になり，その重要性が高まってきたころであった。しかし，摘出材料はまだとても大きく，表面もひどく自壊して「なんでこんなに大きくなるまで様子をみていたのか！」と怒りすら覚えるものもたくさんあった。それまでは，そもそも術前診断という考え方自体が乏しく，切除して病理検査で良悪性の判断をし，悪性なら仕方ない，といったあきらめのような雰囲気があったように思われた。

　21世紀が幕を上げて10年がたとうとしている現在，我々の研究室において，1997年では年間50例に満たなかった細胞診検体が，2008年ではなんと30倍の1,500例に達するほどである。この傾向は我々の研究室のみではなく，細胞診を積極的に診断している機関はどこも同じであろう。腫瘍（腫瘍ばかりとは限らないが）があったらどうするか？　臨床検査，画像検査，細胞診やコア生検で術前診断，その診断あるいは検査結果を基に，飼い主との相談のうえでの手術方針の決定，摘出材料の病理検査，術後予後判定，術後治療の検討，これが現在の診療の流れである。細胞診検体が増加していることは，この診療の流れの中で，細胞診が必須になりつつあること示している。当然のことながら，すべてのステップが重要であるが，術前診断の重要性に異論を唱える方はいないはずである。ここで考えていただきたい。術前診断における臨床検査，画像検査でリストアップされる鑑別診断と，細胞診などの形態学的検査で考えられる鑑別診断，どちらが選択肢を絞り込めるか？　また，これらを組み合わせることで，確定診断にどれだけ迫れるか？　形態学的診断は病変そのものから病変を形成している構成要素を引き出しているのである。つまり，犯人の足跡や影をみるのではなく，犯人そのものをみるのである。細胞診に至っては，簡便かつ迅速に犯人逮捕となるわけである。ゆえに，術前診断における細胞診のウエイトも決して軽いものではない。また，外科手術を考えるうえでの飼い主へのインフォームド・コンセントとしても有用な情報が与えられることも多い。さて，細胞診を学ぶべきか，学ばざるべきか？

　診療に役立つ細胞診を行うために，その細胞診とは何であるかをしっかりと理解しなければならないことは言うまでもない。その内容については本書の総論において詳解するので，ここでは踏み込んだ説明はしないが，いくつかの重要な点を以下に示す。第一は，細胞診と病理組織学的検査はともに形態学的検査であるものの，相違点も多いという点である。これらの相違はそれぞれの長所であり，短所でもある。したがって，この違いをしっかりと理解しておくことはきわめて重要である。細胞診の特性も理解せずに，細胞診に対して過度の期待を抱き，あるいはその結果に対し失望するのは，レントゲン写真がカラーでないことを不満に思うのと一緒である。つまり，できることできないことをしっかりと把握しておかなければならない。第二は，医学的検査は客観的指標を取り入れつつも，最終的には人間が判断するものであり，疾患の判断，つまり診断はそれを下す人間の能力に依存することである。殊に，細胞診などの形態学的検査は，「大きい」，「濃い」，「多い」などいわゆる主観的な評価が中心となりやすい。つまり，診断精度にその診断者の経験が影響しやすい検査でもある。さらに，細胞診標本は手軽にできるものの，クオリティーの低い標本では診断不可能となったり，最悪の場合，誤診を招いてしまう可能性がある。クオリティーの高い標本をつくるためには，ある程度の習熟が必要である。臨床検査技師が標本作製を担っている人医療分野とは異なり，獣医療では獣医師自身が標本作製せざるを得ない状況が少なくない。これも難しく考えるのではなく，その他の臨床技術と同様に必要なものと考えればよいのである。要は，慣れであり，標本の良し悪しが正しく評価できればよいのである。

　細胞診は，その手軽さと術前診断における重要性から，臨床獣医師の方々が何とかして身につけたいと思っている技術であるということは，様々な勉強会や講習会に参加してみて，強く実感している。だが，まったくの独学で

習得するのが難しいものであることも理解できる．ゆえに，本書が少しでも役に立ってくれればと切に願っている．

　私は日頃より学生諸君や臨床獣医師の先生方に，「細胞診に習熟し，使いこなせるようになれば，何百万円あるいはそれ以上の機器に匹敵する」と豪語している．シリンジと針とスライドグラス，染色セット，あとは診断できる"眼"と"頭"である．これだけの安上がりなツールで，病気のパズルを解きほぐすことができるのも，細胞診の醍醐味であろう．その醍醐味を，本書を通して味わっていただきたい．本書では，臨床の場で問題となる様々な事項，たとえば標本作製，顕微鏡の観察法，個々の細胞の鑑別などについて，なるべく解決できるように，総論にもページを費やした．ケーススタディもよいが，基礎となるべき知識をしっかり身につけてもらいたいと思うからである．イレギュラーなケースに対し，今一度総論にかえって解釈できる視点を身につけてもらいたい．また各論では，それぞれの臓器で細胞診を適用したときにどんなことが分かるか，また臓器の特性を考慮した細胞診断が必要な場合もあるので，それらの点についても解説している．

　日常診療の最前線における細胞診は，まさに敵を眼前に"槍で突く"「白兵戦」である．本書がこの日々の戦いの援軍になってくれれば幸いである．

　本書刊行にあたり，まず，多数の症例を提供していただいた臨床獣医師の先生方に感謝したい．岐阜市ならびに近郊の若手臨床獣医師の先生方とは，毎月，夜遅くにまで及ぶ細胞診勉強会を4年間ほど続けている．私自身も，この会を通じて臨床的側面と細胞診の関連性を学ぶよい機会となった．また何より参加される先生方の情熱と根気強さが，本書の執筆を底辺で支える原動力となったと確信している．さらに岐阜大学獣医病理学教室の学生，院生および卒業生諸氏，私の勝手奔放な仕事を支えてくださった岐阜大学獣医病理学教室前教授，現岐阜大学名誉教授柵木利昭先生，岐阜大学獣医病理学教室教授　柳井徳磨先生，1年間のアメリカ留学の中でDiagnostic cytologyを手ほどきしていただいたDr. R. CowellとDr. J. Meinkothにこの場を借りて深謝する．また，『CAP』編集部の小原崇史さんには，このような形で本書が発刊できるまでの約3年の間，多大なご協力をいただいたことを深く感謝する．最後に，あるときは一臨床獣医師として，またあるときは『細胞診の初歩の初歩』連載の一読者として様々な助言をしてくれた我が生涯の伴侶である貴子にも感謝の意を表する．

2009年11月

酒井洋樹

目 次

増補改訂版の序文 ……………………………… 3
初版の序文 ……………………………………… 4

序　章　細胞診を上達させるには
はじめに ………………………………………… 14
ギブアップという方に一言 …………………… 14
さらに診断能力を上げるには ………………… 15

総 論

第1章　細胞診とは？
細胞診とは ……………………………………… 18
細胞診で何が分かるのか ……………………… 18
　1. 腫瘍性疾患 ………………………………… 18
　2. 炎症性疾患 ………………………………… 19
　3. 沈着症（代謝障害） ……………………… 20
　4. 病原体 ……………………………………… 20
細胞学的検査の長所と短所 …………………… 22
細胞学的検査の適用 …………………………… 23
細胞学的検査をどのように使うか …………… 23
細胞学的診断に必要な基礎知識 ……………… 24
まとめ …………………………………………… 25

第2章　基礎的な採材方法
はじめに ………………………………………… 26
細針吸引法 ……………………………………… 26
　1. 一般原則 …………………………………… 26
　2. 利点と欠点 ………………………………… 26
　3. 使用する器具 ……………………………… 26
　4. 吸引の実際 ………………………………… 26
摘出材料・潰瘍病変から細胞診を行う方法 … 28
　1. スタンプ法 ………………………………… 28
　2. 擦過法 ……………………………………… 29
コア生検材料で細胞診を行う方法 …………… 30
　1. 使用する器具 ……………………………… 30
　2. 方法 ………………………………………… 30
まとめ …………………………………………… 30

第3章　深部病変に対する画像ガイド下FNA
はじめに ………………………………………… 31
画像ガイドの種類 ……………………………… 31
　1. X線透視 …………………………………… 31
　2. 超音波 ……………………………………… 31
　3. CT …………………………………………… 32
　4. MRI ………………………………………… 32
画像ガイド下穿刺の実際 ……………………… 32
　1. 超音波ガイド法 …………………………… 32
　2. CTガイド法 ………………………………… 33
様々な穿刺方法 ………………………………… 35
　1. タンデム Tandem 法 ……………………… 35
　2. タンデム Tandem 変法 …………………… 35
　3. コアキシャル Coaxial 法 ………………… 35
　4. ツー・ステップ Two-Step 法 …………… 35
　5. ステップ・バイ・ステップ Step-by-Step 法 …… 36
CTガイド下胸腔内生検における合併症 …… 36
　1. 気胸 ………………………………………… 36
　2. 肺出血 ……………………………………… 36
　3. 悪性細胞の播種 …………………………… 37
　4. 空気塞栓 …………………………………… 37
深部骨病変に対するCTガイド下生検 ……… 37
針が命中しなかった場合 ……………………… 37
まとめ …………………………………………… 37

第4章　標本の塗抹
はじめに ………………………………………… 39
乾燥固定標本とそのほかの標本 ……………… 39
塗抹する前に …………………………………… 39
塗抹の実際（針生検による採材） …………… 40
　1. 固形成分が主体の場合 …………………… 40
　2. 液体が採取された場合 …………………… 40
塗抹の実際（病変部が露出している部位からの採材） …………………………………………………… 43
　1. スタンプ …………………………………… 43
　2. 病変部の擦過による採材 ………………… 43
細胞種による機械的影響の違い ……………… 44

塗抹に起因する失敗例 …………………… 44
  1. 厚い塗抹 …………………………………… 44
  2. 細胞の損傷 ………………………………… 44
  3. 不十分な細胞伸展 ………………………… 45
まとめ ………………………………………… 46

第5章　標本の染色

はじめに ……………………………………… 47
染色法 ………………………………………… 47
  1. ロマノフスキー染色 ……………………… 47
  2. ロマノフスキー染色を基にした迅速染色 … 47
  3. パパニコロウ染色 ………………………… 49
  4. そのほかの染色 …………………………… 49
染色のポイントと方法 ……………………… 50
染色に起因するトラブル …………………… 52
  1. 染色強度の異常 …………………………… 52
  2. 色調の異常 ………………………………… 53
汚染 …………………………………………… 54
  1. 染色液の沈殿物 …………………………… 54
  2. 異物の付着 ………………………………… 54
封入 …………………………………………… 55
標本の送付 …………………………………… 56
まとめ ………………………………………… 56
column　細胞学的検査の染色法 …………… 57

第6章　標本の観察　～顕微鏡の調整および観察法～

はじめに ……………………………………… 58
顕微鏡 ………………………………………… 58
顕微鏡観察のための準備 …………………… 59
顕微鏡の操作 ………………………………… 60
  1. 光源 ………………………………………… 60
  2. 対物レンズ ………………………………… 60
顕微鏡のメンテナンス ……………………… 60
細胞診標本の顕微鏡観察の実際 …………… 61
  1. フォーカス合わせ ………………………… 61
  2. コントラスト ……………………………… 61
  3. 標本観察のポイント ……………………… 62
デジタルカメラによる顕微鏡標本の撮影 … 63
顕微鏡画像を用いた効果的なプレゼンテーション … 64
  1. 画像のフォーカス ………………………… 64
  2. 倍率の使いわけ …………………………… 65
  3. 構図 ………………………………………… 65
まとめ ………………………………………… 65

第7章　細胞の形態と種類

はじめに ……………………………………… 66
細胞の形態 …………………………………… 66
  1. 細胞質 ……………………………………… 66
  2. 核 …………………………………………… 68
細胞の種類 …………………………………… 68
  1. 上皮細胞 …………………………………… 69
  2. 非上皮細胞 ………………………………… 70
  3. 細胞外基質 ………………………………… 72
色素 …………………………………………… 74
  1. メラニン色素 ……………………………… 74
  2. ヘモグロビン由来色素
    （ヘモジデリン，ヘマトイジン）………… 74
  3. 胆汁 ………………………………………… 75
  4. 脂質由来色素 ……………………………… 75
まとめ ………………………………………… 75

第8章　腫瘍性病変と非腫瘍性病変の鑑別①　～炎症の細胞像～

はじめに ……………………………………… 76
炎症とは ……………………………………… 76
炎症を担う細胞 ……………………………… 77
炎症を引き起こす病原体や異物 …………… 77
  1. 細菌感染 …………………………………… 77
  2. 真菌感染 …………………………………… 78
  3. 病原体以外での炎症 ……………………… 79
炎症の細胞像 ………………………………… 79
アレルギー性炎症 …………………………… 82
炎症性疾患の細胞学的診断の限界と注意点 … 82
  1. 増殖性炎症 vs 腫瘍 ……………………… 82
  2. 肉芽腫性炎症 vs 腫瘍 …………………… 82
  3. 炎症を伴う腫瘍 …………………………… 82
まとめ ………………………………………… 83

第9章　腫瘍性病変と非腫瘍性病変の鑑別②　～腫瘍の特徴～

はじめに ……………………………………… 84
腫瘍とは ……………………………………… 84
腫瘍細胞の形態と命名 ……………………… 85
  1. 分化度と異型性 …………………………… 85
  2. 腫瘍の命名 ………………………………… 85
炎症と腫瘍の鑑別 …………………………… 85
細胞学的形態からの腫瘍細胞の由来の同定 … 86
  1. 腫瘍細胞の由来同定のポイント ………… 86
  2. 細胞形態の特徴 …………………………… 87

細胞診における悪性所見 ………………………………… 87
　1．核所見 ……………………………………………… 87
　2．細胞質所見および核と細胞質との関係 ………… 89
悪性を支持する付加的所見 ……………………………… 90
腫瘍診断の実際 …………………………………………… 90
炎症を伴う腫瘍 …………………………………………… 90
悪性度判定の例外 ………………………………………… 91
まとめ ……………………………………………………… 91

各論

第10章　体表①　～非腫瘍性病変～

はじめに …………………………………………………… 94
細胞診が適用できる病変 ………………………………… 94
病変の位置（深さ） ………………………………………… 94
炎症性病変 ………………………………………………… 95
感染症 ……………………………………………………… 95
　1．細菌感染 …………………………………………… 95
　2．真菌感染 …………………………………………… 96
天疱瘡（自己免疫疾患） …………………………………… 98
注射部位反応 ……………………………………………… 99
皮下肉芽腫（脂肪織炎） …………………………………… 99
肢端舐性皮膚炎 …………………………………………… 100
好酸球性肉芽腫 …………………………………………… 101
その他 ……………………………………………………… 101
　1．汗腺嚢胞 …………………………………………… 101
　2．血腫 ………………………………………………… 101
　3．限局性石灰化症 …………………………………… 101

第11章　体表②　～腫瘍性病変～

はじめに …………………………………………………… 103
発生部位と由来 …………………………………………… 103
皮膚浅層に存在する腫瘍 ………………………………… 103
扁平上皮由来腫瘍 ………………………………………… 104
　1．扁平上皮乳頭腫 …………………………………… 104
　2．扁平上皮癌 ………………………………………… 104
　3．基底扁平上皮癌 …………………………………… 105
　4．皮脂腺由来腫瘍 …………………………………… 106
　5．肛門周囲腺由来腫瘍 ……………………………… 107
　6．汗腺由来腫瘍 ……………………………………… 107
　7．メラニン産生腫瘍 ………………………………… 109
皮膚深層に存在する病変 ………………………………… 109
上皮性腫瘍 ………………………………………………… 109
　1．毛芽腫 ……………………………………………… 109
　2．角化物産生腫瘍もしくはその類似病変 ………… 109

　3．肛門アポクリン腺癌 ……………………………… 110
紡錘形細胞腫瘍（間葉系腫瘍） …………………………… 111
　1．線維腫 ……………………………………………… 111
　2．脂肪腫 ……………………………………………… 111
　3．肉腫 ………………………………………………… 111
独立円形細胞腫瘍 ………………………………………… 114
　1．イヌの皮膚組織球腫 ……………………………… 114
　2．皮膚リンパ腫 ……………………………………… 114
　3．皮膚形質細胞腫 …………………………………… 115
　4．肥満細胞腫 ………………………………………… 115
　5．イヌの可移植性性器肉腫 ………………………… 119
　6．組織球系腫瘍（悪性） ……………………………… 119
まとめ ……………………………………………………… 119

第12章　骨・筋肉および関節

はじめに …………………………………………………… 121
骨・軟骨病変 ……………………………………………… 121
骨の正常構造 ……………………………………………… 121
骨の腫瘍 …………………………………………………… 122
　1．骨肉腫・軟骨肉腫 ………………………………… 122
　2．骨の多小葉性腫瘍 ………………………………… 124
　3．形質細胞性骨髄腫 ………………………………… 125
　4．そのほかの腫瘍 …………………………………… 125
筋肉の正常構造 …………………………………………… 126
筋肉の腫瘍 ………………………………………………… 127
関節の正常構造 …………………………………………… 128
関節液の採取 ……………………………………………… 129
関節液の性状 ……………………………………………… 129
　1．粘稠度 ……………………………………………… 129
　2．量と色 ……………………………………………… 129
　3．有核細胞数 ………………………………………… 130
　4．ムチン凝集法 ……………………………………… 130
　5．蛋白質濃度 ………………………………………… 130
関節液の細胞像からみた関節の異常 …………………… 130
　1．関節内出血 ………………………………………… 130
　2．変形性関節症 ……………………………………… 130
　3．関節炎 ……………………………………………… 130
関節の腫瘍 ………………………………………………… 132
　1．滑膜細胞肉腫 ……………………………………… 132
　2．組織球性肉腫 ……………………………………… 132
まとめ ……………………………………………………… 133

第13章　リンパ節

はじめに …………………………………………………… 134
採材，塗抹および染色の注意点 ………………………… 134

1. 採材	134
2. 塗抹・染色	135

正常リンパ節の構造と構成細胞 ……………… 135
 1. リンパ性器官の分類 ……………………… 135
 2. リンパ節の基本構造 ……………………… 136
 3. リンパ系細胞の分類 ……………………… 137
 4. リンパ節内のリンパ系以外の細胞 ……… 138

リンパ節の針生検細胞診と組織学的検査の相違 …… 139

細胞診による腫瘍性病変と
 非腫瘍性病変の鑑別と限界 ………………… 140
 1. リンパ系細胞が主体の場合 ……………… 140
 2. リンパ系細胞以外が主体の場合 ………… 142

非腫瘍性病変の細胞像 ………………………… 142
 1. 反応性過形成 ……………………………… 142
 2. リンパ節炎 ………………………………… 142

リンパ腫の分類 ………………………………… 143
 1. 分類の歴史 ………………………………… 143
 2. 獣医学領域への応用の試み ……………… 144

新 WHO 分類 …………………………………… 144
 1. 獣医学領域での新 WHO 分類の適応 …… 144
 2. B 細胞性リンパ系腫瘍 …………………… 144
 3. T 細胞性および NK 細胞性リンパ系腫瘍 … 146

新 Kiel 分類 ……………………………………… 146
 1. B 細胞性 high grade ……………………… 149
 2. T 細胞性 high grade ……………………… 150
 3. B 細胞性 low grade ……………………… 150
 4. T 細胞性 low grade ……………………… 151

胸腔内リンパ腫（縦隔，胸腺）および胸腺腫 … 152
転移性病変 ……………………………………… 152
まとめ …………………………………………… 153

第 13 章　脾臓

はじめに ………………………………………… 155
正常組織・構造構成細胞および機能 ………… 155
採材と標本作製 ………………………………… 156
 1. 針生検の合併症とその対応 ……………… 156
 2. 吸引塗抹の標本作製 ……………………… 156
 3. スタンプ標本の作製 ……………………… 156

正常な細胞像 …………………………………… 157
脾臓病変の細胞像 ……………………………… 158
非腫瘍性病変 …………………………………… 158
 1. 脾炎 ………………………………………… 158
 2. 血腫および出血性梗塞 …………………… 158
 3. 髄外造血および骨髄脂肪腫 ……………… 160
 4. リンパ性結節性過形成 …………………… 161

腫瘍性病変 ……………………………………… 161
造血器系腫瘍 …………………………………… 161
 1. リンパ腫／リンパ性白血病 ……………… 161
 2. 肥満細胞腫（ネコ）……………………… 161
 3. 形質細胞性腫瘍 …………………………… 162

非造血器系腫瘍 ………………………………… 163
 1. 血管肉腫 …………………………………… 163
 2. 線維組織球性結節 ………………………… 165
 3. 組織球性肉腫 ……………………………… 165

そのほかの腫瘍 ………………………………… 166
まとめ …………………………………………… 166

第 15 章　消化管・膵臓

はじめに ………………………………………… 168
消化管の構造 …………………………………… 168
採材 ……………………………………………… 169
口腔・咽喉頭の細菌 …………………………… 170
口腔・咽喉頭・舌の非腫瘍性病変（炎症および潰瘍）
 …………………………………………………… 171
口腔・咽喉頭・舌の腫瘍 ……………………… 171
 1. 悪性メラノーマ …………………………… 171
 2. 扁平上皮癌 ………………………………… 172
 3. 線維肉腫 …………………………………… 173
 4. 歯原性腫瘍 ………………………………… 174

唾液腺 …………………………………………… 175
唾液腺の囊胞（唾液囊胞，ガマ腫）…………… 175
唾液腺の腫瘍 …………………………………… 176
胃・小腸の細菌 ………………………………… 176
胃・小腸の腫瘍 ………………………………… 177
 1. 胃癌 ………………………………………… 177
 2. 小腸癌 ……………………………………… 177
 3. 非上皮性腫瘍 ……………………………… 177

大腸の微生物および炎症 ……………………… 179
大腸の腫瘍およびポリープ …………………… 179
膵臓の腫瘍 ……………………………………… 180
まとめ …………………………………………… 181

第 16 章　肝臓

はじめに ………………………………………… 183
正常組織・構造構成細胞および機能 ………… 183
正常な細胞像 …………………………………… 184
生検の適用と生検時の合併症 ………………… 185
細胞像の解釈 …………………………………… 186
 1. 腫瘤状病変 ………………………………… 186
 2. び漫性病変 ………………………………… 187

変性（代謝障害）……………………………… 187
  1．グリコーゲン変性 ………………………… 187
  2．脂肪変性 …………………………………… 188
  3．ネコの肝リピドーシス症候群 …………… 188
色素沈着 ………………………………………… 189
  1．胆汁栓 ……………………………………… 189
  2．リポフスチン沈着 ………………………… 189
  3．ヘモジデリン沈着 ………………………… 189
  4．銅沈着症 …………………………………… 189
  5．アミロイド変性 …………………………… 190
炎症 ……………………………………………… 190
  1．化膿性炎 …………………………………… 191
  2．リンパ球性（非化膿性）炎 ……………… 192
  3．肉芽腫性炎 ………………………………… 192
  4．トキソプラズマ症 ………………………… 192
  5．ウサギの肝コクシジウム症 ……………… 193
嚢胞状変化 ……………………………………… 194
増殖性疾患（過形成性結節，再生性結節）…… 194
増殖性疾患（腫瘍性病変）……………………… 195
  1．上皮性腫瘍 ………………………………… 195
  2．間葉系腫瘍（紡錘形細胞腫瘍）…………… 197
  3．造血器系腫瘍 ……………………………… 197
  4．神経内分泌系腫瘍／内分泌系腫瘍 ……… 199
まとめ …………………………………………… 201

第17章　鼻腔

はじめに ………………………………………… 203
鼻腔の機能と構造 ……………………………… 203
鼻腔の生検 ……………………………………… 204
鼻腔の生検標本にみられる正常像 …………… 205
鼻汁塗抹および鼻腔洗浄液の注意点 ………… 206
鼻腔疾患の細胞像 ……………………………… 207
炎症性病変 ……………………………………… 207
  1．急性および化膿性鼻炎 …………………… 207
  2．好酸球性肉芽腫 …………………………… 207
真菌感染症 ……………………………………… 207
  1．クリプトコッカス症 ……………………… 208
  2．アスペルギルス症 ………………………… 208
  3．そのほかの真菌感染 ……………………… 209
腫瘍性病変 ……………………………………… 209
  1．上皮性腫瘍 ………………………………… 209
  2．扁平上皮癌 ………………………………… 209
  3．そのほかの悪性上皮性腫瘍 ……………… 210
  4．非上皮性腫瘍 ……………………………… 212
まとめ …………………………………………… 213

第18章　気管・肺

はじめに ………………………………………… 215
気管および肺における採材法 ………………… 215
気管支肺胞洗浄 ………………………………… 215
気道の構造 ……………………………………… 216
気管洗浄（TTW）液および気管気管支洗浄（BAL）液の
　細胞像 ………………………………………… 216
  1．気道粘膜上皮 ……………………………… 217
  2．マクロファージ …………………………… 217
  3．そのほかの細胞 …………………………… 218
  4．粘液 ………………………………………… 218
  5．正常な肺の有核細胞数と各種細胞の出現比率
　　………………………………………………… 219
気管洗浄（TTW）液および気管支肺胞洗浄（BAL）液に
　おける異常像 ………………………………… 219
  1．好中球の増加 ……………………………… 219
  2．好酸球の増加 ……………………………… 219
  3．マクロファージの増加 …………………… 219
胸腔内結節性病変の針生検 …………………… 219
  1．CT ガイド下生検 ………………………… 219
  2．合併症 ……………………………………… 220
胸腔内結節性病変の細胞像 …………………… 220
肺原発腫瘍 ……………………………………… 221
  1．上皮性腫瘍 ………………………………… 221
  2．非上皮性腫瘍 ……………………………… 222
転移性肺腫瘍 …………………………………… 223
まとめ …………………………………………… 223

第19章　腎臓・生殖器

はじめに ………………………………………… 225
腎臓の採材 ……………………………………… 225
腎臓の正常構造と細胞像 ……………………… 226
細胞診の解釈における注意点 ………………… 226
腎臓の非腫瘍性病変 …………………………… 226
腎臓の腫瘍 ……………………………………… 227
  1．腎腺癌 ……………………………………… 227
  2．腎芽腫 ……………………………………… 227
  3．腎リンパ腫 ………………………………… 227
そのほかの腫瘍 ………………………………… 227
精巣の正常構造 ………………………………… 227
精巣の腫瘍 ……………………………………… 227
  1．精上皮腫 …………………………………… 229
  2．セルトリー細胞腫 ………………………… 229
  3．ライディッヒ細胞腫 ……………………… 229
卵巣，子宮および膣の正常構造 ……………… 231

卵巣，子宮および腟の腫瘍 ･････････････････････････ 231
　1．卵巣の腫瘍 ･･････････････････････････････････ 231
　2．子宮・腟の腫瘍 ･･････････････････････････････ 232
イヌの可移植性性器肉腫 ･･････････････････････････ 233
まとめ ･･ 233

第20章　尿・膀胱および前立腺

はじめに ･･ 235
正常組織と構成細胞 ･･････････････････････････････ 235
　1．膀胱 ･･････････････････････････････････････ 235
　2．尿道 ･･････････････････････････････････････ 235
　3．前立腺 ････････････････････････････････････ 236
採材法 ･･ 236
　1．採尿 ･･････････････････････････････････････ 236
　2．前立腺の採材 ･･････････････････････････････ 237
採材時の合併症 ･･････････････････････････････････ 237
正常な細胞像 ････････････････････････････････････ 238
　1．尿 ･･ 238
　2．前立腺 ････････････････････････････････････ 238
非腫瘍性病変 ････････････････････････････････････ 238
　1．膀胱炎 ････････････････････････････････････ 238
　2．血尿 ･･････････････････････････････････････ 239
腫瘍 ･･ 240
　1．移行上皮癌 ････････････････････････････････ 240
　2．そのほかの腫瘍 ････････････････････････････ 242
前立腺の病変 ････････････････････････････････････ 244
　1．前立腺嚢胞 ････････････････････････････････ 244
　2．前立腺過形成 ･･････････････････････････････ 244
　3．扁平上皮化生 ･･････････････････････････････ 245
　4．前立腺炎 ･･････････････････････････････････ 245
　5．前立腺癌 ･･････････････････････････････････ 246
まとめ ･･ 247

第21章　体腔貯留液～胸水・腹水および心囊水～

はじめに ･･ 249
体腔貯留液の採取 ････････････････････････････････ 249
　1．胸腔穿刺 ･･････････････････････････････････ 249
　2．腹腔穿刺 ･･････････････････････････････････ 249
　3．心囊穿刺 ･･････････････････････････････････ 250
体腔貯留液検査の考え方 ･･････････････････････････ 250
肉眼・生化学性状および総有核細胞数（TNCC）････ 250
　1．量，色，混濁度および粘稠度 ････････････････ 250
　2．総蛋白質量（TP）および比重 ････････････････ 251
　3．総有核細胞数（TNCC）･･････････････････････ 251
体腔貯留液の分類 ････････････････････････････････ 251
体腔貯留液内の細胞 ･･････････････････････････････ 252
　1．中皮細胞 ･･････････････････････････････････ 252
　2．マクロファージ ････････････････････････････ 253
　3．好中球 ････････････････････････････････････ 254
　4．リンパ球および形質細胞 ････････････････････ 254
特徴的な体腔貯留液 ･･････････････････････････････ 254
　1．猫伝染性腹膜炎（FIP）･･････････････････････ 254
　2．胆汁性腹膜炎 ･･････････････････････････････ 254
乳び性体腔貯留液 ････････････････････････････････ 255
尿腹 ･･ 255
出血 ･･ 256
感染性滲出液 ････････････････････････････････････ 256
腫瘍性貯留液 ････････････････････････････････････ 257
心囊水 ･･ 259
まとめ ･･ 259

第22章　乳腺

はじめに ･･ 261
乳腺の構造 ･･････････････････････････････････････ 261
乳腺腫瘍と類似病変の組織学 ･･････････････････････ 262
　1．イヌの乳腺腫瘍 ････････････････････････････ 262
　2．ネコの乳腺腫瘍 ････････････････････････････ 263
　3．乳腺（乳管）の嚢胞状拡張 ･･････････････････ 263
乳腺腫瘍の針生検 ････････････････････････････････ 264
乳腺の細胞像 ････････････････････････････････････ 264
乳腺病変 ･･ 266
　1．嚢胞状過形成 ･･････････････････････････････ 266
　2．ネコの線維腺腫様変化 ･･････････････････････ 266
　3．乳腺の炎症 ････････････････････････････････ 266
　4．炎症性乳癌 ････････････････････････････････ 267
　5．そのほかの腫瘍 ････････････････････････････ 267
乳腺腫瘤の針生検の考え方 ････････････････････････ 268
まとめ ･･ 269

第23章　内分泌系

はじめに ･･ 270
内分泌系の正常構造 ･･････････････････････････････ 270
甲状腺，副腎の針生検 ････････････････････････････ 270
内分泌系腫瘍の細胞学的特徴 ･･････････････････････ 271
甲状腺の腫瘍 ････････････････････････････････････ 271
　1．濾胞細胞腫瘍 ･･････････････････････････････ 271
　2．傍濾胞細胞腫瘍 ････････････････････････････ 272
　3．甲状腺の肉腫 ･･････････････････････････････ 272
副腎の腫瘍 ･･････････････････････････････････････ 274
　1．皮質腫瘍 ･･････････････････････････････････ 274

  2. 髄質腫瘍 274
大動脈小体腫瘍および頸動脈小体腫瘍 274
膵臓ランゲルハンス島由来腫瘍 276
非内分泌臓器の内分泌系腫瘍 276
まとめ 276

第24章　脳神経系

はじめに 277
脳神経系の正常構造 277
脳脊髄液の採取 277
脳脊髄液の評価と標本作製 278
正常な脳脊髄液の細胞像 278
脳脊髄液の異常 278
  1. 血液の混入と出血 278
  2. 細胞増加症 279
脳脊髄病変の細胞像 279
脳脊髄組織の細胞像 280

脳脊髄組織の出血および壊死 280
脳脊髄腫瘍 282
  1. 髄膜腫 282
  2. 膠細胞由来腫瘍 283
  3. 脈絡叢上皮由来腫瘍 283
  4. リンパ系腫瘍 285
まとめ 285

第25章　耳

はじめに 286
耳介 286
外耳 286
中耳 288
まとめ 290

索引 291

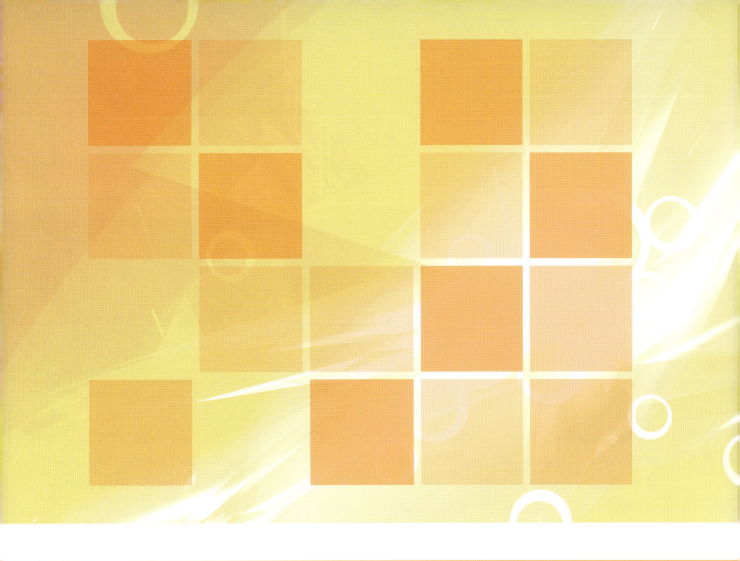

序章

細胞診を上達させるには

序章
細胞診を上達させるには

はじめに

「細胞診に興味はあるが，どうやって勉強したらよいか分からない」，「勉強会に参加し，理解したつもりで実際に細胞診をしてみるが，結局，何がなんだか分からず挫折した」，などの言葉をよく耳にする。このような，熱心で前向きな臨床獣医師に満足のいく教育システムが提供できていない点は，細胞診を専門としている側の力不足であり，今後検討すべき課題だと思う。それはともかく，実際どのように細胞診を上達させるのか？

私なりの結論は，

① 細胞診を専門あるいは得意とする人に直接学び
② たくさん標本を診て
③ 病理組織標本と併せて学ぶ

……以上の3点を備えた場で学ぶのがベストだということである。もし，条件のそろった研究室に出入りできる機会があるのなら，門を叩いてみるのもひとつの手であろう。そのような環境が近くにあるのなら，ぜひ頑張っていただきたい。「それができないから困っている」，そんな声も聞こえてくる。多くの人にとってはまさにその通りであろう。では，どうするか？

初心者にとって大切なことは細胞診を行い，自分で観察することである。初めは標本作製も獣医師自らの手で行い，どのように染色されるか，どのような標本ができたかを知ることが重要である。塗抹，風乾後，しばらくそのまま放置しておいても，特に問題なく，時間ができたら染色して，じっくり観察してもよい。また，簡易染色であれば，数分で染色可能である。自分で診断できるようになるまでは時間と経験を要するが，とにかくあきらめないことである。

ギブアップという方に一言

本書を手に取った先生方は，きっと今「よし，細胞診を使いこなせるようになってやるぞ！」と意気込んでいるところだと思うが，志なかばで……ということも少なくはない。買ったはいいが，使ってない機器と同じ。しかし，細胞診は組織学的検査と同様に，外注もできる。細胞診を勉強しようと思ったが，ギブアップという先生方には一考の余地がある。ただし，重要なことは，診断書の「所見」や「コメント」を熟読するということである。

細胞診では，確定的な診断を行えないことも多い。しかし，そのような場合は所見やコメントとして重要な事項，情報を伝えていることが少なくない。したがって，所見やコメントはよく読まなければならない。また，それらの内容に疑問がある場合は，診断医に問い合わせてみることも大切である。細胞診標本のみでは確定診断できない場合でも，より詳細な臨床経過，臨床検査によって，確定診断に近付けることも多い。また，細胞診の診断医により詳細な情報が与えられることで，鑑別診断が絞られることもある。たと

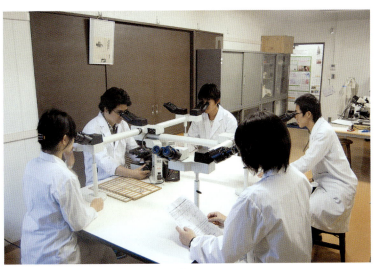

ディスカッション顕微鏡を用いての鏡検
検査依頼書で，動物の臨床経過，採取部位などを確認しつつ，細胞診所見についてディスカッションしている。診断精度を高めるために，鏡検，鏡検の日々である

え，細胞診で判断が付かなくても，次のステップをどうするかなど得られる情報も多い。したがって，疑問，不明な点は診断医とディスカッションすべきである。また，この中から，自分自身で細胞診をみていく機会をつくることもできる。

さらに診断能力を上げるには

臨床獣医師の先生方の中には，細胞診に習熟した方もみえる。さて，一通りの基礎を身に付けて，ワンステップ上を目指すにはどうするか？ 臨床とつなげて，より深い細胞診断の理解も重要であるが，細胞診そのものをレベルアップするには，病理組織学を学ぶべきである。細胞診に魅せられた方々にとって，同じ形態学である病理組織学へのハードルはかなり低くなっていると思う。病変は，たとえ腫瘍であっても，発生初期から拡大するまで，必ずしも同じ構成成分とは限らない。炎症であれば，好中球が浸潤する時期やマクロファージが多くなる時期がある。また，ひとつの病変でも，部位によってその構成成分は異なる。炎症細胞が多いところがあったり，線維芽細胞が主体を占めたりと，多彩な像を示すこともある。

細胞診では病変のどこの細胞が採取されたのか，これを病理組織標本から読み取ることが可能になると，細胞診の診断能力の"ふところ"が広がる。我々のような病理学研究室では，同じ症例で細胞診と組織診の両方が行われ，標本を見くらべることができる例も多い（細胞診の結果が組織学的検査で明らかになるという，精神衛生上よくない状況であるが）。組織標本上のどの細胞が，細胞診でどの細胞に相当するのかを吟味する。細胞外基質が多い領域の細胞は採取されにくいが，浮遊している細胞は採取されやすいなど，「なぜ，あのような細胞像になったのか」の理由が判明することがよくある。臨床獣医師の方であっても，病理組織標本を返却してもらって，検証することは可能である。また，切除材料などは，割面スタンプをつくっておいて，その面で病理組織標本をつくってもらうとさらに効果的である。「採れたもの」と「本体」の相関をみておくことは，細胞診のような，限られた細胞を基に判断しなければならない検査では重要である。細胞診を行う病理診断医は，いつも組織像をイメージしつつ細胞診をみていると思う。少なくとも私はそうである。

結局のところ，月並みになってしまうが，上達の近道は「採って，見て，考える」，この繰り返しである。

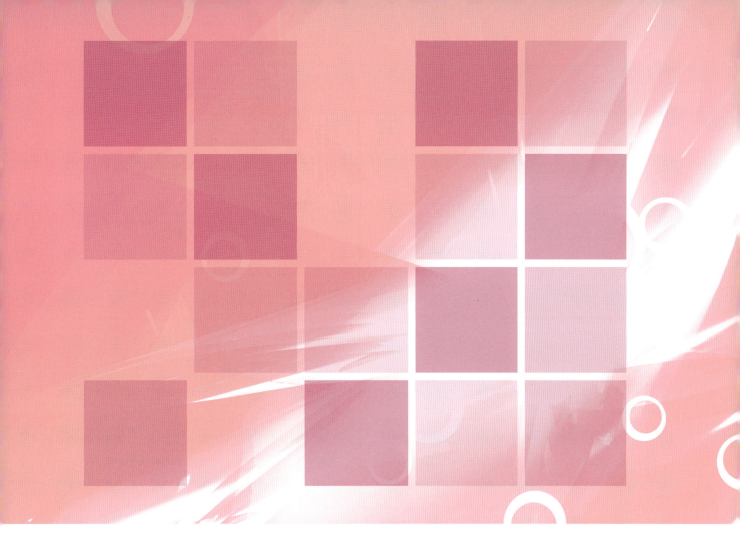

総論

- 第1章　細胞診とは？
- 第2章　基礎的な採材方法
- 第3章　深部病変に対する画像ガイド下FNA
- 第4章　標本の塗抹
- 第5章　標本の染色
- 第6章　標本の観察
  〜顕微鏡の調整および観察法〜
- 第7章　細胞の形態と種類
- 第8章　腫瘍性病変と非腫瘍性病変の鑑別①〜炎症の細胞像〜
- 第9章　腫瘍性病変と非腫瘍性病変の鑑別②〜腫瘍の特徴〜

第1章
細胞診とは？

細胞診とは

　細胞の顕微鏡観察は，17世紀のLeeuwenhoekによる様々な生体成分の観察に端を発し，その後Ehrlichによる化学的見地からの細胞染色法の開発で飛躍的に進歩した[1]。特にEhrlichによる血液塗抹染色法の開発により，血液形態学の分野で発達した。実際に，疾患の診断に細胞学的手法を用い診断体系が確立されたのは，1940年代初頭にギリシャのPapanicolaouらによるものが最初である[1]。その後，組織学的検査と細胞学的検査は互いの長所短所を補いつつ，現代医学では不可欠な検査法として確立されている[1]。

　人医療では，細胞診は簡便さに重点をおいて，がん検診などの大量検体のスクリーニングとして広く用いられ，そのスクリーニングを担う専門職である細胞検査士も養成されている。一方，獣医療においても，簡便かつ迅速な細胞診が広く用いられるのは序文にて述べたとおりである。

　そもそも細胞診とは「組織あるいは病変の構成細胞の一部を吸引，擦過，洗浄などの方法で採取し，組織あるいは病変の状態を個々の細胞形態から判断する」ことである。つまり細胞診の観察対象は，その名前のとおり「細胞」であり，細胞診はその細胞の形態的特徴より病変を解析することである。簡単にいえば，何らかの方法で体から細胞をはがし，スライドグラスに貼り付け，染色して，顕微鏡で観察し，診断することである。非常に簡単な操作で，病変を構成している細胞を観察できる方法である。

細胞診で何が分かるのか

　細胞診が可能な病変を**表1**に示した。臨床の現場で遭遇する，形態的変化を伴う多くの病変が診断可能である。細胞診は，前述のように採取された少数の細胞をもとに行われるので，組織学的診断で得られる確定診断までは至らない場合も多い。どこまで確定的に診断ができるかは，病変の質，標本のクオリティー，観察者の力量に左右される。腫瘍性疾患，炎症性疾患，沈着症（代謝障害）および病原体は細胞学的に診断しやすい。

　次にそれぞれの病変の性質と，細胞学的特徴の概略を示す。

1. 腫瘍性疾患

　腫瘍性病変は構成細胞が形態的に均一であり，細胞の均一性（クローナリティ）をもとにすれば，「腫瘍」であることの診断は容易である。腫瘍は，ひとつの腫瘍細胞に由来する異常な増殖性病変であるため，構成細胞は若干の形態的差異はあるものの，基本的な細胞形態は共通している。ほとんどの場合，形態的な差異は分化度に由来するので，細胞の特徴は同じである。例えば，肥満細胞由来の腫瘍であれば，細胞質内に赤紫色の細顆粒を有するという特徴は共通し，その顆粒の量は細胞の分化度によって異なる。よく分化した細胞であれば細胞質内顆粒は多数であり（**図1**），分化度が低ければ顆粒が少数となる（**図2**）。

表1 細胞学的検査で診断できる病変

腫瘍性病変	非腫瘍性病変		
腫瘍の由来	炎症の質		沈着物質（細胞内外）
・上皮性腫瘍 ・非上皮性腫瘍 ・独立円形細胞	感染性 ・細菌 ・寄生虫（原虫） ・ウイルス（封入体） 非感染性 ・免疫介在性 　（アレルギー）		・グリコーゲン ・脂肪 ・石灰 ・アミロイド

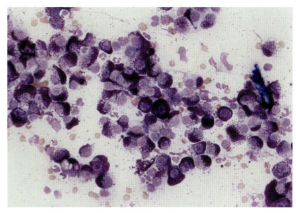

図1 肥満細胞腫，組織学的グレードⅡ
　細胞内に赤紫色の細顆粒が多数認められる。イヌ，皮下腫瘤，針生検，100倍

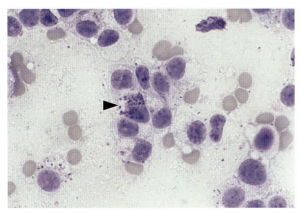

図2 肥満細胞腫，組織学的グレードⅢ
　細胞内に赤紫色の細顆粒は少ない。多くても矢頭で示す細胞にみられる程度。顆粒含有量と臨床的な悪性度は必ずしも相関しないので注意。イヌ，皮下腫瘤，針生検，200倍

2. 炎症性疾患

　炎症性病変では，病変形成にかかわる細胞は白血球系細胞が主体であり，その種類によって炎症の質が決定される。したがって，白血球の種類を同定できれば，診断は比較的容易である。ただし，炎症性病変に関しては注意する点がいくつかあり，そのひとつは細胞増殖を伴う炎症の解釈である。病理総論的に，炎症は急性炎症と慢性炎症に分けられる[2]（図3）。急性炎症は病変部に白血球を主体とする細胞が浸潤する（図4）。その後，破壊された組織は肉芽組織で修復される。慢性炎症には，急性炎症が慢性化したものや，マクロファージ，組織球の増殖を主体とした肉芽腫性炎があり[2]（図5），細胞増殖が主体の炎症である。

　細胞増殖を伴う慢性炎症は，腫瘍性病変との鑑別に注意が必要となる。また，炎症と腫瘍が混在した病変，腫瘍の一部に炎症が存在する場合は，隠れた炎症以外の成分に注意を払わなければならない。図6に腫瘍性

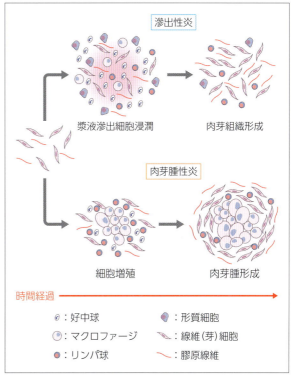

図3 炎症の分類
　滲出性炎は漿液の滲出，細胞浸潤が起こった後，修復過程としての肉芽組織（肉芽腫とは異なる）の形成が起こる。再生能の高い組織は臓器の実質細胞が再生し元どおりになるが，大きな炎症や再生能が低い組織は瘢痕が形成される。肉芽腫性炎は最初から緩慢な細胞増殖をみる増殖性炎症で，陳旧になると結合組織によって被嚢化される

病変を模式図で示した。肉眼的に表面に潰瘍がある場合，潰瘍部は壊死組織や炎症性滲出物で覆われており，この面をそのままスタンプすると腫瘍組織は採材されず炎症と診断されることもあるため注意を要する[3]。

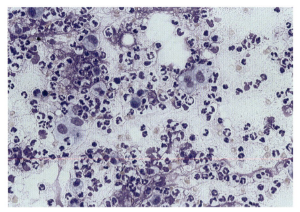

図4　化膿性炎（滲出性炎）
好中球を主体とした炎症細胞浸潤。大型の淡明な細胞はマクロファージ。好中球は変性したものも多い。イヌ，皮下腫瘤，針生検，100倍

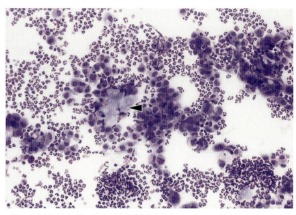

図5　化膿性肉芽腫性炎（増殖性炎）
好中球のほかに大型の淡明な細胞質を有するマクロファージの集塊がみられる。矢頭で示す無核のうろこ状の細胞は角化物で，肉芽腫性反応を惹起した原因物である。イヌ，皮下腫瘤，針生検，50倍

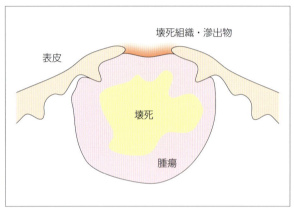

図6　皮膚の腫瘍性病変の構造
大型の腫瘍，成長速度の速い腫瘍は中心部が壊死していることが多く，自壊し頂点部付近に潰瘍をみることもある。滲出物や壊死物が付着している自壊部位の直接スタンプは避け，表面を少し搔破し，肉様組織が出現してきたら，その部位をスタンプすると診断価値の高い標本が作製できる

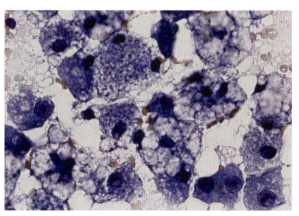

図7　脂肪変性
細胞内にみられる大小の空胞は肝細胞に沈着した脂肪。メタノール固定では，脂肪は溶出してしまうが，辺縁の明瞭な空胞は，形態学的に脂肪滴と判断される。ネコ，肝臓，針生検，200倍

3. 沈着症（代謝障害）

　細胞内外に様々な物質が沈着するが，物質によって沈着する部位が異なる。これは沈着物質の性質による。例えば，脂肪は細胞の代謝障害で量的に増加するので，細胞質内に蓄積する（**図7**）。また，アミロイドは細胞外に分泌された前駆物質がもととなり生成されるので，細胞外に沈着する[2]。

　ヘモジデリンは，赤血球（ヘモグロビン）がマクロファージに取り込まれ，マクロファージ内での代謝により形成されるので，マクロファージ内にみられる[2]。このように，沈着がみられる部位，細胞の種類によって，その沈着物質が何かが判断されるので，その沈着物質の生成のメカニズムを把握しておかなければならない。ただし，細胞像は特徴的なものが多く，また沈着する物質の種類によって，沈着する臓器や細胞が決まってくるので，常に鑑別診断に挙げる必要はない。

4. 病原体

　細胞学的検査は，細菌，真菌および原虫の形態的鑑別には非常に優れている。細菌では，球状，桿状などの形状，大きさや存在部位（細胞内外）が確認しやすい（**図8，9**）。特に細菌の存在部位は，病原体として生体に影響を与えていたものなのか，採材後の汚染なのかを知るうえで重要な所見となる。抗酸菌のような特殊

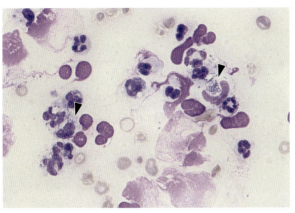

図8　細菌①
好中球の細胞質内に貪食された多数の短桿菌がみられる（矢頭）。好中球の核は淡明になり，膨化する。このような好中球を変性好中球という。イヌ，皮下腫瘤，針生検，200倍

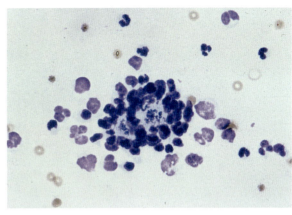

図9　細菌②
球菌塊を中心に淡青色の物質を取り囲むように好中球が集簇する。細胞外に細菌が存在するが，好中球の反応をみる例。ネコ，口腔内潰瘍病変，スタンプ，100倍

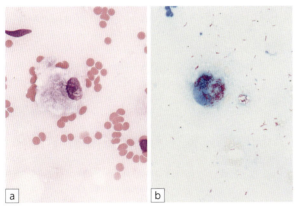

図10　抗酸菌
　a：メイギムザ染色。マクロファージ内に白く抜けた桿菌状物が多数みられる
　b：チールネルゼン染色。マクロファージ内の桿菌が赤色に染色されている。背景にも赤い炉の桿菌が多数散在する
ネコ，肺，針生検，

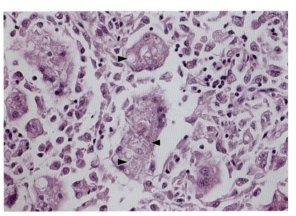

図11　真菌①
マクロファージ，巨細胞内で真菌菌糸が存在する（矢頭）。真菌性肉芽腫を形成する。ネコ，皮下腫瘤，摘出材料，HE染色，200倍

な細菌は，ギムザ染色などでは染まらず，白く抜けた線維状物として認められる（図10）。また，真菌は細菌に比較して大型であり，組織標本では薄切され断面になる（図11）が，細胞学的検査では菌全体が採材される（図12）ので，菌糸内構造までも明瞭に観察される。ウイルスは，組織学的検査と同様に，光学顕微鏡でウイルス粒子そのものを観察するのは不可能であるが，封入体として細胞質内，あるいは核内に観察可能なものもある[4]（図13）。原虫はその種類，生活環内でのステージにより，形態や大きさが異なる（図14）。細胞に匹敵するほどのものもあれば，非常に小型のものもある。

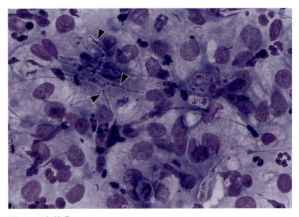

図12　真菌②
図11と同一病変の術前針生検。有節性菌糸が放射状に増殖（矢頭）。菌糸内の詳細な構造まで明瞭に確認できる。培養検査によりScedosporium spp. が分離された。400倍

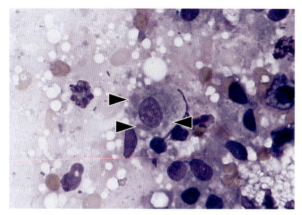

図13 ジステンパーウイルス感染症死亡例
マクロファージ内に桃色の不定形細胞質内封入体（矢頭）が数個存在する。イヌ，3カ月齢，肺スタンプ，400倍

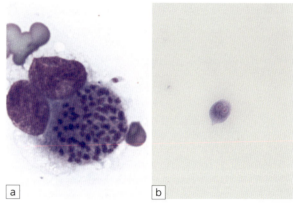

図14 原虫
a：トキソプラズマ，肺，針生検，マクロファージ内にみられるシスト
b：イヌの腸管内スワブのジアルジア

表2 細胞学的検査および組織学的検査の比較

	細胞学的検査	組織学的検査
動物への侵襲度	小	大
標本作製時間	5分〜	30時間〜
診断までの時間	10分〜	2日〜
細胞の観察	優	やや劣
組織構築の観察	劣	優
情報量	少ない	多い
確定診断に至る割合	やや低い	高い
腫瘍性疾患の診断	容易	容易
炎症性疾患の診断	難	容易

（文献5を元に作成）

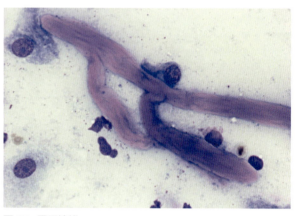

図15 膠原線維
桃色の線維状物質が膠原線維。まれに採材される。
イヌ，皮膚腫瘤，針生検，200倍

細胞学的検査の長所と短所

　細胞学的検査と組織学的検査の違いを**表2**に示す[5]。細胞学的検査の利点は，ごく短時間に病変の情報を得られることに尽きる。また，細胞内の構造を把握するには，細胞学的検査の方が優れる。特に細胞学的検査に用いるロマノフスキータイプ（ギムザ染色，ライト染色など）の染色は，血液系細胞の鑑別にきわめて有効である。細胞の断面として観察される組織学的標本と異なり，細胞診標本ではそのまま細胞全体が観察できる。さらに細胞個々の形態を観察するといっても，通常は複数の細胞が採材されるので，細胞同士の接着性などの相互関係が判別可能であったり，細胞間に存在する物質が観察されることがある（**図15**）。こ

れらの細胞形態以外の特徴も，病変を診断するうえでの重要な所見となる。

　細胞学的検査では，病変部あるいは組織臓器から細胞を「無理やりはがす」，あるいは「自然にはがれた」細胞を採取するので，病変部あるいは組織臓器を構成しているすべての細胞が得られるとは限らない。細胞の種類によって，剥離しやすいもの（上皮，血球系細胞など）と剥離しにくいもの（基質産生の豊富な間葉系細胞など）があるので，病変の質は判断できても出現している細胞の数や割合から，その病変の程度を判断するのは困難な場合が多い。したがって，ごく少量しか塗抹されていない成分でも診断上重要な場合があるので，注意しなければならない（**図16**）。

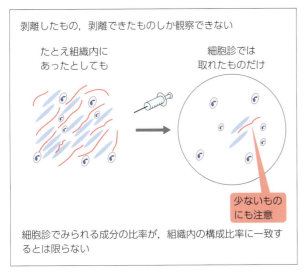

図16 細胞診標本の考え方
出現比率が存在比率とは限らない。「程度」の評価には注意が必要である

表3 細胞学的検査の適用できる病変、材料

固形成分	液体成分	洗浄液
・腫瘤 ・潰瘍・びらん病変 ・実質臓器 ・糞便	・胸水・腹水・心囊水 ・尿 ・鼻汁 ・嚢胞・水疱内容物 ・脳脊髄液 ・精液 ・涙液 ・分泌物（液）	・気管・気管支・肺胞 ・鼻腔

一方、組織学的検査では周囲の構造的に正常な成分も同時に採材されるため、周囲組織と病的細胞の関連に関する情報が得られる。炎症性病変に関して、細胞学的検査では出現細胞の種類は判別可能であるが、その程度については言及できないことは前述のとおりである。一方、組織学的検査ではその程度や、組織構造中の炎症が起きている部位を知ることができる（皮膚であれば、皮下組織、毛包周囲など）。

確定診断に至る割合は細胞学的検査の方が低いが、どこまでの診断が必要かということにもよる。例えば、腫瘍であるか、炎症であるかを区別するというレベルであれば、確定診断に至る比率は非常に高くなってくる。間葉系細胞由来の悪性腫瘍（いわゆる紡錘形細胞肉腫）で、どの細胞由来かを確定することは困難でも、悪性腫瘍に外科手術を適用する場合、由来に関係なく広いマージンが必要となるのは共通しているので、実際問題として細かい診断名は必要とされないことが多い。

細胞学的検査の適用

様々な採材法を組み合わせることで、非常に幅広い検体が対象となる。表3に示したように、固形病変、液体病変ともに適用可能である。腹腔内あるいは胸腔内臓器、あるいは腫瘍に対しては、超音波ガイド、CTガイドを用いた針生検で、安全かつ正確に採材可能となる。体腔液（胸水、腹水および心囊水）、尿、分泌液、貯留液などの液体成分は、基本的に組織学的検査は無理なため、細胞学的検査の有用性はきわめて高い。組織学的検査では、液体が貯留している部位の壁が検査の対象（例えば、尿では膀胱）であり、内容液中に浮遊している細胞を検査するのは困難である（ただし、セルブロック法を用いれば観察可能）（図17）。液体内の浮遊細胞の密度の評価は、どのような方法を用いても、組織学的検査は不可能である。さらに管腔、あるいは嚢胞状の臓器を生理食塩水などで洗浄した液も観察対象となる。気管洗浄液（transtracheal wash：TTW）や気管支肺胞洗浄液（bronchoalveolar lavage：BAL）はその代表例である。

細胞学的検査をどのように使うか

臨床現場での細胞学的検査とそのほかの検査、診断との関係を図18に示した。基本的な考え方は処置前の診断である。つまり、目前の病変が一体何であるのかを診断し、どのように処置すればよいかの情報を得る検査である。

この検査で確定診断が得られればそれに越したことはないが、細胞学的検査の特性を考慮し、病変を大別、つまり炎症、腫瘍、そのほかに区別できるだけでも、その後の処置方針を決定しやすい。同様の目的として、病変の一部を切除し、組織学的検査に供する組織生検があるが、どちらがよいということではなく、ケースバイケースで適用する。例えば、硬い組織であれば、細胞学的検査で細胞は得にくいが、まず、侵襲

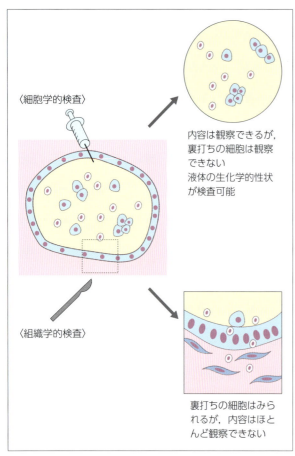

図17 嚢胞状臓器における病変の検査法による像の違い
同じ病変であっても，採材方法，採材部位が異なるとみえ方も異なる

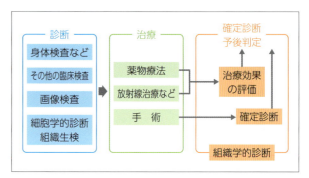

図18 腫瘍における細胞学的診断および組織学的診断の位置付け
細胞学的検査は治療のための処置前の診断である

度の低い針生検で採材を試みて，もし細胞が得られないようであれば，コア生検などに変更すればよい。また，針生検において中心部の壊死組織しか得られない場合は，ウェッジ生検で辺縁部から組織を得る。

細胞学的検査の利点として，迅速簡便であることのほかに，繰り返し行っても生体にあまり大きな影響を与えないことも挙げられる。例えば，病変への薬物効果のモニターとしても利用可能であり，そのつど麻酔などの大掛かりな処置も必要なく検査を行うことができる。また，切除生検において，生検された部位が適切であったか，例えば腫瘍を疑った場合，腫瘍組織が含まれているかを，採取された組織片のスタンプ標本の細胞学的検査で迅速に確認することも可能である。壊死組織しか得られていない場合は，再度，方法や位置を変えて採材することで，1週間後の組織学的診断で，「診断不能」という結果にならなくて済む。

手術時に細胞学的検査を適用すれば，術中細胞診断によって，腫瘍細胞の完全な除去を行うことが可能になる。イヌの肥満細胞腫は，細胞形態学的にも容易に腫瘍細胞が判断でき，腫瘍細胞の残存の有無の確認に切除組織のスタンプを用いている臨床家も多いと思われる。

細胞学的診断に必要な基礎知識

細胞診がいくら低侵襲性の検査であっても，侵襲性がないわけではないので，臨床的な安全性を講じるための基礎知識は当然必要である。これら，臨床的リスクなどの基礎知識については次章以降で解説する。

どの臨床診断法においても，正常な状態あるいは異常発生のメカニズムを正しく理解していなければ，いくらデータが出てきても診断は下せない。細胞学的検査を行う（採材，観察）うえで，特に重要な基礎知識は，解剖学的知識，組織学的知識および病理学的知識である。細胞学的検査の対象の正常な状態，例えば正常ではどのような細胞が存在するのか，どれくらいの数の細胞が存在するか，などは重要である。また，正常組織がどのような細胞で構成されているか，正常な細胞はどのような形態かも重要であるが，臓器によってこの基準は様々なので，ここでは，これ以上の内容には言及せず，各論の各項目で解説する。

まとめ

　細胞診は迅速かつ簡便に病変から細胞を採取し，その細胞の形態から病変を診断する形態学的診断法である。細胞個々の形態だけでなく，細胞相互の関係，細胞外成分も診断に重要な所見となる。腫瘍や炎症，一部の代謝障害性疾患の診断に適用できるが，増殖性炎症性病変は腫瘍との鑑別が困難な場合もあるので注意が必要である。細胞診はその簡便さ，迅速さをもとに，処置前の診断法として適用することが基本である。また，肥満細胞腫でのマージンチェックや，生検組織のスタンプなど，工夫次第でその適用範囲は広がる。また，細胞学的検査でうまくいかない場合は，組織学的検査に切り替えるあるいは組織学的検査と併せるなど，柔軟な対応も必要である。

■参考文献
1) 水口國雄，田島康夫，吉元　真ほか．細胞診の基本：細胞診のみかた．病理と臨床．20，7-16，臨時増刊号，2002．
2) 動物病理学総論，第3版．日本獣医病理学会編．文永堂出版．2013．
3) Tvedten H, Cowell RL. Cytology of neoplastic and inflammatory masses. In: Small animal clinical diagnosis by laboratory methods, 3rd ed. Willard MD, Tvedten H, Turnwald GH, Eds. WB Saunders, PA. 1999.
4) Diagnostic cytology and hematology of the dog and cat, 3rd ed. Cowell RL, Tyler RD, Meinkoth JH, et al, Eds. Mosby, MO. 2008.
5) 臨床医・初期研修医のための病理検査室利用ガイド．笹野公伸，森谷卓也，真鍋俊明編．文光堂．2004．

第2章
基礎的な採材方法

はじめに

　細胞診は腫瘍性疾患が疑われるすべての症例において，最も重要な検査のひとつである．細胞診は非常に簡便な検査であるが，簡便であるが故にその標本の状態は採取手技に大きく左右される．診断を専門の病理検査機関に依頼するとしても，よい診断結果を得るためにはよい標本が必須である．本章では細胞診の基礎的な採材方法について解説する．

細針吸引法

1. 一般原則

　細針吸引法（fine-needle aspiration：FNA）はほとんどの部位から最小限のリスクで細胞，あるいは液体を採取することができる．注意を要するケースとしては，血液凝固異常が認められる場合および膀胱の移行上皮癌のように体腔内に播種する危険性が高い場合などが挙げられる．このようなときは，得られる利点がリスクを上回ると判断される場合のみとし，十分なインフォームドコンセントのうえで行う必要がある．大きな腫瘍では，中心部が壊死している場合が多く，できる限り中心部を避けた数カ所から採取するようにする．

2. 利点と欠点

　FNAの利点としては，侵襲性が非常に低いことが挙げられる．ほとんどの場合で麻酔を必要とせず，短時間で終了するため，外来診察にて行うことができる．

　欠点としては採取できる細胞数が少ないことと，個々の細胞がばらばらな状態となるため，組織構造が観察できないことがある．そのため少数の症例では，診断に至らなかったり，悪性度の判定ができない場合がある．

3. 使用する器具

・23～25 Gの注射針
　長さは採取するのに適当なものを使用する．腹腔内の深部病変などであれば，カテラン針やスパイナル針を用いることができる．
・2.5～10 mLのシリンジ
・スライドグラス
・適切な染色液

4. 吸引の実際

(1) シリンジを用いる方法（図1）
① 左手で腫瘤を固定する．
② アルコールなどで穿刺部位を消毒する．
③ 注射針で腫瘤を穿刺する．
④ いったん注射針を止めて，吸引を数回繰り返す．数mLの吸引でよい．吸引が強すぎると，細胞の種類によっては壊れてしまい，診断できなくなる場合がある．
⑤ 吸引をいったん解除し，針を皮膚の外に出さないよう注意しながら途中まで抜き，方向を変えて再び穿刺する．
⑥ 吸引を行う．

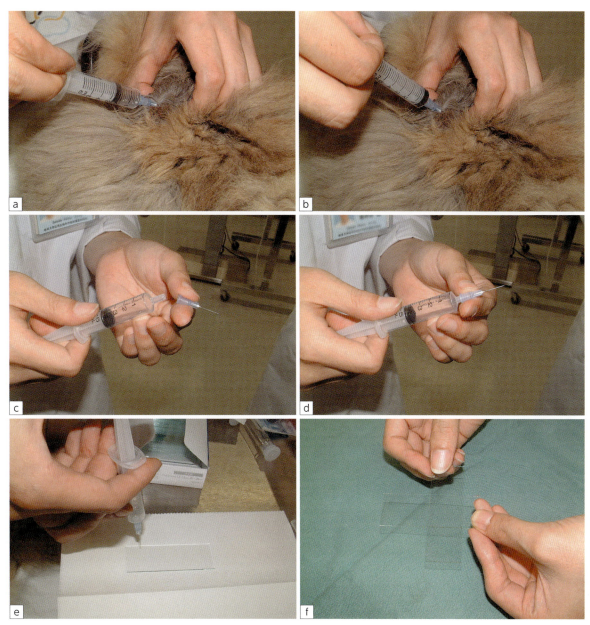

図1 シリンジを用いるFNA
　a：左手で腫瘤を固定して，穿刺した後針を止め，数回その場で吸引する。その後，針をいったん途中まで抜いてから方向を変えて穿刺し，同様にして吸引を繰り返す
　b：シリンジの陰圧を完全に解除してから，針をゆっくり抜く
　c：針をシリンジから外し，空気をシリンジに吸引する
　d：針を再び装着する
　e：スライド上に勢いよく吹き付けるようにする
　f：スカッシュ法にて塗抹する

⑦ 吸引を完全に解除した後に，ゆっくり針を腫瘤から抜く。このとき吸引をかけたままだと，針が皮膚から抜けた瞬間にサンプルがシリンジ内に吸い込まれ，スライド上に吹き付けられなくなる。

⑧ 針をいったんシリンジから外し，空気を吸引した後また針を付ける。

⑨ 針をスライドに向け，一気に吹き付けるようにする。このとき，しっかり針をシリンジに装着していないと，圧力で針が吹き飛んでしまい危険である。

⑩ スカッシュ法などで塗抹標本を作製し，固定，染色する。

　以上の方法を用いても，血液が吸引されてしまい良

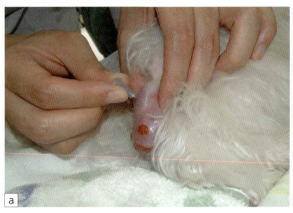
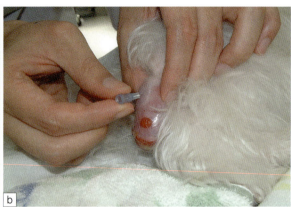

図2 針のみで行うFNA
a：左手で腫瘤をしっかり固定し，針のみで穿刺する
b：方向を変えて数回穿刺する

好な標本が作成できない場合や，顔面などの腫瘍で動物が動きやすい場合，あるいは非常に小さな腫瘍で吸引をかけにくい場合は，後述のようにシリンジを使用せず，針のみを用いてFNAを行うことも可能である。

軟部組織肉腫などの場合は，吸引をかけても通常のFNAではなかなか細胞を採取できない場合がある。このような場合には，吸引をかけたまま針の方向を変えて何度か穿刺してみる。このようにすると，十分な細胞数が採取できる場合がある。しかしながら，この方法では一部の独立円形細胞腫瘍は細胞が壊れてしまったり，血液を吸引してしまったりする可能性があるため，最初から用いるべきではない。

(2) 針のみで行う方法（図2）
① 左手で腫瘍を固定する。
② 針のみを腫瘍に穿刺する。
③ 方向を変えて何度か穿刺する。腫瘍が小さい場合は，針先を前後に揺するようにするとよい。
④ 針を腫瘍から抜き，あらかじめ空気を吸っておいたシリンジに装着する。
⑤ スライドグラスにサンプルを吹き付ける。
⑥ 前法と同様にして塗抹し，固定，染色を行う。

この方法は吸引をしないため，サンプルの採取量がきわめて少ない場合がある。このような場合は，塗抹せずにそのまま固定，染色を行う。量が少ないため細胞が重なりあわず，そのままでも良好に観察できる場合が多い。無理に塗抹するとかえって細胞を壊してしまい，診断ができなくなる場合がある。

摘出材料・潰瘍病変から細胞診を行う方法

摘出材料からは容易に細胞診標本を作製できる。主にスタンプ（押捺）法が用いられるが，スタンプ法で十分な細胞数が採取できない場合は，擦過法を用いるとよい。

これらの方法は，表面が潰瘍化している病変にも応用することができる場合があるが，一般的に潰瘍を形成している病変では，表面に多数の炎症細胞や壊死組織が存在するため，それらの炎症細胞しか採取できない場合がある。したがって，結果を判断する場合には，十分な注意が必要になる。

1. スタンプ法

(1) 使用する器具
・ピンセット
・メス
・ペーパータオル
・スライドグラス

(2) 方法（図3）
① 材料を適当な大きさに切り，平らな面ができるようにする。スライドグラスの幅の半分程度でよい。小さすぎると，診断に重要な部分が含まれな

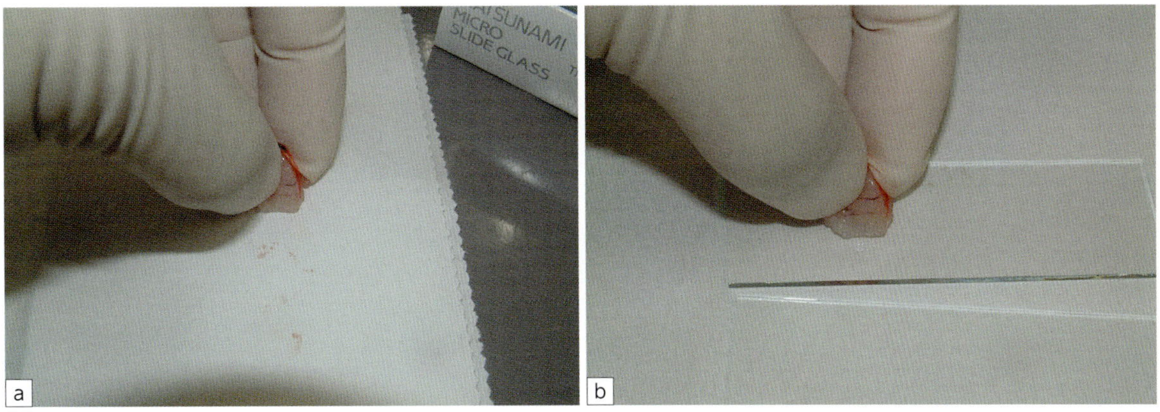

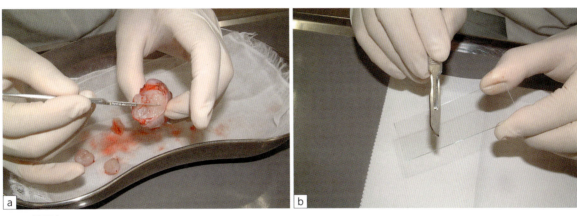

図3　スタンプ法
　a：適当な大きさに切った組織を，ペーパータオルに押し付け血液などをできる限り除去する
　b：組織をスライドグラスに押し付ける。1枚のスライドグラスに位置を変えて数カ所行う

図4　擦過法
　a：メスで組織の表面をこすり取るようにする
　b：スライドグラス上にこすり付けるようにする

いことがあり，また，大きすぎると，スライドグラスに何度もスタンプができなくなる。
② 材料の平らな面をペーパータオルに押し付け，余分な血液などを取る。
③ スライドグラス上に何度かスタンプを行う。
④ そのまま数十秒乾燥させた後，固定し染色する。

　潰瘍病変に対して行う場合も，十分にペーパータオルやガーゼなどで液体成分を吸収してから行う。このとき，表面から出血しないように注意する。出血すると，良好な標本が得られない。

2. 擦過法

　スタンプ法で細胞がうまく採取できない場合に試してみるとよい。軟部組織肉腫などでも，十分な細胞数が採取できる場合がある。

(1) 使用する器具
　スタンプ法と同じ

(2) 方法（図4）
① ペーパータオルで腫瘍表面の血液などを十分に吸収する。
② 組織の表面をメスでこすり取るようにする。
③ こすり取ったものを，スライドグラスに優しく塗り広げるようにして標本を作製する。
④ そのまま数十秒乾燥させた後，固定と染色を行う。

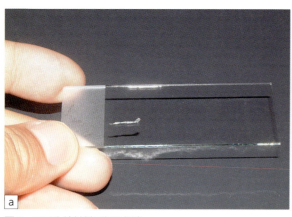
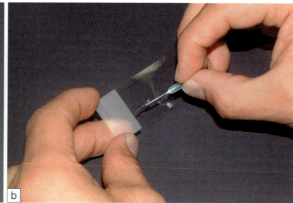

図5 コア生検材料で行う場合
　a：スライドグラス上にコア生検で採取した組織を置く
　b：注射針を使ってスライドグラス上を転がすようにする

コア生検材料で細胞診を行う方法

　コア生検材料で細胞診を行うことによって，目的の部位が採取されているかどうか，採取された組織が診断可能な部分であるかどうかを判断することができる。これによって，壊死組織などを採取してしまい診断ができないという失敗を減らすことができる。

1. 使用する器具
・コア生検針
・スライドグラス
・注射針

2. 方法（図5）
① 通常通りにコア生検を行う。
② 採取された組織をスライドグラス上に置き，注射針で組織を転がすようにする。
③ そのまま乾燥した後，固定と染色を行う。

まとめ

　細胞診を必要とする病変は様々であるため，いつもひとつの方法でうまく採取できるわけではない。また，採材部位が少し異なっていただけでも細胞の状態が大きく変化することがよくある。よい細胞診標本を得るためには，その場で染色をすぐに行って鏡検し，うまく採材できていなければ異なった方法を試してみるのが一番確実な方法である。

第3章

深部病変に対する画像ガイド下FNA

はじめに

深部病変に対する細針吸引法(fine needle aspiration：FNA)は，体表腫瘤に対する場合とは異なり直視下では行えないことがほとんどであり，命中させること自体が難しい場合が多い。そのため，通常は何らかの画像ガイドを必要とする。また，体腔内の場合，圧迫止血することが難しいため，血管を避け可能な限り出血のリスクを低下させたり，重要臓器を避けた穿刺を行う必要がある。

本章では，深部病変に対してFNAを行う場合に用いることのできる画像ガイド法について解説する。

画像ガイドの種類

現在，画像ガイドとして用いることができるものには，X線透視，超音波，CT，MRIがある。

1. X線透視

リアルタイム性に優れ，扱いが容易であり，穿刺に両手を使用できる点が利点であるが，患者および術者に対する被曝の問題がある。また，解像度が低い点が大きな欠点である。したがって，ある程度大きな病変にしか用いることができない。肺病変や骨病変で有用な場合がある。

2. 超音波

リアルタイム性に優れ，カラードップラーであれば

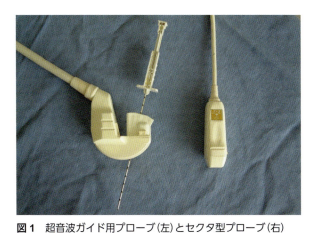

図1 超音波ガイド用プローブ(左)とセクタ型プローブ(右)
超音波ガイド用プローブはプローブの中に生検針を通すことのできる溝があり，それに沿って刺入した生検針は，画面上の穿刺ラインに一致して刺入されることになる。したがって，画面上のラインが穿刺したい部分の上にくるようプローブ操作を行うだけで，容易に穿刺できる。専用のプローブがなくても，セクタ型かマイクロコンベックス型を用いて穿刺することが可能である

血管を避けて穿刺することが可能である。針生検専用のプローブもあり，容易に正確な穿刺ができるように工夫されているが(図1)，一般的なプローブを用いて穿刺することも，もちろん可能である。操作には若干の習熟が必要であるが，それほど難しいものではない。

腹部臓器においては第一選択となる。肺の腫瘤でも，胸壁に密着しているものであれば穿刺可能であるが，胸腔内にわずかでも空気が入り気胸を起こすと続行が不可能となる。骨病変についても骨皮質表層であればガイド可能であるが，骨髄内の病変および深部病変は不可能である。

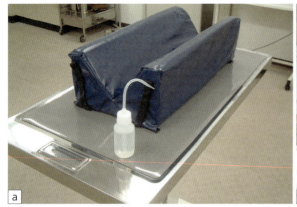 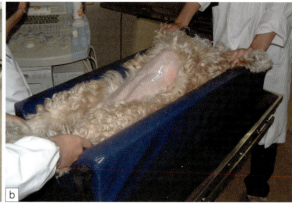

図2 超音波ガイド下生検時の保定
a：超音波検査を行う場合に使用する保定用のスポンジと洗浄ビンに入れた消毒用エタノール
b：保定用スポンジを実際に用いているところ

3. CT

CT透視にて針先をリアルタイムで確認しながら穿刺する方法と，あらかじめ撮影したCT画像上から刺入位置と刺入経路を決定した後，フリーハンドで刺入する方法の2つの方法がある。機器が高額で，まだ導入している動物病院が少ないのが大きな欠点である。また，患者の被曝（CT透視では術者も）の問題も存在する。しかしながら，その穿刺精度は圧倒的に高く，特に肺病変や深部骨病変の穿刺を行う場合に威力を発揮する。

4. MRI

獣医療ではまだあまり行われていないが，MRIでも画像ガイドを行うことが可能である。特にガントリーの構造がオープン型とよばれるものについては，操作性が改善されている。利点としては，軟部組織の解像度が非常に高いことである。リアルタイムで穿刺針を確認することも可能である。欠点としては機器が非常に高額であることと，磁気を帯びる器具が使用できないため，専用の穿刺針などが必要になることである。

画像ガイド下穿刺の実際

最も一般的に行われている超音波ガイドと，動物病院にも導入が広がってきたCTを用いたガイドの方法を述べる。この2種類のガイド法を用いることによって，ほとんどの体腔内深部病変に対するFNAあるいはコア生検を行うことができる。

1. 超音波ガイド法

① 動物を保定する。**図2**のような保定用のV字型のフォームを用いると，動物も暴れず非常に有用である。必要であれば軽い鎮静下で行う。

② プローブを当てる部位は，可能ならバリカンで被毛を刈っておく。表面には消毒およびプローブを密着させるためにアルコールをかけておく。洗浄ビンにアルコールを入れておくと使いやすい（**図2a**）。毛刈りしてあれば，アルコールのみでも十分な画像が得られる場合が多い。ゼリーを使用すると，細胞診標本上にゼリーがアーチファクトとして出やすいため，使用しないか最小限にした方がよい。

③ プローブは，基本的にどのタイプでも使用できるが，セクタ型かマイクロコンベックス型が操作性の面で優れている。右手でプローブを持ってスキャンすることが多いが，超音波ガイド下で穿刺を行う場合には，通常は病変部を画面に出してしまえばプローブを操作することはほとんどないため，左手でプローブを持ち，右手でシリンジ，あるいはバイオプシーガンを持った方が操作性がよい場合が多い。

④ 病変部がプローブの直下にくるように操作し，画面上でプローブの下から病変部までの距離を読み

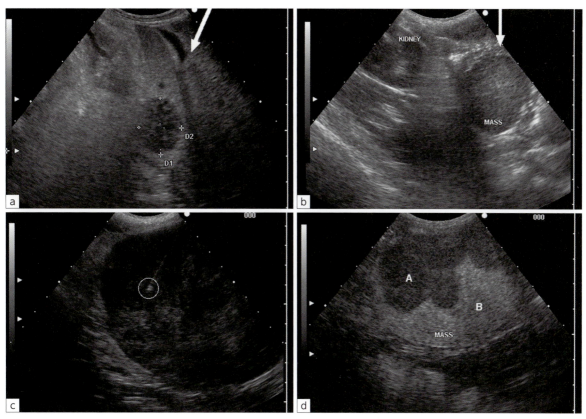

図3 超音波ガイド法での刺入
a：通常は穿刺部位が画面の中央にくるようにプローブ操作を行い，プローブの真上からみながら刺入していくことで，距離感覚がつかみやすくなる
b：画面の中央にもってくることが難しい状況であれば，画面の端にくるようにして，プローブと平行に刺入する。この場合は超音波ビームに対する角度が平行に近いため，穿刺針が確認しにくいという欠点がある
c：細い針を用いた場合は，針全体が確認できず，針の先端だけが高エコーの点（丸印）として認められる場合がある
d：この症例ではAの部分が壊死しており，Bの部分に穿刺しなければ診断が得られない。しかしながら実際は，画像から壊死しているかどうかの判断は困難であるため，両方の部分から材料を採取すべきである

取る（図3a，b）。
⑤ プローブを真上からみながら，画面上で計算した位置を狙って穿刺する。テーブルを通常より低めにして行うと操作が容易になる。
⑥ 画面上で針先の位置を確認する。細い針の場合や，超音波ビームに対して平行に近い場合には，針全体はみえずに針先だけが高エコーの点としてみえることがよくある（図3c）。したがって針が静止していると見失うことが多い。もし針先を見失ったら，針先をわずかに前後に揺するようにしながらプローブを操作すると，容易に発見できる。
⑦ 吸引した後，針を抜去し標本を作製する。

2．CTガイド法
① 通常どおりにスキャンを行う。
② 最も病変部を穿刺しやすいと思われるスライスを選択する（図4a）。この時点で穿刺位置を大まかに決めておく。
③ 選択したスライスの位置までテーブルを移動し，ガントリー内のスリットランプを体表に投影する。大まかに決めた穿刺位置付近にマーカーとなる針を穿刺しておくか，何本か横に並べて体表に置いておく（図4b）。穿刺部位の消毒処置については，我々は被毛の上から洗浄ビンを用いてエタノールおよびイソジンをかけ，そのまま毛刈りせずに穿刺を行っている。
④ 穿刺予定位置の前後5 mmほどを再スキャンする。
⑤ CTの測定機能を用いて，マーカーとの位置関係をもとに穿刺位置，穿刺角度，穿刺距離を正確に決定する（図4c）。

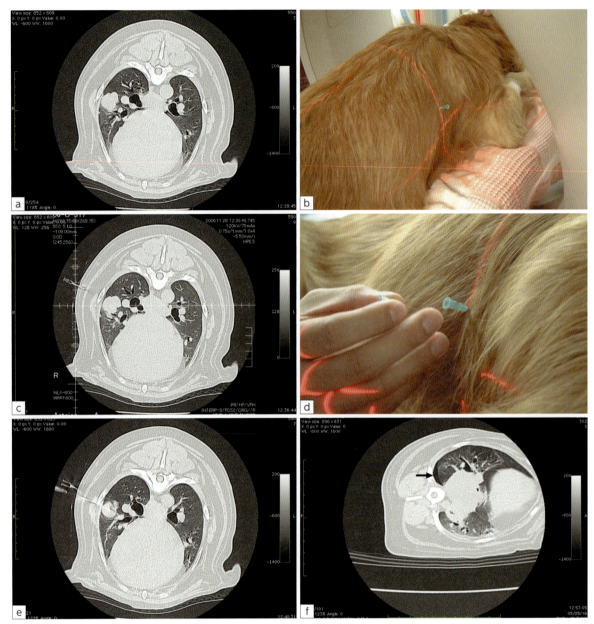

図 4　CT ガイド法での刺入
　a：穿刺に最も適したスライスを選択する
　b：決定したスライスの位置にテーブルを移動し，ガントリー内のスリットランプを投影する．スリットランプ上の大まかな位置に，マーカーとなる針を穿刺する．棘突起などがマーカーとして用いることのできる場合は，この手技は必要ない
　c：CT 撮影を行い，CT の計測機能を用いて刺入点，刺入角度，刺入距離を決定する
　d：決定した刺入経路で穿刺を行う
　e：CT 撮影を行い，命中を確認する
　f：30 分後に CT 撮影を行い気胸(矢印)や出血がないか確認する．通常は穿刺した肺から漏れ出てくるよりも，穿刺中に針から胸腔に空気が入り込んでしまう場合が多く，ほとんど処置を必要としない場合が多い

⑥ 再びテーブルを穿刺位置まで移動した後，投光器で投影し，そのラインに沿って計算した距離よりも 5 mm ほど少ない深さで穿刺を行う．これは，穿刺時に皮膚が針とともに刺入方向へ移動してしまい，皮膚を目印にすると予定よりも深く穿刺してしまう場合が多いためである(図 4d)．

⑦ 再スキャンし穿刺針の位置を確認する(図 4e)．

⑧ 命中していれば，その場で吸引する．

⑨ 肺の穿刺を行った場合は，約 30 分後に再スキャンを行い，気胸と出血の有無を確認する(図 4f)．

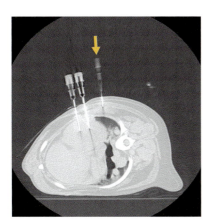

図5 タンデム Tandem 法で 2 本の生検針で穿刺した症例
この症例では，最初の穿刺で壊死組織しか採取できなかったため，再度 Tandem 法で穿刺し，悪性上皮系腫瘍の診断を得た。穿刺針の先端から，命中している目印となる黒いアーチファクトが伸びている。矢印の針は Tandem 変法で用いたガイド針

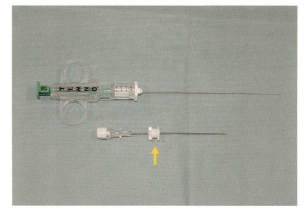

図6 CT ガイド下生検に用いることができる生検針の例
Temno® A.C.T. イントロデューサー(矢印)が付属しており，穿刺針のイントロデューサーと接続する部分を回転して調節することで，イントロデューサー先端からの射出距離を9〜19 mm まで自由に設定できる

様々な穿刺方法

1. タンデム Tandem 法[1]

針が命中したのを確認した場合，その針をガイドとして平行にさらに数本刺入し生検する方法である(**図5**)。正診率を高めるため，同じ病変の別部位の生検を行うことを目的としている。

2. タンデム Tandem 変法[2]

本来の Tandem 法は正診率を高めるための方法であるが，Tandem 変法は命中率を高める方法として考案された。まず刺入予定点から 1 cm ほどずらした位置にガイドとなる針を刺入しておき，その角度と位置を CT 画像上で確認してから，生検針を刺入する(**図5**)。もし命中しなかった場合は，刺入した針はそのままにしておき，その針をガイドとしてさらに針を刺入する。最初のガイド針を，角度もしっかり固定されるようにするためには，やや深く筋肉まで刺入する必要がある。しかし私達の経験では，動物の場合胸壁が薄い場合が多いため，角度まで固定しようとすると，多くのケースで肺まで到達してしまい，気胸のリスクが高くなってしまう。そこで前述したように，私達は最初のガイド針については角度は無視し，穿刺位置のみを基準とし，それ以外は Tandem 変法に準じて穿刺する場合も多い。

3. コアキシャル Coaxial 法

コア生検を行う際には，おもに Coaxial 法を用いている。まず，コア生検針のイントロデューサーとして，内腔にコア生検針を通すことのできる太さの針を病変の直前まで穿刺しておき，その針を通してコア生検を行う方法である。私達は最初に18 G の留置針を穿刺し，その外套針の中に 20 G のコア生検針を通して生検を行うことが多い。イントロデューサーが付属している生検針を使用してもよい(**図6**)。通常1回のイントロデューサーの穿刺で，3回程度の生検を行うことが可能である。

注意点としては，肺のコア生検時に針を射出したときに，肺が針の進行方向に一緒に移動することで，イントロデューサーが肺から抜けてしまい，2度目の生検が不可能になることがある(**図7**)。特に病変が胸壁に近い場合に起こりやすい。この場合イントロデューサーを通して胸腔内へ空気が流入し，急速に気胸となるので，生検後すぐに空のシリンジで吸引し，イントロデューサーが抜けていないか確認するとよい。

4. ツー・ステップ Two-Step 法[3]

生検針あるいはイントロデューサーを穿刺する場合に胸壁内で一旦止め，CT を撮影し穿刺経路を確認した後に，標的まで針を進める方法である(**図8**)。ただし動物の場合胸壁が薄く，胸壁内で一旦針を止める

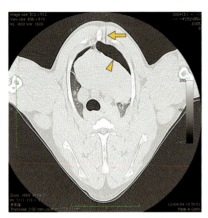

図7 CTガイド下生検にて気胸となった症例
Coaxial法でコア生検を行ったところ，イントロデューサーとして用いていた18G留置針の外套針(矢印)が腫瘤より抜け，気胸(矢頭)となった

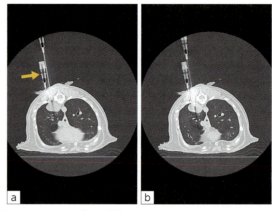

図8 ツーステップ法の実際
a：胸壁内で穿刺針を一旦止め，CT撮影にて位置，方向を確認する。矢印はマーカーに使用したガイド針
b：確認後さらに穿刺針を進め，標的に的中させる

と，その穿刺角度を保持できない場合があるため，実際は次のStep-by-Step法を用いることも多い。

5. ステップ・バイ・ステップ Step-by-Step法[2]

穿刺針を標的の手前，あるいは安全な距離にて一旦止め，CT撮影にて穿刺経路を確認した後，標的までさらに針を進める方法である。CTにて穿刺経路がずれていることが判明した場合は，Tandem変法を用いた方がよい。すなわち，針はそのままにしておき，その針をガイドとして穿刺経路を修正して再穿刺する。穿刺経路が長い場合や，大血管などが近接している場合に非常に有効な方法である。

CTガイド下胸腔内生検における合併症

1. 気胸

CTガイド下肺針生検で最も多い合併症は気胸である。医学分野での発生率の報告は8～64％と幅があるが，30％前後の報告が多い[4～7]。また，危険因子として2cm以下の病変での発生率が高いことが知られており[4]，胸膜と接している病変での発生は少ない[7]。獣医学分野では26.7％との報告がある[8]。発生率は高いものの，その多くは軽度な気胸であり，一時的な脱気により対処可能であるものがほとんどである。

経験的には，穿刺針からの空気のリークと，肺の穿刺部からのリークの両方の原因によって気胸が発生する。穿刺針からのリークは，針の先端が胸腔内に達した瞬間に，針を通して空気が流入してしまうことが原因である。そのため私達は，穿刺針にインジェクションプラグを用いて栓をすることで，空気の流入を防ぐようにしている。また，肺からのリークは穿刺直後に発生することがほとんどであるので，穿刺後10分程度でCT撮影を行い，気胸の有無をチェックしている。気胸が確認された場合，必要であれば脱気し，さらに気胸が進行しないか経時的にCTを撮影し確認する。持続的に気胸が進行する場合は，胸腔ドレーンを装着するが，ドレーンが必要となる場合は数％程度である。また，もし陽圧換気にて麻酔を維持している場合は，自発呼吸とすることで気胸の進行が止まる場合がある。

2. 肺出血

肺出血もしばしば認められる合併症であり，気胸の次に発生率が高い。医学分野では死亡例も報告されているが，きわめてまれである。穿刺後の再CTにて肺野に軽度の出血を認める場合が多いが(図9)，喀血する例は少なく，私達の経験上では5％以下である。喀血した場合は，止血剤を投与し数時間ケージレストさせ，呼吸状態に変化が認められないか，注意深く観察する。

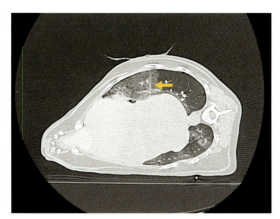

図9 穿刺後喀血した症例のCT像
穿刺ライン（矢印）の周囲に出血が認められる

　Coaxial法で生検を行い，イントロデューサーから生検針を抜いたときに，血液がイントロデューサーからあふれ出てくる場合がある。このような場合は，インジェクションプラグで栓をし，止血を待ってから針を抜去する。

3. 悪性細胞の播種

　医学分野の報告ではきわめてまれで，0.04％以下とされている[9]。獣医学分野では報告がない。

4. 空気塞栓

　獣医学分野では報告がなく，きわめてまれな合併症であるが，死亡率が高いため十分な注意が必要である。肺静脈と空気が交通してしまうことで発生すると考えられている。予防としては血管を可能な限り避けて穿刺し，穿刺後のCTで左心房，左心室，動脈にフリーエア free airが存在していないか確認することである。症状がなくても，これらの部位にフリーエアを認めることがあり，その場合はフリーエアが血中に溶解して消失するまで，患者を動かさないようにする。

深部骨病変に対するCTガイド下生検

　通常，超音波ガイド下生検を行うことのできない深部の骨病変（骨盤や脊椎など）にもCTガイドを応用することができる（図10）。方法は肺病変に対する場合とまったく同じである。

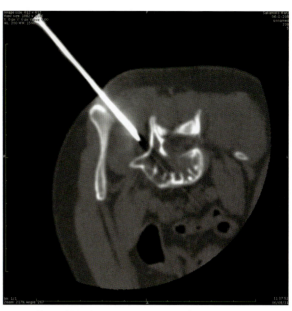

図10 第7腰椎椎体の骨融解病変にCTガイド下で穿刺した症例
この症例ではコア生検を行ったため，病変部手前まで18Gの留置針を刺入している。この後外套針の内腔に生検針を挿入してコア生検を行った

針が命中しなかった場合

　病変が深部でしかも小さい場合，一度の穿刺では命中しないことがある。その場合は穿刺した針を抜去せず，CT画像上で針と病変の位置関係を確認した後，穿刺してある針をガイドとして沿わせるように穿刺する方法と，穿刺針を一度抜去し，同じ刺入点から角度を変えて穿刺する方法がある。刺入点も改めて穿刺し直すと，命中する確率がほとんど向上しない。

まとめ

　体腔内や深部の病変についても，画像ガイドを用いることで，ほとんどの部位に対してFNAを行うことができる。針生検を行うことで，外科的侵襲を大きく減少することができ，また，抗菌薬の投与などの術後の処置も不要で，創面に対するケアもほとんど必要とならない。

　CTについては導入されている動物病院がまだ少ないが，その正確性は大変高く，適応症例が見つかった場合にはCTを導入している病院に検査を依頼することで，十分その役割を果たすことができる。

■参考文献

1) Ferrucci JT Jr, Wittenberg J. CT biopsy of abdominal tumors: aids for lesion localization. *Radiology*. 129: 739-744, 1978.
2) 篠原義智. CTガイド下肺針生検とその応用手技の実際. 新興医学出版社. 1996.
3) Glynn TP Jr. Transosseous approach for thoracic needle biopsy. *Radiology*. 177: 278-279, 1990.
4) Gohari A, Haramati LB. Complications of CT scan-guided lung biopsy: lesion size and depth matter. *Chest*. 126: 666-668, 2004.
5) Yildirim E, Kirbas I, Harman A, et al. CT-guided cutting needle lung biopsy using modified coaxial technique: factors effecting risk of complications. *Eur J Radiol*. 70: 57-60, 2009. doi: 10.1016/j.ejrad.2008.01.006
6) Fukushima A, Ashizawa K, Aso N, et al. [CT-guided needle biopsy of the lung: factors affecting risk of complications]. *Nihon Igaku Hoshasen Gakkai Zasshi*. 61: 96-99, 2001.
7) Haramati LB, Austin JH. Complications after CT-guided needle biopsy through aerated versus nonaerated lung. *Radiology*. 181: 778, 1991.
8) Zekas LJ, Crawford JT, O'Brien RT. Computed tomography-guided fine-needle aspirate and tissue-core biopsy of intrathoracic lesions in thirty dogs and cats. *Vet Radiol Ultrasound*. 46: 200-204, 2005.
9) 中澤 賢, 田島廣之, 村田 智ほか. イメージガイド下生検 私はどうするか CTガイド下経皮的肺生検の実際 適応・手技・合併症. 臨床画像. メジカルビュー社. 23：698-705, 2007.

第4章

標本の塗抹

はじめに

　獣医臨床における細胞学的検査に最もよく用いられる染色はライト・ギムザ染色，あるいはこれをもとにした迅速染色である。これらの染色法では，スライドグラス上で細胞同士の重なりを最小限にして塗抹し，細胞をよく伸展させなければならない。細胞の伸展は塗抹後の乾燥時に起こるが，細胞が生の状態(つまり，軟らかい状態)での操作が続くので，塗抹の一連の操作中が最も人工的変化(アーチファクト)を起こしやすい。ここで生じた人工的変化は不可逆的である。また，細胞の伸展が十分でないと，細胞内構造が不明瞭になり，詳細な形態が観察できないことが多い。したがって，細胞の塗抹は細胞学的検査において非常に重要なプロセスである。参考までに医学分野で頻用されるパパニコロウ染色は，塗抹後の標本の乾燥は厳禁で[1]，塗抹したらすぐに固定液に浸漬され，細胞同士の重なりがあっても，顕微鏡観察時に焦点深度を変化させることで観察可能となる。

乾燥固定標本とそのほかの標本

　図1に乾燥固定標本と湿固定標本およびHE組織標本における細胞の状態の相違を示した。これらの塗抹・固定法はその後に続く染色法にあわせた固定法である。つまり，乾燥固定ではギムザ染色などのロマノフスキー染色，湿固定では核をヘマトキシリンで染色するパパニコロウ染色などである。最も大きく異なる

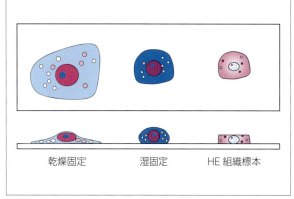

図1 塗抹固定の違いによる細胞のみえ方の違い
　乾燥固定では細胞質，核ともに扁平化し，強固にスライドグラスに接着する。したがって，核および細胞質の大きさは最も大きくなる。湿固定ではスライドグラスに「軽く」接着したような状態であり，剝離しやすい。HE組織標本は固定後の様々なプロセスによって収縮が起こる。また，スライスされているので，細胞すべてが標本として現れているわけではない

のはHE組織標本で，この場合，多くの細胞がスライスされているが組織構造は保たれている。一方で，乾燥固定や湿固定を行う細胞診では細胞一個が丸々観察できる状態にあるが，細胞の組織構造はほとんど保たれていない。また，乾燥固定では，湿固定された細胞に比較して大型である。これは細胞が乾燥時にスライドグラス上で伸展することによる。ギムザ染色などのロマノフスキー染色では，乾燥固定が最も適しているために，十分な乾燥伸展が必須となる。

塗抹する前に

　ロマノフスキー染色では，細胞をよく伸展させた標

本が最良の標本となり得る。したがって，まず細胞が十分に伸展できるような清浄なスライドグラスに塗抹しなければならない。特に液体サンプルの塗抹に関しては重要である。現在市販されている新品の洗浄済みスライドグラスは，そのまま塗抹をしてもまったく問題ない。ただし，再利用するスライドグラスは十分に洗浄，脱脂を行ったものを用いるべきである。また，採材時に手袋を着用することもあるが，グローブパウダーもコンタミネーションの原因となり得るので，可能であればパウダーフリーのものを使用する。グローブパウダーは手袋装着後，パウダーを洗い流すとコンタミネーションを減らすことができる。

スライドグラスの表裏を間違えないようにするのも，重要である。フロスト付スライドグラスを使用し，鉛筆あるいは耐油性マーカーなどで識別するのが最良である。フロスト付スライドグラスは比較的高価なので，フロストなしの場合はガラスペン（ダイヤモンドペン）などでマーキングしておく。染色の過程のメタノールで，マジックペンで書いた文字は消えてしまうことがあるため注意しなければならない。以上のことはきわめて初歩的な事項であるが，検体取り違えを防ぐ意味でも，ぜひ留意しておきたい。

塗抹の実際（針生検による採材）

最終的に，細胞同士の重なりが最小限で，細胞がよく伸展した標本ができれば，どのような方法でも問題はない。採材された材料の性状によって選択される一般的な方法を**図2**に示した。

1. 固形成分が主体の場合

針生検によって得られた材料は，固形成分が主体の場合，つまり組織塊を含む場合と液体成分が主体の場合とで区別する。組織塊はたとえ針で採材されても大きな塊であるので，組織塊を潰して（スカッシュ）広げる（**図3**，第2章も参照）。注意点として，針生検時に同時に液体成分が採材され，細胞塊の周囲に多く存在する場合（**図4**），そのまま2つのスライドグラスで組織塊を潰すと，毛細管現象でスライドグラスが密着してしまい，過度の力が組織塊にかかり，人工的変化が

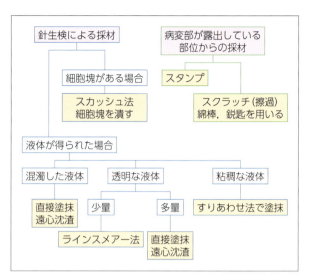

図2　採材法，サンプルの性状および量による塗抹法の選択

起こりやすくなる。もし，組織塊周囲に液体が多くみられる場合はその液体を除去（濾紙などで）するか，組織塊を拾うことが可能であれば，注射針などでピックアップし，別のスライドグラスに移してスカッシュする。**図5**のように細胞塊を広げることなく潰すのみだと，かぶせたガラスをはがすときに細胞が密集してしまい，細胞の観察がしづらいので，この方法は適切ではない。

2. 液体が採取された場合

(1) 多量の液体が採取された場合

多量（シリンジ内に吸引できる程度）の液体が採取できそうな場合は，EDTA チューブへの採取など，抗凝固処理を施しての採材が望ましい[2]。混濁した液体が採取された場合には，その液体は細胞密度が高いと考えられる。したがって，通常の血液塗抹のように塗抹することによって，良好な標本が作製可能である（**図6**）。

(2) 少量の液体が採取された場合

少量の場合，つまり注射針の中に液体が留まっている程度でスライドグラスに噴出し，液体が確認される場合は，そのままスライドグラス上に塗抹する。また，シリンジ内に吸引されるほど多量に採取されたときは，チューブなどに移し，その一部を塗抹する。塗抹後は血液塗抹と同じく迅速に冷風で乾燥させる。こ

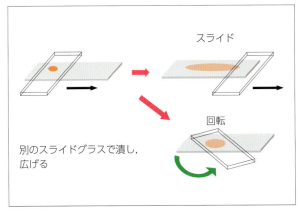

図3　スカッシュ法
組織塊が存在する場合に行う。なるべく組織片を潰さないように，2つのスライドグラスを平行に動かす

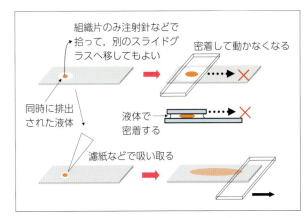

図4　組織塊が液体成分とともに採取された場合
毛細管現象でスライドグラス同士が密着してしまうので，余剰な液体を除去してからスカッシュする。組織塊がピックアップできれば，別のスライドグラス上でスカッシュしてもよい。ただし，ピンセットでつまんだりしてはならない

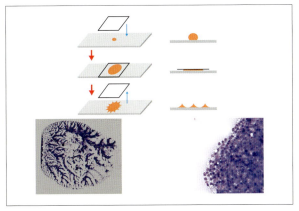

図5　不適正な塗抹の1例
カバーグラスで押しつぶすのみの場合，カバーグラスを剥がすときに細胞が集まってしまう。顕微鏡下では，細胞の重なりがひどく，個々の細胞の形態も分かりづらいし，細胞間の関係（接着性があるか否かなど）がまったく判断できない

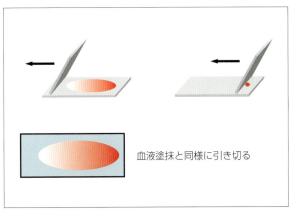

図6　混濁した液体（細胞数が多い液体）が採材された場合
通常の血液塗抹に準じた方法で塗抹

のような混濁した液体では，細菌感染の可能性も考えられるので，採材を無菌的に行えば，細菌分離用などにも用いることができる。**図7**は観察に適した良好な塗抹標本である。

(3) 透明な液体の場合

透明な液体が採取された場合は，その液体の細胞密度は低い。よって，細胞を効率よく観察するために細胞密度を高める必要がある。採取した液体が少量の場合はラインスメアー法，多量に採取された場合は遠心沈渣を作製する。ラインスメアー法[3]（**図8**）は血液塗抹法に類似するが，塗抹の最後を引き切らず，塗抹に用いたスライドグラスあるいはカバーグラスをそのま

ま持ち上げる。そうすると，有核細胞は引きはじめと引き終わりに濃縮される（**図9**）。この方法は血液塗抹時に有核細胞が辺縁に集まる現象に類似する。塗抹後，すぐに冷風で乾燥させる。

多量に採取された場合，まず直接塗抹を行い，その液体の細胞密度を確認する。このときに可能であれば，細胞数を細胞計数器で測定する。胸水や腹水などの体腔液では，液体性状の分類のために細胞数（総有核細胞数）が必要である。さらに液体をチューブなどに入れ，遠心する（**図10**）。通常，1,500 rpm 5分間程度で十分である。沈渣が認められたら上清を除去し，沈渣をピペットで吸引してスライドグラスに塗抹する。上清は総蛋白量などの生化学検査に使用する（特

図7 液体サンプルの良好な塗抹標本

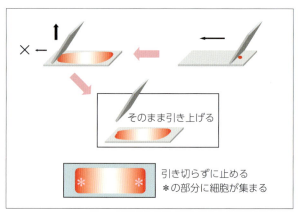

図8 ラインスメアー法
少量の細胞数の少ない液体が採取された場合に行う。最後は引き切らず、塗抹側のスライドグラスをそのまま引き上げる。細胞は引きはじめと引き終わりに集積する

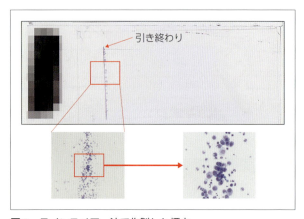

図9 ラインスメアー法で作製した標本
引き終わりの部分に有核細胞が濃縮される

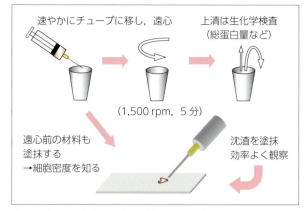

図10 多量の透明な液体が採材された場合
多量の透明な液体（細胞数が少ない液体）が採材されたときは遠心沈渣を塗抹する。直接塗抹も作製し、細胞密度を観察する。遠心上清は総蛋白質量測定などにも用いることが可能である

に体腔液）。沈渣が肉眼で認められないほど少量の場合は，チューブの底面をピペットで吸引し，ラインスメアー法で塗抹する。

(4) 細胞密度があまり高くない液体の場合

細胞密度があまり高くない液体の場合，サイトスピン（**図11**）を用いた遠心塗抹法が可能である。脳脊髄液や尿など細胞数が少ないサンプルには有効である。ただし，かなり高価な機器なので，液体サンプルを検査所に提出して作製してもらうことになる。前述したとおり，この場合も細胞密度は分からなくなるので，細胞数の計数あるいは直接塗抹で細胞密度を知っておく必要がある。

針生検で得られるサンプルが少量で，サンプルが注射針の連結部に溜まってしまった場合，何度も強く排出を試みても，排出されないことがある。このようなときは注射針を外し，連結部に溜まったサンプルをもう一度別の注射針で吸引し，塗抹する[4]（**図12**）。ただし，2回目の吸引は1回目より小径の注射針で，ゆっくり吸引する。そうしないと，また同じことを繰り返すことになってしまう。

(5) 粘稠度が高い液体の場合

粘稠度の高い液体が採取された場合，血液塗抹法やラインスメアー法では塗抹できないし，遠心によっても細胞を集めることができない[1]。このような場合は

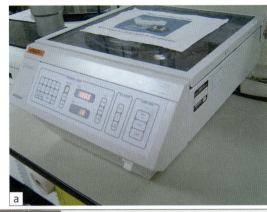

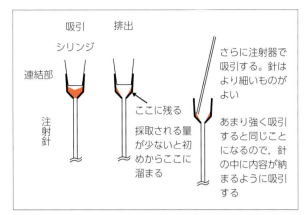

図12 シリンジと注射針の連結部にサンプルが溜まった場合
吸引時にシリンジと注射針の連結部にサンプルが溜まってしまった場合は，溜まったサンプルをより細い注射針で吸引する

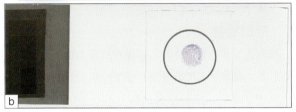

図11 サイトスピンとサイトスピン標本
a：サイトスピン，b：サイトスピン標本
サイトスピンは遠心と塗抹を同時に行う。細胞密度の低い液体成分に対しては非常に有効である

すりあわせ法を用いる。少量（小豆大）の液体（というより半固形状物質）を2枚のスライドグラスで挟んで広げる[1,5]。

液体成分の中に半固形成分が浮いた状態がみられる場合がある（**図13**）。尿，関節液などでみられる。これらの浮遊物は遠心で沈殿させず，ピンセットあるいはピペットですくい上げ，それを塗抹する方法を用いる。すくい上げられたものは半固形状なので，すりあわせ法あるいはスカッシュ法で標本作製する。このようなサンプルは周りの液体には細胞が非常に少なくても，浮遊物には細胞成分が付着あるいは含まれることが多い。

塗抹の実際（病変部が露出している部位からの採材）

1. スタンプ

表面が自壊している病変，潰瘍病変に対しては，その表面をスライドグラスに直接スタンプする方法が用いられる。ただし，第1章で述べたように腫瘍の場合，表面に壊死組織，滲出物が付着しているので，潰瘍部をそのままスタンプすると病変部が正確に反映されない。したがって，腫瘤状であれば針生検を適用し，腫瘤状を呈さない病変あるいは針生検が行いにくい部位では，表面の壊死組織，滲出物を除去してのスタンプが望ましい。

コア生検などで得た組織片の一部をスタンプする方法は，第2章を参照されたい。

2. 病変部の擦過による採材

(1) スクラッチ（掻破）

病変部が表面に露出している場合，その表面を掻破して細胞診標本にすることが可能である。ただし，前述したように病変表面には壊死組織，滲出物が付着しているので，それらを除去して，その下層を新たに掻破する必要がある。掻破によって得られた材料はスライドグラスに塗布し，スカッシュ法で塗抹する。

(2) スワブ

スクラッチと同様に，表面に病変が露出している場合，また管腔状あるいは中腔状器官で表面が軟らかい部位，例えば鼻腔粘膜，口腔粘膜，直腸など消化管粘膜および眼結膜などに頻用される。採材は主に綿棒が用いられるが，綿棒が乾燥状態で病変部を擦過すると採取細胞が綿棒に吸着されてしまい，スライドグラスに塗布できなくなるので，最初に綿棒を生理食塩水で湿らせてから擦過する。生理食塩水で過度に湿らすと細胞がうまく採材できないので，湿っている程度でよ

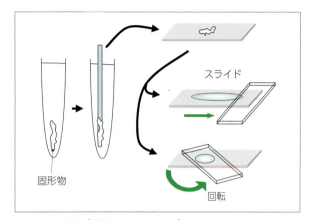

図13 固形物が浮遊した液体サンプル
固形物を採取し，スカッシュ法あるいはすりあわせ法で塗抹する

表 機械的操作に対する細胞の強さの違い

機械的操作に弱い細胞	機械的操作に強い細胞
・リンパ球 ・リンパ芽球 ・間葉系細胞 ・幼弱な細胞 など	・上皮性細胞(特に扁平上皮) ・中皮 ・マクロファージ など

変性好中球は細菌感染の指標となるが，水腫性に膨化しており，人工的変化を受けやすいので注意が必要である

い。採材後は綿棒をスライドグラス上で転がすように塗抹する。細胞が破壊されてしまうので，決して綿棒をこすり付けてはいけない。

細胞種による機械的影響の違い

塗抹時の機械的影響は細胞の種類によって異なる(**表**)。被覆細胞である扁平上皮細胞や中皮細胞は元来の性質上，機械的影響に対してもかなりの耐久性を有する。また，マクロファージは浮遊性の遊走細胞であり，容易に生体から剥離するために機械的な影響が少ない。一方で，リンパ系細胞や間葉系細胞，あるいは腫瘍細胞を含めた幼弱な細胞は，機械的影響を受けやすい。特にリンパ系細胞は非常に弱い細胞なので，塗抹には注意を要する。好中球は通常，比較的機械的影響には強いが，細菌感染時にみられる変性状態では機械的影響に弱くなる。変性好中球は細菌毒素により細胞膜が傷害され，水分が細胞内に流入して膨化した状態にあり，塗抹乾燥時に非変性好中球より大きく伸展したものである。

塗抹に起因する失敗例

最もよくみられる塗抹に起因する失敗例として，
1. 厚い塗抹
2. 細胞の損傷
3. 不十分な細胞伸展

が挙げられる。

1. 厚い塗抹

細胞数が多く採取される病変や臓器の塗抹でよくみられる。臓器としてはリンパ節で，病変としては化膿性病変で多い。厚い標本は染色が不十分になる。また，完全に乾燥させたと思っても，染色過程でサンプルが膨潤し，しわが発生したり，染色あるいは洗浄中に剥離する場合がある(**図14**)。化膿性病変では，膿として変性好中球が多量に採取されることがあるので，厚い塗抹になった場合は初期量(最初にスライドグラスに載せる量)を半分以下に減らす。リンパ節穿刺の場合も針の中をすべて出し切らず，初期量を少量にする。剥離などがなく，中心部の染色が弱い程度であれば，再染色することである程度観察できるようになる(第5章を参照)。

2. 細胞の損傷

最も多い細胞の損傷は，核が線維状に伸張されてしまったもの，いわゆる核線である(**図15**)。このような状態になったものは観察不可能である。綿棒でスライドグラスにサンプルをこすり付けるとこのような状態になる。また，細胞質が失われ，核のみになることを裸核化といい，これもよくある細胞損傷のひとつである。裸核化した細胞は核小体が強調され，悪性の異型細胞のようにみえる場合があるので注意が必要である(**図16**)。細胞の損傷は，強い機械的操作によることが多いが，対象となる細胞種にも依存することは前述したとおりである。**図17**は針生検で採材されたサンプルをスライドグラスに塗抹後，注射針で強くこすり付けた標本である。サンプルが広がっていない箇所では細胞が集積し，細胞種が判定できない。また，サンプ

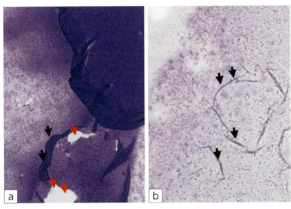

図 14　厚い塗抹
塗抹が厚いと染色が不十分となり(a)，十分に乾燥させても染色中にしわが発生する(黒矢印)。ひどい場合は，赤矢印で示したように細胞が剥離してしまう。この剥離片は染色液のコンタミネーションの原因にもなる

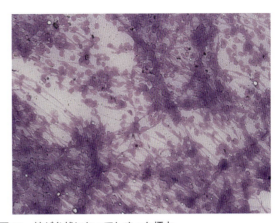

図 15　核が糸状になってしまった標本
この状態では細胞種の同定は不可能である。標本はリンパ節吸引塗抹

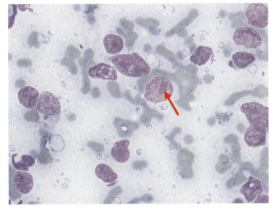

図 16　裸核化
ここにみえるほとんどの細胞が核のみになってしまい，細胞質は消失している。中央の核の核小体(赤矢印)が明瞭にみえるが，裸核化した細胞ではしばしばみられる変化なので注意を要する。鼻腔リンパ腫，ネコ，200 倍

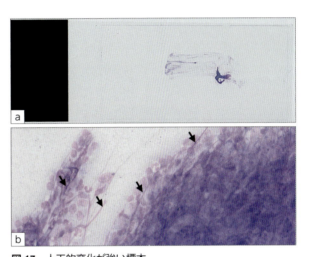

図 17　人工的変化が強い標本
塗抹が厚く，核も糸状に破壊されている(b 矢印)。診断価値のない標本である。100 倍

ルの辺縁部では細胞の集積は少なくなっているが，核が糸状に伸張し，強い細胞損傷がみられる。このような標本に診断価値はない。

3. 不十分な細胞伸展

細胞の迅速かつ十分な伸展は乾燥塗抹標本の大原則であるが，液体成分が多く，細胞が少ないサンプルでは，細胞の伸展が不十分になることがよくある。**図 18** に細胞伸展が不十分な失敗例を示した。この例は塗抹作成時の初期量が多く，うまく塗抹できなかったものである。この状態では細胞種の判断は非常に困難である。好中球の分葉核が不鮮明で，単核細胞のようにみ

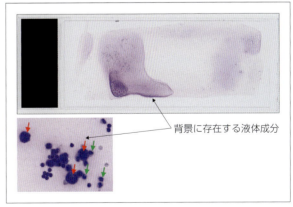

図 18　細胞の伸展が十分ではない標本
液体成分が多く，細胞の伸展が不十分で細胞種の区別が困難である。赤矢印：マクロファージ，緑矢印：好中球。50 倍

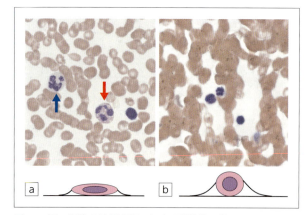

図19 同一細胞の伸展の違いによる細胞像の違い

aとbは同じスライドグラスの異なる箇所で，細胞が十分伸展された箇所(a)では，核および細胞質所見が明確で，好中球(青矢印)，好酸球(赤矢印)が区別できる。一方，伸展が不十分な箇所(b)では，十分に進展された箇所にくらべ大きさは半分程度で，核および細胞質所見も得られず，細胞の区別ができない。100倍

える。同一標本内での細胞の伸展が良好な箇所(**図19a**)と，不良な箇所(**図19b**)での細胞の大きさの違いを示した。伸展の違いで大きさも2倍程度異なることが分かると思う。また，伸展のよい箇所では細胞質内顆粒の存在が明瞭で，好中球と好酸球を区別し得るが，伸展が悪い方では細胞質所見は得られない。

まとめ

塗抹は細胞診標本を作製するうえで重要なステップである。ギムザ染色などのロマノフスキー染色を行う場合，重要なことは細胞の重なりを最小限にし，細胞をよく伸展させることである。したがって，採取されたサンプルの性状をもとに適切な塗抹法を選択する。固形成分が多いときはスカッシュ法など，液体成分が採取されたときはその性状および量によって，血液塗抹法，ラインスメアー法などを用いる。塗抹を行う時点で，細胞は機械的影響を受けやすい状態にあるので，その扱いは細心の注意を払う。

■参考文献

1) 吉田則行，都竹正文．1．細胞診の基本．b．正しい細胞診標本作成法．病理と臨床．20，17-24．臨時増刊号．2002．
2) Raskin RE, Meyer DJ. Canine and feline cytology-a color atlas and interpretation guide, 3rd ed. Saunders, PA. 2015.
3) Valenciano AC, Cowell RL. Cowell and Tyler's diagnostic cytology and hematology of the dog and cat, 4th ed. Saunders, PA. 2014.
4) Orell SR, Sterrett RF. Orell and Sterrett's fine needle aspiration cytology, 5th ed. Saunders, PA. 2012.
5) 病理技術マニュアル6　細胞診とその技術．日本病理学会編．医歯薬出版．1981．

第5章
標本の染色

はじめに

乾燥固定標本には，ギムザ染色などのロマノフスキー染色が最適である．実際の臨床現場では，この染色原理をもとにした迅速染色が頻用されている．基本的には末梢血塗抹の染色に準ずるが，細胞診では注意しなければならない点も多い．

染色法

1. ロマノフスキー染色 Romanovsky stain

1891年にRomanovskyらがマラリア原虫を染め出すためにメチレンブルー混合液を使用し，1902年に血液塗抹染色法としてGiemsaによって確立された[1]．これらの染色法は一般にロマノフスキー染色とよばれ，pH6.3〜7.3の水溶液中で青色の陽イオン色素（塩基性色素）アズールB（メチレンブルーに由来する）と，赤橙色の陰イオン色素（酸性色素）エオジンYの混在している状態において，単に青や赤橙色のみでなく多種の色調が得られるという，いわゆるロマノフスキー効果を基調とする染色法である[2]．この染色法には単染色であるギムザ染色（Giemsa stain），ライト染色（Wright stain），重染色であるメイ・グリュンワルド・ギムザ（パッペンハイム）染色（May-Grnwald-Giemsa〔Pappenhein〕stain），ライト・ギムザ染色（Wright-Giemsa stain）が含まれる．

一般的にギムザ染色は，核内構造の観察に優れている．一方で，ライト染色は細胞質内顆粒の染色は良好であるが，核網構造の観察にはあまり適さないとされる[2,3]．したがって，それぞれの長短所を補う目的で，重染色として用いられることが多い．メイ・グリュンワルド・ギムザ染色やライト・ギムザ染色は核内構造に加え，細胞質内のアズール顆粒や特殊顆粒の観察に適しているとされる[3,4]．獣医学領域では肥満細胞由来の腫瘍が存在し，この肥満細胞の有する細胞内顆粒は，ロマノフスキー染色に含まれるメチレンブルーによって異染性（本来の染色液の色調と異なる色調に染色されること．肥満細胞の顆粒の場合，青色の染色液で染色したときに赤紫色に染まる性質）を示すことから，ロマノフスキー染色は肥満細胞腫の診断に非常に有効である（図1a）．また，細胞がよく伸展されるために細胞内空胞が明瞭に観察される（図1b）．その他に肝細胞内リポフスチン顆粒（図1c），細胞内あるいは周囲免疫グロブリン（図1d），アミロイド，Lympho-glandular body（リンパ節，リンパ腫などでみられる細胞質断片，図1e），甲状腺コロイド（図1f），類骨（図1g）などはロマノフスキー染色で明瞭に染色され，軟骨基質（図1h）や滑液，間質の粘液様基質も異染性を示すので（図1i）これらの鑑別にも有効である[5]．これらの染色特性から，国内外ともに獣医学領域ではロマノフスキー染色が多く用いられている．

2. ロマノフスキー染色を基にした迅速染色 Rapid Modified Romanovsky stain

前述したメイ・グリュンワルド・ギムザ染色やライト・ギムザ染色などの通常のロマノフスキー染色に

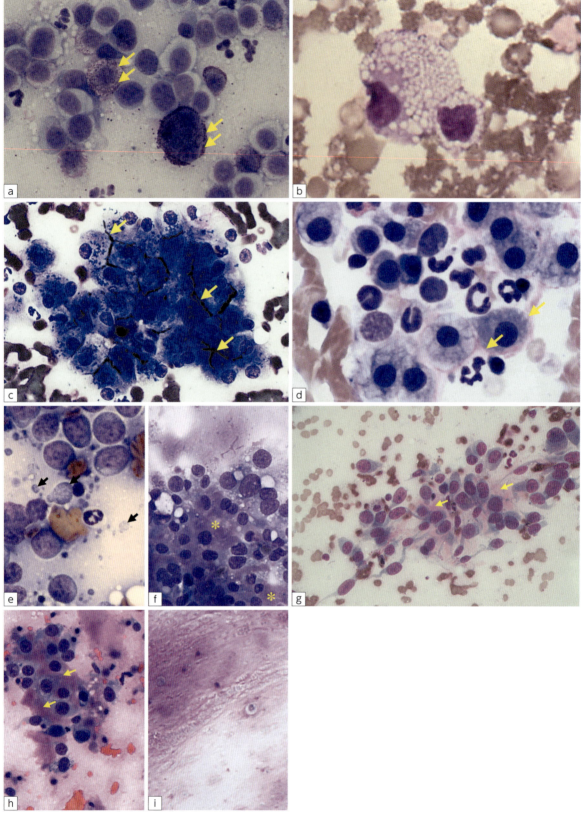

図1 ロマノフスキー染色で認識される構造物

a：イヌ肥満細胞腫。細胞内の顆粒（矢印）が赤紫色に染色される（異染性）。200倍
b：乳腺上皮。分泌活性が亢進し，細胞内に小型空胞を多数容れる。200倍
c：肝細胞。細胞間に鬱滞した胆汁が分枝状にみられ（矢印），細胞質内には青褐色を示すリポフスチンが顆粒状にみられる。150倍
d：骨髄腫。細胞外にピンク色の物質（免疫グロブリン，矢印）が付着している。200倍
e：Lymphoglandular body（矢印）が散見される。400倍
f：甲状腺濾胞腺癌。細胞周囲にピンク色の基質状物（＊コロイド由来）が付着する。200倍
g：骨肉腫。類骨（矢印）は桃色を呈する。200倍
h：軟骨肉腫。軟骨基質（矢印）も類骨同様にピンク色を示し，類骨との鑑別は困難。200倍
i：関節液。背景に多量に細顆粒状にみられる。粘稠度により，赤血球は塗抹方向に数珠状に配列する（windrowing）。100倍
すべてヘマカラー染色

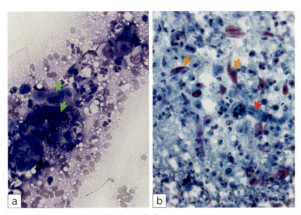

図2 ライト・ギムザ染色とパパニコロウ染色
イヌの扁平上皮癌
a：ライト・ギムザ染色。200倍。角化した扁平上皮（矢印）は角化の程度が青色の濃淡として現れるが分かりにくい
b：パパニコロウ染色。200倍。角化の程度によって緑色（赤矢印），赤色（黄矢印）と染め分けられる。このような所見は医学における婦人科領域で効果的であるが，現在の獣医学領域で有効性についての報告はほとんどない

表 細胞診における特殊染色の適用と検出できるもの

染色法	染色されるもの	備考
PAS染色	真菌，粘液，グリコーゲンなど	ホルマリン・メタノール固定[*1]
グラム染色	グラム陽性菌	
抗酸菌染色　チール・ネルゼン染色	*Mycobacterium*	
脂肪染色　オイルレッドO染色　ズダンブラックB染色	脂肪滴　顆粒球	ホルマリン固定[*2]
ペルオキシダーゼ染色	顆粒球	グルタール・アルコール固定

＊1：メタノール固定でもよい
＊2：アルコール固定では脂肪が溶出する

は，20〜30分程度の時間を要するので，臨床の現場ではこれらの染色をもとにした迅速染色が頻用されている。我々の知り得る限りでは，以下の染色キットが市販されている。

・Hemacolor®（ヘマカラー），メルク㈱，
　3液（固定液，染色液Ⅰ，Ⅱ）
・Diff-Quik（ディフ・クイック），シスメックス㈱，
　3液（固定液，染色液Ⅰ，Ⅱ）
・Cyto Quick（サイト・クイック），武藤化学㈱，
　2液（染色A液，B液）

これらの染色キットを用いることで，通常数分以内に鏡検可能な細胞診標本が作成できる。

3. パパニコロウ染色 Papanicolaou stain

日本の医学領域で広く用いられている染色法である。95％エタノールにて湿固定（乾燥させずに湿った状態で固定液に浸漬する。乾燥は厳禁）を行い，染色原理もロマノフスキー染色とはまったく異なるので，観察される細胞像はロマノフスキー染色とは異なる。核はヘマトキシリンで染色されるために，むしろ，核所見は組織標本に近い。細胞質はOG液に含まれるオレンジG，EA液に含まれるライトグリーン，ビスマルクブラウン，エオジンによって様々な染色がなされる。特に，オレンジG，ライトグリーン，エオジンは扁平上皮の分化や角化の評価に有用で[5]，婦人科材料などには有効である（**図2**）。ただし，細胞内顆粒などの染色はロマノフスキー染色ほど明確ではなく，染色行程は長く，湿固定の煩雑さもあり，獣医学領域ではあまり活用されていない。

4. そのほかの染色

以上の染色が普通染色として用いられるが，このほかに特定の物質，病原体などを証明するために行う特殊染色（**表**）がある。過ヨウ素酸-シッフ（Periodic acid-Schiff，PAS）反応は中性多糖類を染め出すので，細胞内外の上皮性粘液，好中球の顆粒，真菌の細胞質などが染色される（**図3a**）。また，細菌はロマノフスキー染色で非常に明瞭に観察できるが，一部の細菌（抗酸性を有する細菌，例えば *Mycobacterium* など）は染色されない。したがって，抗酸性を確認するために抗酸菌染色を行う（**図3b**）。また，脂肪染色（固定にはホルマリンを用いる，**図4**），グラム染色も可能である。グラム染色は簡易染色キットが販売されているので，それを利用すると数分で染色できる。

これらの特殊染色は頻度，試薬の保管などから考えると，臨床の現場で行うより，検査機関に依頼する方がよい。細胞診における特殊染色の適用を表に示したので参考にしてほしい。

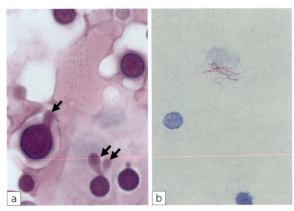

図3 病原体検出のための特殊染色
a：PAS反応。ネコのクリプトコッカス症，針生検。酵母様菌体が真紅に染まり，菌体周囲に莢膜も確認できる。矢印は出芽像。400倍
b：チール・ネルゼン染色。イヌ皮下抗酸菌症，針生検。マクロファージ内に赤色フィラメント状菌体が染め出されている。400倍

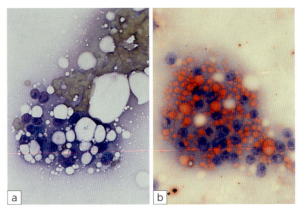

図4 脂肪染色（オイルレッドO染色）
イヌの皮下，脂肪肉腫
a：細胞内外に大小の空胞が多数みられる
b：オイルレッドO染色では空胞に一致してオレンジ色に染色されている。この空胞は脂肪である。メタノール固定では脂肪が溶出してしまうので，脂肪染色ではホルマリン固定のようなアルコールや有機溶媒を含まない固定が必要である。標本はホルマリン固定。200倍

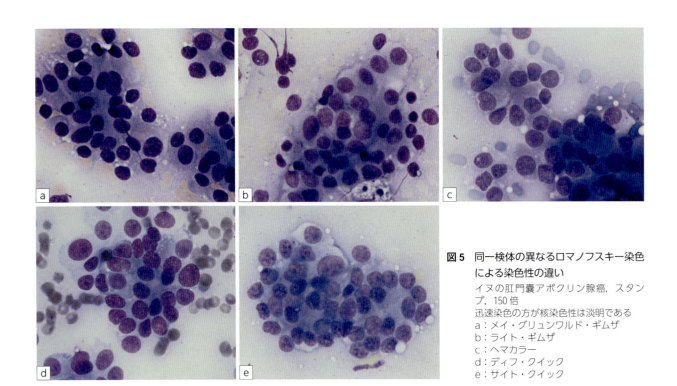

図5 同一検体の異なるロマノフスキー染色による染色性の違い
イヌの肛門嚢アポクリン腺癌，スタンプ，150倍
迅速染色の方が核染色性は淡明である
a：メイ・グリュンワルド・ギムザ
b：ライト・ギムザ
c：ヘマカラー
d：ディフ・クイック
e：サイト・クイック

染色のポイントと方法

獣医学領域で頻用されるロマノフスキー染色に分類されるライト・ギムザ染色と迅速染色について解説する。ライト・ギムザ染色は，簡易ライト・ギムザ染色[6]について解説する。染色手順についてはコラム（p.57）を参照されたい。

図5に一般的なロマノフスキー染色であるメイ・グリュンワルド・ギムザ染色，ライト・ギムザ染色，迅速染色を同一標本で比較したものを示した。血液塗抹標本と異なり，細胞診で重要な細胞の大きさと形態の点からはあまり大きな変化はないが，核の染色性につ

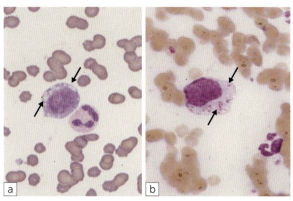

図6　迅速染色で染まらなかった例
ネコ，肝臓の針生検，顆粒リンパ球性白血病
a：ディフ・クイック染色。腫瘍細胞の細胞質内に空胞(矢印)をみるが，空胞内の染色性は不明瞭
b：ライト・ギムザ染色。腫瘍細胞質内に明瞭なアズール好性顆粒(矢印)を認める。血小板も明瞭
ともに200倍

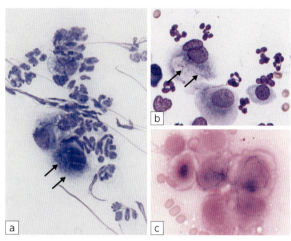

図7　迅速染色では染まらなかった例
ネコ，皮膚腫瘤の針生検
a：アクチノミセス感染による肉芽腫性炎。マクロファージ内に白く抜けたフィラメント状で分岐した菌体がみられる
b：同一部のライト・ギムザ染色。フィラメント状で分岐した菌体が染色される
c：同一部のグラム染色。濃紺色に染まるフィラメント状で分岐した菌体が染色される

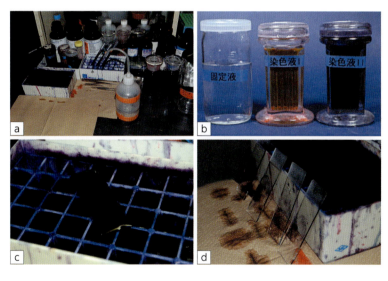

図8　染色の実際
a：染色器材，試薬一式。このほかにドライヤーがあるとよい
b：迅速染色の使用液。ふたのできるビンに分注する
c：上載せ法
d：洗浄後は使い捨てタオルなどを下に敷いて，立てかけて乾燥する

いては若干異なる。迅速染色の方が淡明に染色される傾向がある。まれに迅速染色では細胞内顆粒，特に血液系細胞の細胞質顆粒が染まりにくいときがある(図6)。また，放線菌 Actiomyces などの特殊な細菌でも迅速染色キットで染まりにくいときがあり，抗酸菌との鑑別が問題となることがあるので注意が必要である(図7)。このようなときは，ライト・ギムザ染色やメイ・グリュンワルド・ギムザ染色標本も作製した方がよい。

これらの染色は水洗操作があるので，洗い場かその近傍で行うのが望ましい(図8)。ピンセット，洗浄ビン，使い捨て紙タオル，ドライヤーなどを準備する。操作は手で持って行うと，手の角化物による汚染を招くので，ピンセットで支持して行う。ライト・ギムザ染色などは通常，上載せ法(図8c)で行うが，枚数が多いときは浸漬法で行う。上載せ法のとき，標本が水平でないと液が流出して乾燥してしまうことがあるので注意が必要である。迅速染色では染色ビンに固定液，

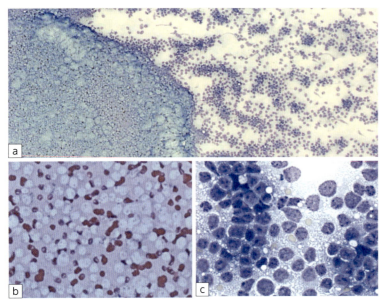

図9 塗抹が厚い場合の染色トラブル
a：イヌのリンパ節の針生検，リンパ腫。左半分は厚い塗抹のため，染色が弱い。50倍
b：染色が弱い部位（a左側）の拡大。核が陰影状に染色される。200倍
c：良好な染色部位（a右側）の拡大。200倍

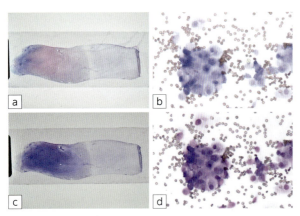

図10 標本の染め直し
皮膚腫瘤，針生検，迅速染色（ヘマカラー）
a：血液塗抹と同じ方法（1秒出し入れ5回）で行ったもの。塗抹部の中央は赤みが強い
b：aの顕微鏡像
c：aを濃紫色の染色液に20回出し入れして染色し直したもの。標本全体が青色に染まっている
d：cの顕微鏡像。染色し直しで，核が明瞭に染まっている

染色液を分注するが，ふたのできるビン（図8b）を用いることで，メタノールの吸湿，蒸発および汚染を防止する。

染色に起因するトラブル

1. 染色強度の異常

(1)ライト・ギムザ染色

ライト・ギムザ染色では適正に塗抹された，つまり薄く，十分伸展した標本では，染色手順に従えば良好な染色像が得られる。染色が弱くみえる場合，塗抹が厚いことが多い（図9）。標本は核と細胞質の染色性が逆転するような状態，つまり核が淡く染まるような状態にみえる。このような場合，染色時間を延長するか，あるいはもう一度染色をすると若干改善されることがあるが（図10）。ただし再染色ではあまり良好な標本は得られない。また，細胞が濃く染まってみえる場合は，染色そのものに原因があるというよりむしろ，塗抹時に細胞がよく伸展していないことがほとんどである。この場合も救済策はなく，材料が残っていれば再度塗抹標本を作製する。もし，染めすぎてしまった場合は50～70％メタノールに浸漬して好みの染色強度まで脱色する。

(2)迅速染色

迅速染色キットのプロトコールは，通常は，血液塗抹標本をもとにしているので，細胞診に用いる場合は染色時間を少し長くする。染色液Ⅰとされるエオジン液（オレンジ色の液）は時間を延長してもそれほど変化はないので，染色液がなじむ5回程度の出し入れで十分であるが，染色液Ⅱ（濃紫色の液）は，染色時間を長くする必要がある。また，固定が長いことについては問題ないので，細胞診標本では2分以上行う。

サイト・クイックは2液で染色が終了する迅速染色

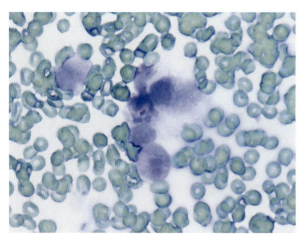

図 11 ホルマリン曝露による染色異常
生検スタンプ標本。赤血球は緑がかった灰青色を呈し，有核細胞の核輪郭は不明瞭。300 倍

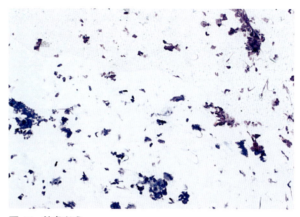

図 12 染色むら
写真右上部は赤味が強い。乾燥時にこの部分に水滴が付着しており，うまく除去されなかったために脱色した。水の残留による脱色では，特に細胞質の青味が落ちるので注意が必要である。25 倍

である。ヘマカラーはやや赤みが強く，ディフ・クイックは細胞質の青みがやや強い傾向がある。また，サイト・クイックはディフ・クイックに近い染色性である。これらの染色は，どれがよいというものではなく好みの問題なので，どの染色キットであれ，赤血球や好中球の染色性などをもとに一定の染色ができるようにしておくことが肝要である。3 液の迅速染色キットは，濃紫色の染色液Ⅱの染色性が弱くなったら交換するが，その前にたいてい蒸発し液量が減ってくるので，液量が減ってきたら交換する程度の頻度でよい。染色液Ⅰは比較的長持ちであるが，染色液Ⅱの交換にあわせて，一緒に交換する。

2. 色調の異常

　ロマノフスキー染色は青色を基調とした染色で，青色〜赤紫色の色調は好塩基性，オレンジ色に染まるものは好酸性色素による。つまり，前述したように染色性は pH に依存しているので，色調の異常は染色液および洗浄液の pH の影響を受けたものである。pH の調整に関しては，血液系細胞の詳細な観察が必要な場合は厳密に行う必要がある。ライト・ギムザ染色などでは染色液を調整するリン酸緩衝液の pH を適正に，通常は pH6.4 に保たなければならない。pH に起因する染色異常が考えられる場合は，リン酸緩衝液を調整し直す。また，染色後の洗浄液の pH によっても色調が変化するが，通常，流水洗浄は最初から水道水でも問題ないことが多い。もし，水道水で色調異常がある場合は厳密に調整したリン酸緩衝液を用いることをお勧めする。迅速染色はすでに調整されている染色液であるので，pH の調整はできない。したがって，異常がある場合は染色液を交換するのがよい。

　ロマノフスキー染色では，ホルマリンに曝露されると異常を来す（**図 11**）。赤血球は青色を呈し，有核細胞内の細胞構造も不鮮明になる。ホルマリン固定液が付着する場合もあるが，未固定細胞診標本がホルマリンの蒸気に当たる場合が最も多い。標本作製中，あるいは不十分な梱包のホルマリン標本とともに未固定未染標本を同封したときなどにもみられる。また，生検材料をスタンプするときに，近くでホルマリン入り容器のふたを開けておくと上記の曝露がおこる。ホルマリン曝露による色調異常は回復不能である。

　染色むらは水滴が残っている状態で乾燥させると，水滴の載っている部位が脱色すること（青色の脱色）によって起こる（**図 12**）。最後の洗浄の後は，必ずスライドグラスを立てて乾燥させるか（**図 8d**），ドライヤーで乾かす。ただし，ドライヤーの温風を用い，急激に乾燥させると標本の青味が強くなり，観察しづらくなるので，冷風を用いる。

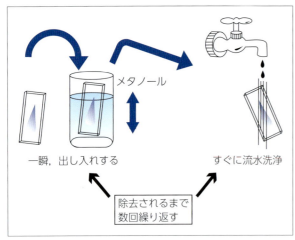

図13 染色液の沈殿物が標本に付着した場合の除去法
メタノール液には1秒程度浸漬し、すぐに流水で洗浄。標本全体をすばやく洗浄する。もし、鏡検して沈殿物が残っていたら、この操作を繰り返す。2回目以降は、洗浄後しっかり乾燥させてから行う。濡れたままメタノールに入れると脱色が進む

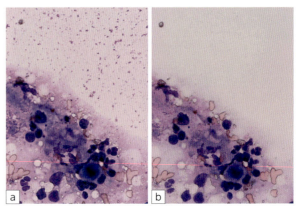

図14 沈殿物の除去
a：上方に赤色沈殿物が多数付着しているのが分かる
b：除去法を1回行った後の同一部位。脱色もそれほどなく、沈殿物はほとんど除去されている。ともに200倍

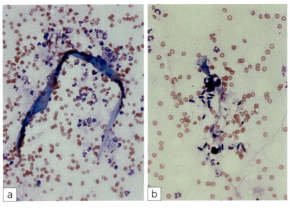

図15 汚染物質
a：繊維（ティッシュなど）。染色操作中あるいは染色場所の近傍でティッシュ、濾紙や紙タオルを用いると混入することがある。キムワイプやキムタオルなどはこのような繊維は発生しにくい
b：角化物と細菌。角化物もコンタミネーションとしてよくみられるが、有意な角化物（腫瘍細胞が産生した角化物など）と鑑別しなければならない。コンタミネーションした角化物は強く紫色に染まり、鱗状あるいは棒状を呈する。塗抹された細胞とは無関係にみられる。150倍

汚染

1. 染色液の沈殿物

染色液の色素由来沈殿物はしばしば標本上に沈着する。沈殿物は大きさ・形状が細菌塊に類似するため、細菌と誤認され得る。沈着物は細胞像と無関係に付着し、フォーカス位置も細胞と異なる。通常はその形態より、有意な細胞構造とは区別可能であるが、過度に付着した場合、あるいは細菌などとの区別が必要な場合はメタノールを用いて除去する。まず、100％メタノールを準備する（固定に用いているものでよい）。次に水道水を流したままの状態にしておき、標本をメタノールに一瞬浸漬した後、すばやく流水に当てて洗浄する。この後、鏡検し、沈殿物が付着しているかを確認する（**図13**）。これを数回繰り返すとかなりの沈殿物は除去される（**図14**）。

2. 異物の付着

そのほかに濾紙やティッシュの繊維（**図15a**）、角化物（**図15b**）などが付着することがある。角化物は染色を素手で行わず、ピンセットで持って行うことで、また繊維はこれらの発生源になるものを用いず、繊維の出ないような使い捨てタオルを用いることで解決される。染色ビンのふたが開いていると角化物、つまりヒトのフケなどが混入するので染色ビンのふたをすることを忘れないようにする。

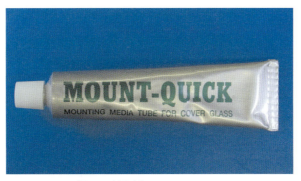

図16 チューブ入りの封入剤
適切な粘稠度に調整されている。キャップの周囲は，いつもきれいにしておく

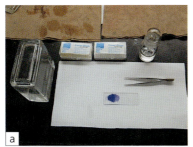
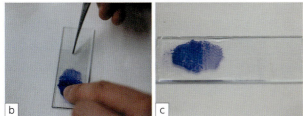

図17 封入に必要なものと封入法

a：封入に使用するもの。ただし，すべてが必要というわけではない。右上のビンは封入剤を入れておく。カバーグラスは大きなサイズ（24×32～50 mm，通常は18×18か24×24 mm）を使うと塗抹全体がカバーできる

b：十分に乾燥した標本（油浸オイルで観察していたら，有機溶剤に漬けて落としておく）を溶剤に漬け，余分な溶剤は濾紙などで除去する。塗抹標本の左右片側に適量の封入剤を滴下。通常，小豆大ぐらい（18×18 mm）滴下すればよいが，カバーグラスの大きさによって調節する。封入剤を滴下した方からゆっくりと徐々にカバーグラスをかける。反対の端はピンセットあるいは指で支持する。一気にかけると空気が入るため空気を押し出すように封入する。また，カバーグラスを強くたわませると割れるので注意が必要である

c：カバーグラスをかけたら，カバーグラス全体を軽く圧し，封入剤を行きわたらせる。これをしないと，封入剤が広がらず，乾燥後溶剤が蒸発し，空気が入る。はみ出たり，カバーグラスの上についた封入剤は拭き取らずそのままにしておく。封入剤が未固化のときに拭くとカバーグラスがずれたり，塗抹面を傷める。封入後，一昼夜は水平を保ち乾燥させる

封入

塗抹標本は乾燥させて保存可能である。ただ，標本塗抹面の損傷の可能性があるので，是非カバーグラスをかけておきたい。ロマノフスキー染色では非水溶性封入剤を用いる。古くからカナダバルサムが用いられているが，キシレンによる軟化などが煩雑で，やや酸性のため長期保存中の色調変化が起こることがあり，現在では中性の合成樹脂系封入剤が市販されている。マリノール（武藤化学㈱），エンテランニュー（メルク㈱），マルチマウント（松浪硝子工業㈱），ソフトマウント（和光純薬工業㈱）などが販売されている。また，チューブに入ったタイプ（マウントクイック，大道産業㈱，**図16**）も便利である。これらは最初から適切な粘稠度に調整されているので，扱いやすい。以前は溶剤としてキシレンが用いられたが，その毒性から，柑橘類から抽出したリモネン系溶剤（レモゾール，和光純薬工業㈱など），そのほかの代用キシレン（ネオクリア，メルク㈱）の使用をお勧めする。

図17に封入の実際を示した。よく乾燥した染色標本に封入剤を滴下し，カバーグラスをかける。このとき，標本に溶剤をなじませてから封入すると封入剤がよく伸びて，薄く封入できる。封入剤が厚いと高倍率でフォーカスが合いにくくなる。完全に乾燥するまで（一昼夜以上）は水平を保つ。カバーグラスをはがす必要があるときは封入済み標本を，カバーグラスが動くようになるまで溶剤内に浸漬しておく。カバーグラスがかけてあっても，油浸レンズでの観察も可能である

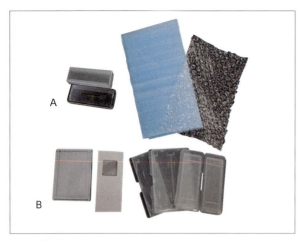

図18　標本ケース
変形しにくい素材(ポリカーボネート，A)や変形しにくい構造のものは，緩衝材がなくても大丈夫であるが，紙あるいは変形しやすい素材(ポリプロピレン，B)では，緩衝材を巻く。また，ケース内で標本が動くようであれば，ティッシュなどを塗抹面の反対側に詰め，スライドグラスが動かないようにするとよい

し，観察後，オイルをティッシュなどで拭き取るだけでよいので便利である。

標本の送付

　標本を検査センターなど外部機関へ発送するときの注意点を述べる。細胞診標本は1回の採材で数枚ほどしか得られず，さらには二度と同じ標本は得られない。したがって，標本の破損防止には細心の注意を払わなければならない。封筒で標本を送付する場合，**図18**にあるような硬いプラスチックでできたケースは問題ないが，紙ケースあるいは柔らかいプラスチックケースを用いる場合は，封筒仕分け時の破損を防ぐためにその周りに緩衝材を巻くか，緩衝材の入った封筒で送付する。カバーグラスで封入した標本は，必ず封入剤が乾燥してからケースに入れるようにする。溶剤や封入剤が乾燥していないとケースにスライドグラスやカバーグラスがはりついてしまい，標本が出せなくなったり，破損することがある。また，ホルマリン標本とともに未染標本を送る場合は，ホルマリンの漏出に注意すること。

まとめ

　獣医学領域では，ロマノフスキー効果を基調としたロマノフスキー染色，あるいはそれをもとにした数種類の迅速染色がよく利用されている。基本的には末梢血液染色と同じであるが，細胞診では細胞の集積があったりするので，染色時間を延長するなど若干の調節が必要である。特に迅速染色の場合に心がけたい。また，人工的変化で注意しなければならないのが，ホルマリン曝露による高度な色調異常である。したがって，細胞診検体作製時あるいは病理組織標本との同封時は，ホルマリン液あるいは蒸気に曝露しないように注意する。

　細胞診標本はまったく同じものは二度とできない。したがって，塗抹面の損傷，標本送付時の破損には細心の注意を払う必要がある。塗抹面は封入によって保護し，標本送付時には適切な梱包によって破損を防ぐことが重要である。

■参考文献
1) 病理技術マニュアル6　細胞診とその技術．日本病理学会編．医歯薬出版．1981．
2) 丹羽欣正．II．血液検査．A 血球染色　月刊 Medical Technology 別冊　新染色法のすべて．264-269．1999．
3) 西　国広．細胞診断におけるパパニコロウ染色，ギムザ(メイギムザ)染色の利点と欠点．*Medical Technology*．33，2005．
4) 荒井祐司，都竹正文．2．細胞診の基本．c．細胞診の染色法．病理と臨床．20，25-31．臨時増刊号，2002．
5) 越川　卓．穿刺吸引細胞診における Papanicolau 染色以外の染色法とその有用性．病理と臨床．23，615-621，2005．
6) 鷲巣月美．細胞診の Know how，塗抹染色法のコツ．Pro-Vet ペットサイドの細胞診　'95 臨時増刊号，26-33，1995．

column
細胞学的検査の染色法

I．メイ・グリュンワルド・ギムザ染色 May-Grnwald-Giemsa stain[1]

用意するもの
1. メイ・グリュンワルド液　市販品
2. ギムザ液　市販品
3. リン酸緩衝液（1/15 M リン酸緩衝液，pH6.47）
   市販品でも可
   i）1/15 M　リン酸二水素カリウム水溶液
      $KH_2PO_4・2H_2O$　9.08 g
      蒸留水　1 L
   ii）1/15M　リン酸二水素ナトリウム水溶液
      $Na_2HPO_2・12H_2O$　23.9 g
      蒸留水　1 L
   i）と ii）を 7：3 の割合で混合する
4. ギムザ希釈液　10 倍希釈したリン酸緩衝液 1 mL あたりギムザ原液 1〜1.5 滴

染色手順
1. 乾燥塗抹標本を用意
2. メイ・グリュンワルド液を満載（固定）2〜3 分
3. 満載したメイ・グリュンワルド液と同量のリン酸緩衝液を加える（染色）1〜2 分
4. 流水洗浄 30 秒
5. ギムザ希釈液を載せる（染色）15〜30 分，針生検では 30〜45 分
6. 流水洗浄 30 秒
7. 乾燥

II．ライト・ギムザ染色 Wright-Giemsa stain[1]

用意するもの
1. ライト液　市販品
2. ギムザ液　市販品
3. リン酸緩衝液（1/15M リン酸緩衝液，pH6.47）
   （メイ・グリュンワルド・ギムザ染色参照）
4. ギムザ希釈液（メイ・グリュンワルド・ギムザ染色参照）

染色手順
1. 乾燥塗抹標本を用意
2. ライト液満載（固定・染色）2〜3 分
3. 同量のリン酸緩衝液を載せる（染色）5 分
4. 流水洗浄 30 秒
5. ギムザ染色液 10〜15 分，針生検では 30 分
6. 流水洗浄 30 秒
7. 乾燥

III．簡易ライト・ギムザ染色 Rapid Wright-Giemsa stain[2]

用意するもの
1. ライト液　市販品
2. ギムザ液　市販品
3. リン酸緩衝液（1/15 M リン酸緩衝液，pH6.47）
   （メイ・グリュンワルド・ギムザ染色参照）
4. ライト・ギムザ染色液
   リン酸緩衝液　10 mL
   ライト液　1 mL
   ギムザ液　0.4 mL
5. メタノール（100％）

染色手順
1. メタノールで固定（迅速染色用の固定液でもよい）2 分
2. メタノールを捨てた後，ライト・ギムザ染色液を満載 20 分
3. 流水洗浄 30 秒
4. 乾燥

IV．その他

その他の染色法については，臨床の現場で行うことは少なく，通常は専門機関に依頼することになると思うので，詳細はその専門機関と連絡を取り，指示に従ってほしい。本文中の表（p.49）に特殊染色で何が染色できるかを示したので参考にされたい

■参考文献
1) 丹羽欣正．II．血液検査．A 血球染色　月刊 Medical Technology 別冊　新染色法のすべて．医歯薬出版．1999. pp264-269.
2) 鷲巣月美．細胞診の Know how，塗抹染色法のコツ．Pro-Vet　ベットサイドの細胞診 '95 臨時増刊号，26-33, 1995.

第6章

標本の観察
～顕微鏡の調整および観察法～

はじめに

　細胞学的検査において良好な標本を作製することは必須であるが，いくらよい標本ができても観察する顕微鏡や観察の仕方が適切でないと，みえるものもみえなくなってしまう。ここでは標本を観察するうえでの顕微鏡の調整，観察の仕方について述べる。さらに顕微鏡標本の画像記録，デジタルカメラによる顕微鏡標本の撮影法，顕微鏡画像を用いた効果的なプレゼンテーションについても触れる。

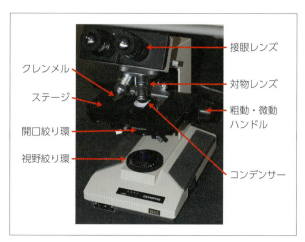

図1　一般的な光学顕微鏡
機種はオリンパスBH-2。基本的な構造や名称はどのメーカーのものでも同じである

顕微鏡

　細胞診に使用される顕微鏡は通常の双眼光学顕微鏡である（**図1**）。顕微鏡のグレードはレンズ系によって決まり，特に対物レンズが重要である。対物レンズのグレードを表に示す。写真撮影用にはプランアクロマート以上が理想である（**図2**）。接眼レンズの一般的なものは10倍であるので，対物レンズは4倍，10倍，40倍，100倍を装着しておくとよい。写真撮影では対物レンズ20倍があると便利である。100倍対物レンズは油浸レンズである。40倍対物レンズの高級なものでは，カバーグラス厚の違いに対応するための補正環が付いている（**図2**）。

　そのほかの部品は対物レンズほど顕微鏡の機能には影響しないので，予算を勘案して選択すればよいが，写真撮影やテレビモニターへの投影をする場合は，撮影用の鏡筒を有する三眼式の鏡筒が必要である。

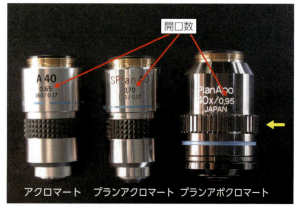

図2　対物レンズの種類
黄色矢印で示したものが補正環。高級グレード（**表**）の顕微鏡のみに装備されている。幅広いカバーグラス厚に対応する。その他の表示は取扱説明書などを参考にしてほしい

表　対物レンズのグレード

レンズ	特徴
アクロマート	安価．視野全体のフォーカスが合わない（中心部のフォーカスが合うと周辺部はぼやける）。
プランアクロマート	比較的安価．視野辺縁部までフォーカスが合う．撮影に適．
プランセミアポクロマート	やや高価．幅広い用途．撮影に適．
プランアポクロマート	高価．分解能が高い．最高級レンズ．

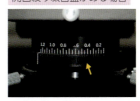

開口絞り環目盛がある場合

対物レンズの開口数の70～80％の値に調整する。矢印の部分を動かす

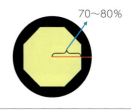

開口絞り環目盛がない場合

一方の接眼レンズをはずし，開口絞り環を動かして，明視野が70～80％になるように調整する

70～80％

図4　開口絞りの調整
黄色矢印の部分が調整環

①視野絞りを最小にする。視野には明るいところが1カ所みえる

②コンデンサー(矢印)を上下させフォーカスを合わせる。多角形が明瞭になる

④多角形が視野に内接するように視野絞りを調整する

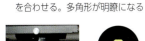 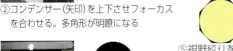

③心出しつまみ(矢印)で中心に移動させる

⑤視野絞りをさらに広げ，円に外接するように調整する

図3　コンデンサー光軸の調整
①から⑤の順番で調整する。④で多角形が全周に内接しないとき(偏っているとき)は，③と④を繰り返して，全周に内接するように調整する

顕微鏡観察のための準備

はじめに，光源とコンデンサーの光軸を一致させるためにコンデンサーの心出しを行う。この2つの光軸がずれていると視野の明るさが不均一になる。通常の操作をしていれば，一度の設定で大きく変化することはないが，誤操作，特に複数の者が操作する検査用の顕微鏡では，設定が変化してしまうこともしばしばある。したがって，コンデンサーの心出しはぜひ知っておきたい。その手順は以下のとおりである（**図3**）。顕微鏡各部位については**図1**および**図3**を参照されたい。

① 対物レンズを10倍にして，視野絞りを最小にする。
② コンデンサー上下動ハンドルを動かして，視野絞りがはっきりみえるようにする。
③ 心出しつまみで明るい部分（通常は多角形）を視野中心に移動させる。
④ 視野絞り環を回し，絞りを広げて，多角形を円に内接させる。もし，すべての角が円に内接していない場合は手順③に戻り，心出しつまみを使い中心合わせを再度行い，すべての角が接するようになるまで繰り返し調節する。
⑤ 少しだけ視野絞り環を回し（絞りを拡げ），円に多角形が外接するようにする。

次に対物レンズの分解能（どれほど小さいものが見分けられるかという能力）が最大限に発揮され，かつ最良のコントラストで観察できるように設定する。分解能は対物レンズの開口数によって決まる。開口数は大きいほど分解能が高くなる。開口数は対物レンズに記されている（**図2**）。開口絞り環に目盛がある場合は開口数の70～80％の値に設定する（**図4**）。また，目盛がない場合は，一方の接眼レンズを外し，鏡筒内をみながら明るいところが視野全体の70～80％の値になるように開口絞りを調整する（**図4**）。

続いて，視度合わせを行う。視度合わせは観察者の両眼の視度の違い，特にフォーカスの違いを調整し，左右差を補整する。視度調整は接眼レンズあるいは接眼レンズ挿入部にある視度調整環で行う（**図5**）。機種によっては両眼に装備しているものもある。調整の第一歩として眼幅（目の幅）調整を行う。接眼部に眼幅調節機構（スライドするものと，1点を中心に扇状に動

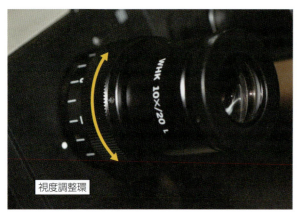

図5 視度調整環
両方の接眼レンズに装備されている場合は、まず片方の目盛を「0」にし、粗動・微動ハンドルを用い、「0」に合わせたレンズの方のフォーカスを合わせる。続いて、もう片方のフォーカスを視度調整環で合わせる

くものがある）が存在しているので、視野がひとつになるように調節する。視度調整の方法は、まずステージに標本を載せ、視度調節環が付いている方の目を閉じて、片目で粗動・微動ハンドルを用いてフォーカスを合わせる。次に視度調整環がある方の目を開き、反対は閉じ、視度調整環でフォーカス合わせをする。このときは粗動・微動ハンドルを用いない。眼幅および視度にかかわる接眼部の調整をうまく行わないと顕微鏡に"酔う"ことになる（病理などの顕微鏡を使う分野が嫌われる原因のひとつでもある）。

以上が標準的な光学顕微鏡の設定である。これらの設定を行ってもうまくみえない状態にある場合は、顕微鏡、特にレンズが汚れているか、故障などが考えられるので、メーカーなどに問い合わせる。

顕微鏡の操作

顕微鏡を用いて実際に標本を観察するうえでの注意点を述べる。

1. 光源

最初にスイッチを入れて、光源を点灯させる。ここで重要な点は、いきなり明るい状態でスイッチを入れないということである。つまり、光量調節つまみを最も暗い状態から、適切な明るい状態にすることを心がけたい。また、逆に消灯するときも、光量を最も下げた状態でスイッチを切るようにする。これはいきなり多量の電流が電球に流れると、電球が切れやすくなるためなので、この操作を常に行っていれば電球の寿命もかなり延びる。観察時の光量であるが、極端に明るかったり、暗かったりすると目が疲れる原因になるので、適切な状態で観察しなければならない。取扱説明書に適切な電圧値が示されている場合があるので参考にされたい。

2. 対物レンズ

フォーカス合わせは対物レンズと標本の距離を調節する操作である。標本の破損を招く恐れがあるために注意が必要である。スライドグラスの裏表に注意し、細胞が塗抹されている方（あるいはカバーグラスがかかっている方）を上にしてステージに載せる。クレンメルがあればそれで固定する。観察は常に対物レンズ最低倍（通常は4倍）から行う。適正な調整がなされており、対物レンズも使用している顕微鏡に適するものを用いていれば、通常はそれ以上の倍率も微動ハンドルのみでフォーカスが合うはずである。対物レンズが40倍のときにフォーカスが非常にずれる場合は、スライドグラスが裏表反対になっている場合があるので確認してほしい。もし、無理に合わせようとすると標本を破損するので注意が必要である。また、まれに特定の対物レンズだけフォーカスがずれる場合がある。これは対物レンズの固定ネジがゆるくなっていることで焦点距離がずれているか、レンズが汚れているときに起こる。対物レンズの装着を確認することが必要である。汚れについては後述する。細胞診標本の場合、最初はカバーグラスをかけない状態で観察するので、裏表の確認は必ずすべきである。特に反対になった場合、観察できないだけではなく、塗抹面を損傷してしまうからである。

顕微鏡のメンテナンス

ほこりは光学機器の大敵であるので、常に清浄な環境で使うのは言うまでもない。また、湿気もカビなどの原因になるので、なるべく湿度の低い場所で使用することが望まれる。ほこりに関してはブロワーやスプ

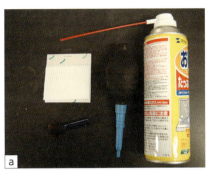 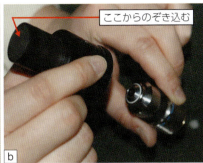 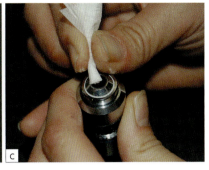

図6 顕微鏡のクリーニング
　a：レンズペーパー，ほこりを吹き飛ばすためのスプレーやブロワー，はけ。スプレーはOA機器用のものでよい。その他は機器業者に手配するか，眼鏡店で購入できる
　b：対物レンズの汚れをみるために接眼レンズを逆さにして，ルーペのように用いる。若干のコツが必要であるが，明るいところでみるとよく分かる
　c：対物レンズのクリーニング。爪楊枝や先を削って細くした割り箸にレンズペーパーを巻き付け，クリーナー液で湿らせた後にレンズを軽くこする。金属など固いもので行わないこと。これでもきれいにならない場合は，業者にメンテナンスを依頼した方がよい

レーが入手可能なので，それらを利用してほしい（**図6a**）。素手でレンズに触れると手の皮脂が付着し，カビなどの原因になる。接眼レンズを外し，逆さにするとルーペのように使用できるので，対物レンズの汚れをみるのに重宝する（**図6b**）。油浸レンズ使用後はレンズクリーナーでオイルを落とす。40倍対物レンズはほとんどのものが油浸用ではないが，観察時にオイルによって汚れることが多い。ほこりの付着はブロワーまたはスプレーで飛ばせるが，固着した汚れはレンズクリーナーを用いる。爪楊枝，先を細く削った割り箸や綿棒（金属などの硬いものは厳禁である）にレンズペーパー（繊維が出ないレンズ掃除用の薄い紙，**図6a**）を巻き付けたものにレンズクリーナーを染み込ませ，汚れた箇所をこする（**図6c**）。必ずブロワーやスプレーでゴミを除去したあとにレンズペーパーで拭くようにしなければならない。もし，砂などの硬い粒子がある場合にその上からこすってしまうと，レンズを傷付ける可能性がある。もし，どうしても取れない汚れが鏡筒内あるいはレンズにある可能性がある場合は，業者に連絡してクリーニングしてもらう方が無難である。

　その他，電源や光源の上にほこりが付着していたり，ビニール製のソフトタイプの顕微鏡カバーが光源の上に覆いかぶさっていると熱で溶けたり，場合によっては焦げたり，発火したりするので注意が必要である。光源部は非常に高温になるので，物の接触あるいは身体の接触に注意する。

細胞診標本の顕微鏡観察の実際

1. フォーカス合わせ

　細胞診標本において，細胞集塊が得られた場合，かなりの厚みが生じることがある。**図7a**では，最上部（対物レンズに近い方，白矢印）の細胞にフォーカスが合っているが，スライドグラスでよく伸展している細胞層（黒矢印）にはフォーカスが合っていない。また，フォーカスを少し上下させると**図7b**のように最上部はフォーカスが合わないが，黒矢印で示した伸展した細胞にはフォーカスが合っている。この違いは標本内の細胞と対物レンズとの距離の違いに起因する（**図7c**）。ロマノフスキータイプの染色は，重なりのある細胞を観察する場合に透明感がなく，あまり厚いと何も分からないが，細胞が重なった箇所は，小刻みにフォーカスを動かして，なるべく全層を観察すべきである。上皮細胞塊などは，組織構造の情報が若干でも得られる場合がある。写真撮影のときは，開口絞りを指定の値よりさらに絞るとコントラストがついて，全層でフォーカスが合う（**図7d**）。ただし，視野が暗くなるので光量を調節して明るくする。

2. コントラスト

　臨床獣医師が使っている顕微鏡は，生標本（尿直接標本，糞便など），つまり未染標本を観察するためにコントラストが強い状態になっている。これは開口絞りが絞られているか，コンデンサーを下げた状態になっていることが多い。染色標本では，色の違いで細

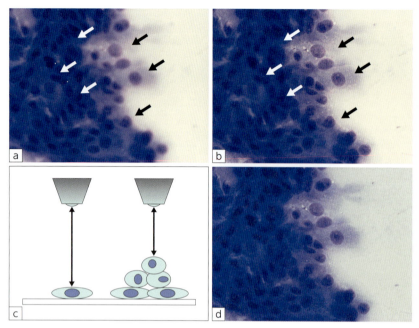

図7 フォーカス深度の違い
a：厚みのある標本の上の方（対物レンズに近い方，白矢印）にフォーカスが合った状態。スライドグラス側（対物レンズに遠い方，黒矢印）はフォーカスが合わない
b：その反対に，スライドグラス側の細胞（黒矢印）にフォーカスを合わせると，上の方の細胞（白矢印）にはフォーカスが合わない
c：この現象を水平方向からみた模式図
d：開口絞りを指定より絞り込むと比較的厚みがある標本でも遠近両方にフォーカスが合いやすい。ただし，暗くなるので，光量には注意。通常の観察時はフォーカスの微調整で観察可能であるが，写真撮影時に特に有効である

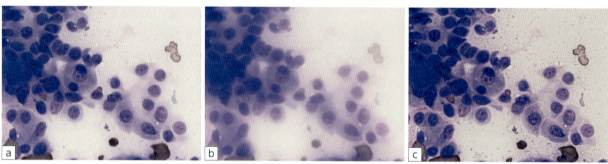

図8 開口絞りの調整とカバーグラスの使用による像の違い
a：封入剤で封入せず，カバーグラスをかけて，適切な開口絞りで撮影したもの
b：同じ条件で，標本にカバーグラスを用いない状態。フォーカスは合わない
c：カバーグラスを用いずに，開口絞りを絞ったもの。実際に顕微鏡をのぞくと，もっとコントラストが強くなり，「ぎらぎら」した感じで，細かい構造が飛んでしまっている

胞内外の構造を認識するため，強いコントラストは詳細な構造が飛んでしまい，観察できない。したがって，開口数に応じた絞り値に調節すべきである（図8）。

低倍（対物レンズ4倍，10倍）では，カバーグラスをかけなくても標本観察が可能であるが，対物レンズ20倍あるいは40倍の場合，細胞は観察できるがカバーグラスがないときはフォーカスが合わない（図8b）。このようなときは，塗抹面にカバーグラスを，封入せずに載せるだけでフォーカスが合うようになる（図8a）。また，開口絞りを絞ればコントラストがついてみやすくなるが，細かい構造は観察できなくなるし，視野も暗くなる（図8c）。ただ，最後には封入しておきたい。

3. 標本観察のポイント

まず，低倍像で観察し，どこに細胞が塗抹されているか，また，適切に塗抹がなされているかを評価する。液体成分の塗抹では有核細胞は一部に集まる傾向がある。特に塗抹の開始点，終了点にはよく集まる。ラインスメアー法はこの性質を利用したことは第4章までで述べたとおりである。したがって，細胞がスライドグラスに均質に塗抹されていない可能性があるので，スライドグラス全体を観察する。視野を動かす場合は，なるべく上下に動かす方がよい（図9）。左右に動かすと酔いやすい。また，見落としがないよう，図9のように視野を重ねて観察する。中高倍率では細胞

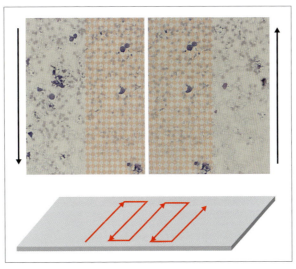

図9　標本の観察法
上図で赤い網掛け部分は，往復で重複して観察する。この繰り返しで見落としがないようにする。ステージは前後に動かすと酔いにくい

同士の関係(接着しているか，独立しているか)や細胞外基質の存在などを評価する。高倍率，特に対物レンズ100倍を用いる場合は，細菌などの病原体の鑑別，細胞内顆粒などの細胞内微細構造の評価を主体に観察する。カバーグラスがかけてあれば，対物レンズ40倍で大方の観察は可能である。確かに「細胞診」ではあるが，出現細胞の比率，細胞同士の相互関係は，個々の細胞内の特徴と同じく重要である。したがって，低倍での観察をおろそかにして，すぐに高倍率で観察することは避けたい。

デジタルカメラによる顕微鏡標本の撮影

　デジタルカメラの普及により顕微鏡標本もデジタル撮影ができるようになった。専用機は非常に高価で，研究用に用いられることが多いが，近年は安価なデジタル顕微鏡カメラも発売されており，それらを利用すれば手軽にデジタル画像が得られる。また，家庭用のコンパクトデジタルカメラの画素数も高くなり，適切な設定を行うことができれば印刷物やプレゼンテーション用ソフトウエアでの使用に十分耐え得る画像が得られるようになった。

　コンパクトデジタルカメラで顕微鏡撮影を行う場合は，コリメート法，つまり接眼レンズにデジタルカメラを当てて直接撮影する方法で行う。コンパクトデジタルカメラでも適用できる機種がある。各社から発売されているカメラアダプターを用いて，三眼鏡筒の顕微鏡撮影用鏡筒あるいは接眼レンズに装着すると安定して撮影できるが，デジタルカメラの機種によってはデジタルカメラを接眼レンズに当てて，手で保持しながら撮影することも可能である(**図10a**)。このとき，望遠(W⇔T表示をT側にする)にして撮影する。W側であると**図10b**のように黒い輪郭が周囲に現れてしまう(ケラレる)ので注意が必要である。フラッシュは使用しない設定にする。また，顕微鏡の光軸とデジタルカメラの光軸が一致しないとき，つまりデジタルカメラが接眼レンズからずれていると視野の一部が暗くなる(**図10c**)。顕微鏡とデジタルカメラのずれは，外からみても分かりにくいので，カメラのモニターをみつつ，視野が均一な明るさになるように位置を調整するとよい。撮影された画像はすぐにデジタルカメラの液晶あるいはコンピュータの画面で確認できる。その後，必要に応じてレタッチソフトなどで修正を施す。

　コンパクトデジタルカメラは常に新機種が発売され，どの機種が適するかは言及しにくいが，現在，顕微鏡撮影に使用できるコンパクトデジタルカメラの機種などの情報はインターネットで手軽に検索できる。

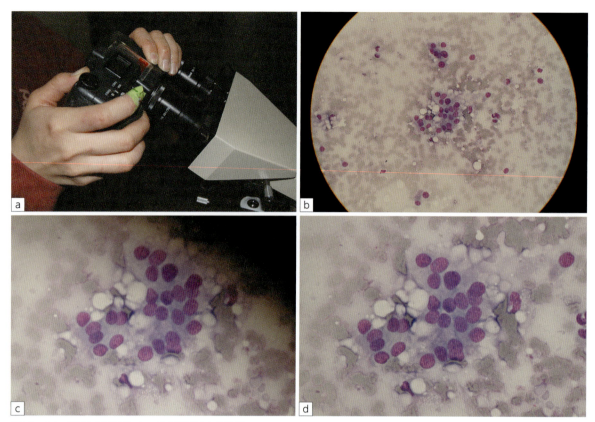

図10　コンパクトデジタルカメラの使用法と撮影像
　a：コリメート法での撮影。最初に顕微鏡のフォーカスを合わせておく。あとはデジタルカメラ側でフォーカス調整する。通常オートフォーカス（AF）でフォーカスが合う
　b：広角側（W側）で撮ると黒い円形の枠が入ってしまう
　c：光軸がずれた像。黒い影が入る
　d：最望遠側で撮影したもの。Nikon COOLPIX 990（3.34Mピクセル），AUTOモード，AF撮影したもの。専用機に比較しても遜色ない画質である

顕微鏡画像を用いた効果的なプレゼンテーション

　前述のとおり，デジタルカメラで手軽に顕微鏡画像を得ることができるようになり，学会や勉強会での発表に細胞診の画像が用いられることが多くなってきた。一方で，そのクオリティーやプレゼンテーション方法に問題がある発表も少なくない。素晴らしい話術をもって発表しても，1枚の質の低い画像ですべてが台無しになることもある。また，発表時に用いられる画像のクオリティーは，その発表の良し悪しを判断するのみならず，発表者の日頃からの形態学的検査や画像検査への姿勢も問われる。つまり，フォーカスの甘い画像や，構図が悪い画像を用いるような人は，日頃からそのような質の悪い形態や画像で診断していると思われてしまい，診断への信頼も失いかねない。したがって，発表に用いる画像には細心の注意を払わなければならない。そのポイントは，①画像のフォーカス，②低倍像，高倍像の使いわけ，③構図にある。

1. 画像のフォーカス

　当然のことながら画像のフォーカスは極めて重要である。デジタルカメラのモニター（液晶モニター）は，接眼レンズに比較してフォーカスが合わせにくい場合が多い。このような時は，まず大きくフォーカスをずらし（つまり，ピンボケにして），核の輪郭など，フォーカスが合わせやすい場所をみつけ，ゆっくりとフォーカスを合わせていく。それでもフォーカスを合わせにくい場合は，最もフォーカスの合っていると思われる像とその前後で数枚撮影し，よいものを用いる。フィルムカメラと違い手軽に撮影できるので，あきらめずによいフォーカスを追求したい。

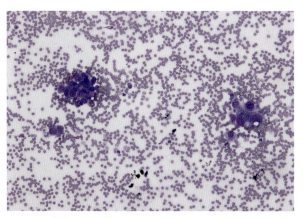

図11　低倍像，中倍像
血液の有無，細胞密度，おおよその細胞同士の関係，細胞の種類（どんな細胞があるか）が分かる。この画像の所見は，「多数の赤血球を背景に，卵円形の核と比較的広い細胞質を有する細胞が集塊状に散在する」となる

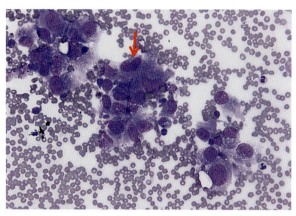

図12　高倍像
細胞の形態（大きさ，細胞質の量，染色性，顆粒や空胞などの構造，核・核小体の数，形態），細胞同士の関係（細胞同士の接着性，細胞外基質の存在），核／細胞質比などが分かる。この画像の所見は「卵円形の核と好塩基性で，微細な空胞を複数含む，多角形から短紡錘形の比較的広い細胞質を有し，互いに接着する腫瘍細胞が集塊状に塗抹される。腫瘍細胞には核の大小不同を認め，明瞭で大小の核小体を有する。多核細胞も認められる（矢印）」となる

2. 倍率の使いわけ

倍率の使いわけも重要である。低倍像あるいは中倍像では，塗抹面の背景（血液，漿液，粘液など），細胞密度，おおよその細胞同士の関係，細胞の種類（どんな細胞が，どのような割合でなど）を説明する（図11）。高倍像では，細胞の形態（大きさ，細胞質の量，染色性，顆粒や空胞などの構造，核の形態，核小体の数，形態），細胞同士の関係（細胞同士の接着性，細胞外基質の存在），核と細胞質の比率などが理解できる像を提示する（図12）。

好中球などの大きさが一定な正常な細胞を画像内に入るように撮影すると，対象の細胞と大きさを比較しやすい。腫瘍では，発生母地の正常細胞が含まれていれば，それと併せて提示すると細胞異型性が理解しやすくなる。さらに，細菌や真菌などの病原体は対物40倍では小さいことがあるので，油浸100倍対物レンズによる，より高倍率な像が効果的である。

3. 構図

構図に関して配慮すべきである。当然のことながら説明したい細胞を画像の中心に配置する。また，前述のように正常細胞との比較も効果的である。

プレゼンテーションに細胞画像を入れて発表する場合は，その細胞像をしっかり理解し，画像をポインターで指し示しつつ説明すべきである。細胞像は発表のお飾りではなく，腫瘍細胞や病原体が診断の重要な所見となり，さらに確定診断ができる場合がある。よって，発表するほど重要な症例であれば，細胞診断医と密接に連絡を取り，十分に理解したうえで細胞画像を用いてもらいたい。

まとめ

顕微鏡観察のためには，顕微鏡を適切に設定しなければならない。コンデンサー光軸，開口絞りおよび視度調整は特に重要である。また，常に顕微鏡を清浄な状態に保ち，特にほこりの付着，湿度には気を付ける。顕微鏡撮影には専用デジタルカメラ以外にも家庭用コンパクトデジタルカメラが使用できる場合がある。適切な設定を行えば，良好な像が得られる。学会発表などに顕微鏡画像を用いる場合は，その画像を示す意図を熟考し，適切に使用すべきである。

■参考文献
1) 顕微鏡フル活用術イラストレイテッド．基礎から応用まで　細胞工学別冊．稲澤譲治，津田　均，小島清嗣監修．学研メディカル秀潤社．2000．
2) 病理技術マニュアル3　病理組織標本作製技術　下巻　染色法．日本病理学会編．医歯薬出版．1981．

第7章
細胞の形態と種類

はじめに

　正常な状態（病的でない状態）における細胞形態の理解は，診断上有意な異常細胞の検出を重視する細胞学的検査では非常に重要である．ただし，単純に正常な細胞や異常な細胞の形態を記憶して，"絵あわせ"を行うのではなく，細胞や組織，臓器の特性と細胞の形態の相関を理解すべきである．例えば，形質細胞や骨芽細胞はなぜ細胞質が強く好塩基性なのか？　なぜ幼若な細胞は細胞質が少なくて，分化した細胞は細胞質が広いのか？　肝細胞の細胞質はなぜ豊富で，好塩基性なのか？など，これらの細胞の特徴には細胞の機能や分化の特性が形態に反映されている．したがって，様々な細胞に共通する形態と機能や，特性の相関を理解すれば応用が広がる．ここでは「この細胞はなぜこんな形になるのか？」という細胞の形態と特性や性質との相関を解説しつつ，細胞形態と細胞の種類について述べる．

細胞の形態

　細胞は生物を構成する構造物である．動物に関しては1839年にSchwannが，植物に関してはその前年の1838年にSchleidenによって細胞学説としてそれぞれ提唱され，1855年に細胞病理学としてVirchowによって確立された．Virchowは「細胞こそ，健康状態および病的状態を通じて，一切の生命現象の真の究極的有形単位であり，一切の生命の活動の発源地である」[1]とし，疾病を細胞単位の生命現象と捉えた．分子レベルで疾病が解析されつつある現代においても，分子レベルでの異常が反映される単位としての，細胞の挙動を解析することの重要性は揺るぎないものである．

　生命活動の最小単位である細胞は，細胞の活動の場である「細胞質」とその活動をコントロールする遺伝情報が含まれる「核」からなる（図1）．

1．細胞質

　細胞質は細胞の活動の場である．したがって，構造や量などの形態は，細胞の分化度や種類によって異なる．一般的に細胞質が広い細胞，つまり細胞の活動の場が広い細胞は，機能が活発な分化が進んだ細胞であり，反対に細胞質が乏しい細胞は未分化な細胞である．違う種類の細胞間での細胞質の量の比較は難しいが，同一種の細胞であれば，幼若，つまり分裂したての細胞は細胞質が少なく，成熟した細胞は細胞質が多い．ただし，リンパ球など例外も多く存在する．

　豊富な細胞質を有する細胞では，細胞質内に細胞内小器官が豊富に存在する．細胞学的な形態に反映されるのが，粗面小胞体やゴルジ装置，水解小体（ライソゾーム）などである．粗面小胞体の豊富な細胞の細胞質は濃青色に染まり，ゴルジ装置は核近傍の桃色～淡桃色の領域としてみられる．粗面小胞体はリボゾームが付着した小胞体で，リボゾームはRNAを主成分としている．したがって，粗面小胞体が豊富な細胞質の好塩基性は強くなる．このような細胞の例として，形

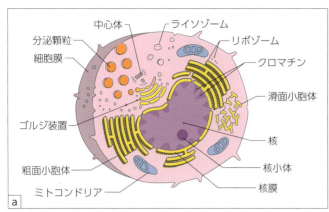
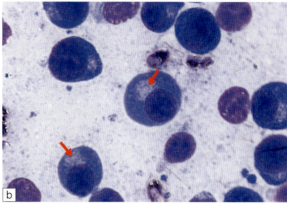

図1　細胞の構造
a：細胞の構造
b：形質細胞。核近傍の明瞭な領域(矢印)はゴルジ装置である。細胞質が強い好塩基性を示すのはリボゾームを多数含む粗面小胞体が発達しているからである

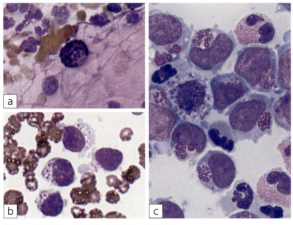

図2　顆粒リンパ球内のアズール顆粒
a：ネコの鼻腔スワブ。正常な顆粒リンパ球。細胞質内に紫色の大きな顆粒が多数含まれる。球状白血球ともいう
b：ネコ，顆粒リンパ球性リンパ腫。核近傍に紫色の大きな顆粒がみられる
c：ネコ，顆粒リンパ球性リンパ腫。核近傍に大小不同な紫色の大きな顆粒が密在している

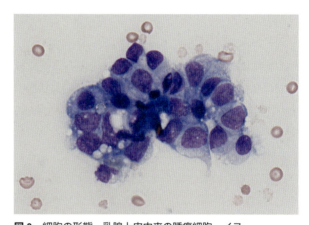

図3　細胞の形態，乳腺上皮由来の腫瘍細胞，イヌ
二十数個の細胞からなる細胞集塊。核は類円形で細胞の中心に存在する。細胞質は好塩基性を示す。300倍

質細胞や骨芽細胞が挙げられる。また，細胞内小器官あるいは細胞内物質には染色されないものもある。空胞はその中の物質が染色液で染色されないか，生体内ではそこに何かが存在したが，染色行程，特に固定時に溶出してしまった場合にみられる。このようなものには脂肪滴やグリコーゲンなどがある。これらの物質の証明には，適切な固定法と特殊染色を用いる(第5章を参照)。

血液系細胞には染色性に応じた顆粒が存在する。好酸球はエオジンに染色されオレンジ色を呈する好酸性顆粒を有する。好塩基球や肥満細胞には，赤紫色の異染性顆粒が多くみられる。リンパ球にも核近傍あるいは細胞質全体に，数個から十数個程度の紫色の細顆粒が観察されることがある。この顆粒はアズール顆粒といわれ，この顆粒が大型で，細胞質内に多数存在するリンパ球が，顆粒リンパ球と称されるリンパ球である(図2)。

原則的にロマノフスキー染色では，細胞質は不染～青色に染色される(図3)。ロマノフスキー染色標本が青味がかってみえるのはこのためである。この点は組織学におけるHE染色での細胞質の染色性と異なる。エオジンに強く染色されるもの，つまりオレンジ色に細胞質が染まる細胞は赤血球のみである。また，細胞質内

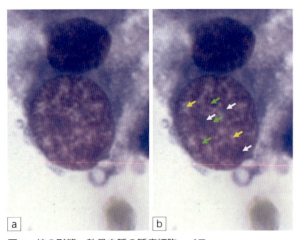

図4 核の形態，軟骨肉腫の腫瘍細胞，イヌ
bに示した矢印を参考にaをみてもらいたい。白矢印で示したものが核小体である。この細胞には大型のものがひとつ，小型のものが2つみられる。黄矢印で示した領域は，紫色が淡明で正染色質（ユウクロマチン）とよばれる。緑矢印で示した領域は濃紫色に染まる異染色質（ヘテロクロマチン）である。1000倍

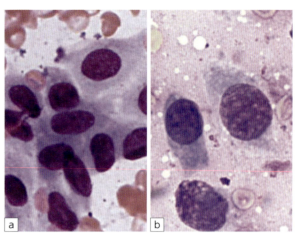

図5 核の染色質の違い
a：イヌの非腫瘍性乳腺上皮。核の中には染色の濃淡はなく，均質に濃染している
b：イヌの骨肉腫の腫瘍細胞。核染色質は濃染する領域と淡明な領域がみられ，染色性に粗造感（ざらざらとした粗い感じ）がみられる。400倍

外で赤紫色に染色されるものはエオジンに染まったものではなく，異染性により赤紫色を呈している状態であり，好酸性とは表現されないので注意が必要である。

2. 核

ほとんどの細胞は核をひとつだけ有するが，肝細胞，形質細胞やマクロファージでは，正常でも2核のものが観察されるほか，破骨細胞は数個から十数個の核を有する大型の多核細胞である。また，横紋筋も合胞体化した多核細胞の一種であるが，通常，細胞学的にひとつの細胞として認識されず，筋組織の断片としてみられる。

核の中にはDNAと核蛋白質からなるクロマチンが存在する。クロマチンは染色質とも称され，塩基性色素によく染色される不均一な塊状物からなる[2]。塩基性色素によく染まる異染色質（ヘテロクロマチン）はヒストン型蛋白質を主体とした不活性な状態であり，淡く染まる正染色質（ユウクロマチン）は非ヒストン型蛋白質が多い活性化状態である[3]（図4）。多くの正常な非増殖性の細胞の染色質は，均質かつ繊細であるが，増殖活性が高い細胞や悪性腫瘍細胞ではヘテロクロマチンが増加し，核内の染色性の濃淡が明確になる（図5）。核小体はほぼ球形の小体で，核小体糸とよばれるひも状構造からなり，核小体の周囲および内部にはク

表 細胞の分類と細胞学的特徴

細胞の分類	出現様式	細胞接着性	細胞外基質
上皮細胞	塊状	++	−
非上皮細胞			
間葉系細胞	塊状	±	+
独立円形細胞 　（血液系細胞）	独立	−	−

ロマチンが付着している[4]。クロマチンに比較して青味が強く染色され，くすんだ青色を呈する（図4）。細胞学的検査において，腺細胞や線維芽細胞など分泌や基質合成の活性化した細胞の核にみられるが，非腫瘍性細胞では整った円形である。悪性腫瘍細胞では，大型化，数の増加，形の不整化がみられる。

細胞の種類

生体は非常に多くの細胞から構成されており，様々な細胞の分類がなされるが，細胞の機能と形態を細胞学的診断の観点から分類すると，上皮細胞と非上皮細胞に大きく分けられる。非上皮細胞はさらに，いわゆる"紡錘形細胞"とよばれる結合組織構成間葉系細胞と"円形細胞"とよばれる血液系細胞に分けられる。細胞の分類と細胞学的特徴を表にまとめた。これらの

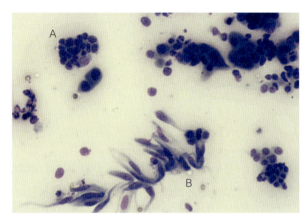

図6　上皮細胞と紡錘形細胞，乳腺腫瘍，イヌ
円形の核と円形〜多角形の濃染する細胞質を有し，細胞同士が互いに密着する細胞集団(A)が上皮細胞の集塊(この標本では乳腺上皮)で，核が細長く，細胞質も両端が細くなった長細い形態(紡錘形)を示し，細胞同士が緩く塊状を示している細胞集団(B)が非上皮性の紡錘形細胞の集塊である。この標本では紡錘形細胞は混合腫瘍の筋上皮成分と考えられる。150倍

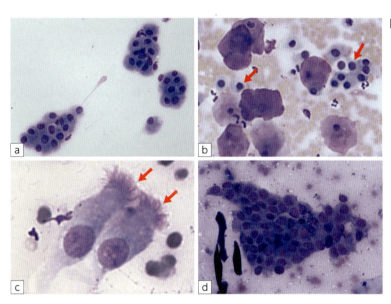

図7　様々な上皮細胞
　a：肛門周囲腺細胞，イヌ
　　円形核と好塩基性の広い細胞質を有する細胞が集塊状をなす。75倍
　b：扁平上皮細胞，イヌ
　　円形あるいは多角形の赤紫色に濃染する細胞は無核あるいは核が濃染する角化の進んだ細胞で，細胞同士の重なりはあるが，接着性は乏しい。一方，矢印で示す細胞は円形核と淡明な多角形細胞質を有する角化のまだ進んでいない細胞である。細胞同士は接着しており，組織学的には基底細胞あるいはそのすぐ上層の細胞に一致する。100倍
　c：鼻粘膜細胞，イヌ
　　一端に桃色に染色される微線毛(矢印)が密在している。核はその反対側(組織学的には基底膜側)に偏在している。200倍
　d：乳腺上皮細胞，イヌ
　　類円形核と好塩基性の広い細胞質を有する細胞が，シート状に出現。乳腺上皮のようにホルモンなどでその活動性が制御されている組織は，活性化状態と休止状態で細胞形態が異なることがある。この図は休止状態である。100倍

細胞のほかに，神経系細胞やメラニン産生細胞は独特な形態を示す。

実際の塗抹標本の例を図6に挙げるとAで示される細胞集団が上皮細胞で，Bで示される細胞集団が紡錘形を示す間葉系細胞である。細胞同士の関係や個々の細胞形態の違いを比較してほしい。

1. 上皮細胞

上皮組織は生体内を保護することが大きな機能のひとつである。したがって，上皮細胞は細胞同士が密に接着し，外界と生体内を明確に区画している点が機能的な特徴のひとつである。また，外界と接して存在することから，生体外に物質を分泌する腺細胞や，生体外から物質を生体内に取り込むインターフェイスとして腸の吸収上皮あるいは肺の呼吸上皮などが派生し，さらに肝臓や胚上皮など，もはや被覆という概念すら当てはまらない細胞までに特化が進んだものもある。内分泌腺は生体内(血液内)に分泌をする腺である。さらに体腔表面や臓器表面を覆う中皮細胞，血管，リンパ管内腔を内張りする内皮細胞，関節内腔を内張りする滑膜上皮も上皮細胞に含まれる。以下では，典型的な上皮である，腺上皮と被覆上皮について解説する。それ以外の特殊な上皮については各臓器の各論で解説する。

細胞学的には上皮細胞は細胞質が広く，円形あるいは類円形の核を有し，細胞同士が接着し，塊状に観察される(図7)。この特徴は細胞学的に上皮を特定するうえで重要な点である。通常，シート状あるいは集塊

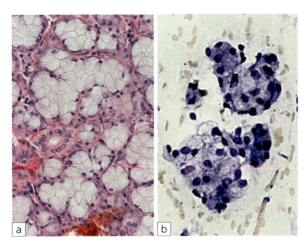

図8　組織学的形態と細胞学的形態，イヌ，下顎腺
a：HE標本。淡明で大きな細胞質と偏在する核を有する腺細胞が腺房を形成している（粘液腺）
b：同組織の塗抹標本。淡明な広い細胞質を有する点は同じであるが，HE標本とは異なり腺房全体が構造を保ちつつ塗抹されているため，細胞集塊は房状で，核の存在部位も辺縁とは限らず，まちまちである

状に塗抹される。角化の進んだ扁平上皮は例外的にそれぞれの細胞が独立して塗抹されたり，それらの細胞が集積して塊状に塗抹される。角化細胞はその分化度によって形態が大きく変化する細胞である。腺上皮の場合，組織学的な腺構造を反映して核が細胞集塊の辺縁に偏在し，ロゼット様を呈する像を認める場合もあるが，細胞診では腺房全体が採取されるために，集塊内部の腺腔は不明瞭なことが多い（図8）。

2. 非上皮細胞

(1) 間葉系細胞

上皮以外の細胞は，非上皮細胞と総称され，その形態から紡錘形細胞とも称される。ただし，必ずしもすべてが紡錘形ではなく，紡錘形細胞が結合組織などの支持組織を構成する非上皮性細胞である点から，血液系細胞以外の間葉系細胞に対して紡錘形細胞という言葉が用いられることが多い。発生学的に，間葉系細胞は間葉組織とよばれる，発生ごく初期に内・外胚葉の間に落ち込んだ細胞から生じる組織に由来する[2]。間葉系細胞の存在する支持組織は細胞間基質が豊富で，細胞はそれに埋もれたように散在する[2]。

紡錘形細胞の名前のとおり，細胞学的に細胞質あるいは核の形態が紡錘形であるものが多い。細胞質の量は様々であるが，一般的に細胞質は少ない。塗抹標本では間葉系細胞は集塊状に採取されることが多いが，細胞同士の接着性は観察されず，明瞭な細胞境界はみられない。集塊状に塗抹された間葉系細胞は細胞間基質によって細胞同士がつなぎ留められているが，細胞間基質はその量によって可視化されないことも多い。

線維細胞や線維芽細胞は，典型的な紡錘形細胞である。塗抹標本ではあまり採取されないが，線維細胞は細胞の周囲に膠原線維などの細胞外基質を産生する（図9）。線維芽細胞は線維細胞に比較して大きく，細胞質も広い活性化した細胞である。明瞭な核小体を有し，まれに核分裂像をみることもあるので腫瘍細胞と混同されることがある。

脂肪細胞は細胞質内に脂肪を蓄積した大型の間葉系細胞である。脂肪組織は，組織標本では核に乏しい網目状組織としてみられるが，細胞学的には風船のように大型化した細胞として観察される（図9c）。細胞内に蓄積した脂肪はアルコール固定標本上では溶出しており，通常は風船状に観察される。

骨組織および軟骨組織も支持組織の一種であり，豊富な細胞外基質を産生する。ただし，細胞診では正常な骨組織からはほとんど細胞は採れず，採取されても多核巨細胞である破骨細胞がまれにみられる程度である。骨新生が亢進した部位から骨芽細胞が採取されるが，骨芽細胞は細胞質が濃青色，偏在した核を有する多角形あるいは円形の細胞である。核近傍には淡明あるいは赤桃色のゴルジ野を有する（図9d）。軟骨細胞は軟骨基質内に包埋されているので，塗抹されると細胞周囲に基質がみられる。正常な状態では塗抹されることはほとんどないが，軟骨肉腫あるいは軟骨化生成分として細胞学的に観察されることがある。

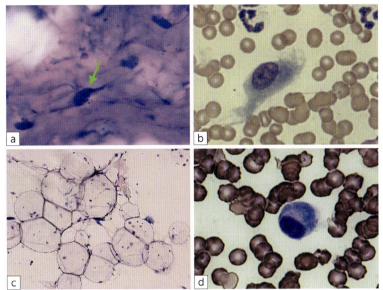

図9 紡錘形細胞
a：皮膚の割面スタンプ，イヌ。矢印で示す紡錘形細胞が線維細胞で，周囲の桃色の物質が膠原線維。真皮に由来すると考えられる。75倍
b：肉芽組織内の線維芽細胞，イヌ。線維細胞に比較して細胞質が広い。200倍
c：脂肪細胞，イヌ。網目のひとつひとつが脂肪細胞。50倍
d：骨芽細胞，イヌ。核は偏在し，細胞質は好塩基性であり，核近傍には淡明なゴルジ野がみられる。蛋白質合成が盛んな細胞の典型的な染色性。200倍

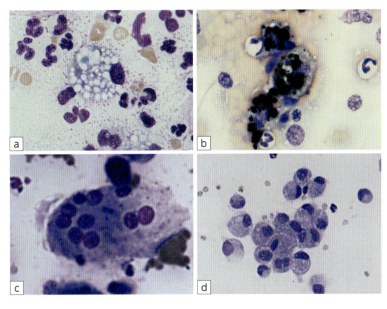

図10 様々なマクロファージの形態
a：炎症巣内のマクロファージ，イヌ。細胞質内には大小不同の空胞を多数容れる。核は偏在する。200倍
b：ヘモジデリンを貪食したマクロファージ，イヌ。ヘモジデリンはくすんだ黒緑色の不定形物質として細胞質内にみられる。ヘモジデリンは赤血球が貪食されてヘモグロビンをもとに細胞内で形成されるので，このようなマクロファージの出現は出血あるいは赤血球の破壊亢進（脾臓，肝臓）を示唆する。200倍
c：異物型巨細胞，ネコ。核は十〜十数個で細胞質も広い非常に大きい細胞である。核に大小不同はみられず，大きさ，形態ともに均一である。200倍
d：集塊状のマクロファージ，ネコ。液中に浮遊した状態のときにマクロファージが集塊状になることがある。100倍

(2) 血液系細胞（独立円形細胞）

　細胞学的に，血液系細胞は細胞同士が接着せず，また集塊状に出現することもない細胞であり，その出現様式と形態より独立円形細胞ともいわれる。これらの細胞の性質上，塗抹された状態は生体内での形態に近く，古くより研究対象となっている。血液内にみられる白血球などの細胞形態については，血液学の成書に詳細に記載されているので省略する。血液細胞に由来する組織内細胞としてはマクロファージ，肥満細胞が挙げられる。また，炎症の際に組織内に浸潤し，血液中にはほとんど出現しない形質細胞も特徴的形態を示す。

① マクロファージ

　マクロファージは活発な貪食能を有する細胞であり，細胞質は広く，多くのものが泡沫様を呈する（**図10**）。核は卵円形で，二核化するものもよくみられる。マクロファージにみられる細胞質の空胞は，食べ込まれたものやそれらを分解しようとするライソゾームである。マクロファージは赤血球を貪食しヘモジデ

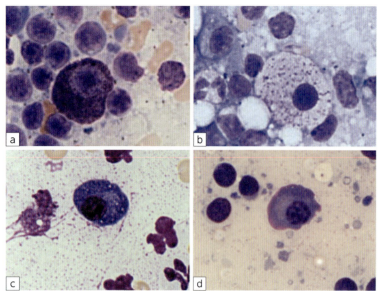

図11 肥満細胞と形質細胞
a：細胞内に顆粒を多数容れた肥満細胞，イヌ，リンパ節。200倍
b：脱顆粒した肥満細胞，イヌ，リンパ節，200倍 少数の赤紫色の顆粒が存在するが，ほとんど抜けてしまい空胞状を呈する。細胞質全体では均一な大きさの空胞が存在するため網目状にみえる。図10aと比較されたい
c：形質細胞，イヌ，200倍。細胞質は好塩基性が強く，核近傍には明るい領域（ゴルジ野）が存在する。核は濃染し，核染色質が凝集した領域を多数認める
d：火焔細胞（flame cell），イヌ，200倍。細胞の辺縁に桃色の基質様物質（免疫グロブリン）をまとう形質細胞

リンを形成したり，メラニンやビリルビンなどの色素を貪食することもある。マクロファージは炎症病巣内で分裂・増殖することができるので，慢性炎症時には分裂像も観察される。また，マクロファージは病変内で様々な形態変化を遂げ，異物型巨細胞（図10c），ラングハンス型巨細胞，類上皮細胞など形態的に特徴ある細胞に変化する[5]。体腔液中や滲出液中ではマクロファージの集簇を観察することがあり，上皮細胞のような接着性のある細胞と混同されるが，上皮細胞に比較してその接着性は低い（図10d）。

② 肥満細胞

独立円形細胞の中で特徴的な形態を示す肥満細胞は，ロマノフスキー染色で容易に見出せる大型の細胞である。広い細胞質とほぼ細胞の中心に存在する円形核を有し，細胞質内には特徴的な赤紫色の微細顆粒を多数容れる（図11a）。消化管，肺や皮膚などに多く存在する。細胞学的にはリンパ節の針生検の際に採取されることが多い。また，顆粒を多数含むものや，脱顆粒し細胞質が網目状を呈するマクロファージに類似した形態をとるものもある。脱顆粒した肥満細胞とマクロファージの相違点は，空胞の大きさと細胞質内での核の存在部位と核の形である。マクロファージの空胞は大小不同であり，ときに色素や細胞破砕物などを容れている。マクロファージの核は前述したように細胞内で偏在し，楕円形〜長円形を呈する（図10）。一方，脱顆粒した肥満細胞では，空胞は小型で大きさが整っている。残存する顆粒がみられることがあるが，これらの顆粒も均一な大きさである。核は円形で，細胞のほぼ中央に存在する（図11b）。

③ 形質細胞

Bリンパ球が免疫グロブリン産生に特化した細胞が形質細胞である。核は円形で，疎なクロマチンの凝集がみられ，典型的なものでは凝集したクロマチンが核膜に付着し車軸様を示すとされる。細胞質は濃青色の強好塩基性を示し，核近傍に明るい領域（ゴルジ野）がみられる[6]（図11c）。まれに2核のものもみられたり，桃色を呈する免疫グロブリンが細胞辺縁に付着する場合がある（火焔細胞〔flame cell〕）[7]。細胞質の好塩基性は細胞質でのリボゾームの発達を反映しており，免疫グロブリンの活発な産生を示す（図11d）。

3. 細胞外基質

間葉系細胞などは，細胞同士をつなぎとめ，組織や臓器を形作ったり，骨格の主成分として細胞外に蛋白質を主体とした物質を分泌する。これらの物質を総称して細胞外基質とよぶ。血漿や組織液も広義には細胞外基質であるが，細胞学的に観察できる液体成分は関節液などの粘稠度の高いものである。固形成分として

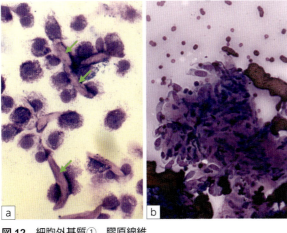

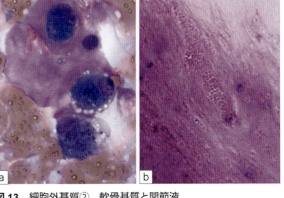

図12　細胞外基質①，膠原線維
a：肥満細胞腫の塗抹標本，イヌ。矢印で示す線維状の物質が膠原線維。触診で硬い肥満細胞腫で，このような膠原線維が少量採取されることがある。100倍
b：線維肉腫。紡錘形細胞の間に存在する桃色の物質が膠原線維。ただし，塗抹された基質の形態のみでは正確な基質の分類はできない。100倍

図13　細胞外基質②，軟骨基質と関節液
a：軟骨基質，軟骨肉腫，イヌ。細胞周囲の不定形桃色の基質。骨基質との鑑別は困難であるが，基質産生が多く，細胞が基質内に包埋された状態で塗抹されるときは軟骨基質であることが多い。200倍
b：関節液，イヌ。肉眼的には透明粘稠な液体である。塗抹すると赤血球やその他の細胞が列をなす，windrowingをみる。これは関節液に限らず，粘稠液体の塗抹で観察される。関節液（滑液）は塗抹されると異染性を示す細顆粒状に染色される。50倍

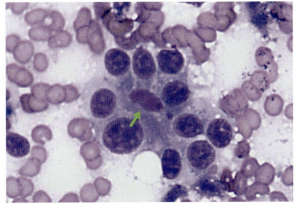

図14　細胞外基質③，上皮性粘液
肺上皮性腫瘍，イヌ。矢印で示す桃色の物質は上皮性腫瘍細胞が産生した分泌粘液。上皮性粘液と間質性粘液は構成成分が異なるが，ロマノフスキー染色では区別できない。関与する細胞の形態から類推する。200倍

の細胞外基質の主なものはコラーゲンである。塗抹標本では桃色の線維状物として観察されることがあるが，通常はあまり採取されない（**図12**）。骨基質あるいは軟骨基質も同様に桃色を呈するが，不定形あるいは細胞を包埋するように出現する。粘液は細顆粒状の物質としてみられる。粘稠な液体を塗抹すると赤血球や細胞が一列に並んで配列する像windrowingをみる（**図13**）。関節液はヒアルロン酸に富み[2]，塗抹標本のロマノフスキー染色では異染性を示し，赤紫色を呈する。粘液は上皮細胞によっても産生されるが，染色性では間質性粘液と区別できない。出現している細胞の特徴と粘液の存在する箇所から判断する。つまり，上皮性粘液は杯細胞や腺上皮が産生するので，上皮性細胞集塊内や細胞内にみられる（**図14**）。また，粘膜上皮では粘液が細胞の表面にsurface coatとして存在するために，円柱上皮の一部に赤紫色に染色される。

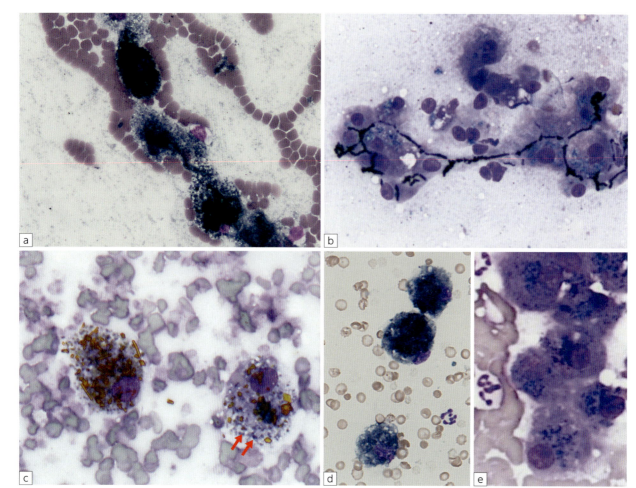

図15 細胞内の色素
a：メラニン色素。緑がかった黒褐色の砂粒状色素。細胞が壊れ，細胞外にも多数みられる
b：胆汁。肝細胞間の毛細胆管に緑黒色の色素が分岐状色素がみられる
c：ヘマトイジン結晶とヘモジデリンを含むマクロファージ。赤橙色の多角形の結晶がヘマトイジン，灰青色の色素（矢印）がヘモジデリンである
d：脂質由来色素を含むマクロファージ。細胞質内に認められる緑がかった灰青色で，大小の不定形色素である
e：脂質由来色素（リポフスチン）を含む肝細胞。細胞質内にみられる灰青色の色素である

色素

細胞診で観察できる生体色素として，メラニン色素，ヘモグロビン由来色素（ヘモジデリン，ヘマトイジン），胆汁および脂質由来色素が挙げられる（**図15**）。

1．メラニン色素

メラニン色素は砂粒状の微細な黒褐色顆粒としてみられる。その量は様々で，ごく少量であっても細胞診標本では明瞭に観察できる。メラニン産生細胞のほか，表皮の基底細胞，扁平上皮細胞，毛包上皮細胞あるいは毛母細胞にも認められる。また，貪食され，マクロファージの細胞質内に含まれることもある。

2．ヘモグロビン由来色素 （ヘモジデリン，ヘマトイジン）

ヘモジデリンはマクロファージに貪食された赤血球が代謝され，ヘモグロビンが変化した鉄を含む色素である。

またヘマトイジンはビリルビンと同一の色素である。出血で，血管外に漏出した赤血球が劣化，破壊して放出されたヘモグロビンが変化したもので，鉄は含まず，菱形や長方形の赤橙色，黄金色の均質な結晶を形成する。体腔内出血や大型の血腫の中に単独で見出されるが，貪食されマクロファージ内にみられる場合もある。

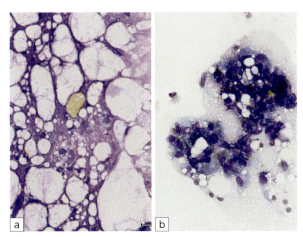

図16　脂質由来色素
不定形の細胞外の黄色色素。脂肪の変性によって形成される。時間が経過していないものはaのように大きいものがみられるが，時間経過とともにbのようにマクロファージや異物型巨細胞によって貪食されることもある

3. 胆汁

　胆汁は肝細胞間の毛細胆管を流路とするが，胆道系の閉鎖によりうっ滞し，肝細胞塊の中に分岐状の緑黒色の線状の色素として観察される。肝組織の破壊があると逸脱した胆汁をマクロファージ（肝臓なのでクッパー細胞）が貪食する。

4. 脂質由来色素

　脂肪細胞の壊死により，逸脱した脂肪が変性し，比較的大型の不定形黄色色素として認められる（図16）。時間経過した病変からの標本では，これらの色素もマクロファージに貪食される。また，乳腺で，分泌物がうっ滞した場合，マクロファージが反応し，そのようなマクロファージの細胞質内には大小不同な灰青色の色素が多数みられる。これらの色素は乳汁の脂質成分に由来する色素である。肝細胞にみられるものはリポフスチンである。

まとめ

　塗抹された細胞の出現様式より，上皮性，非上皮性に分けられ，非上皮性細胞はさらに結合組織などの支持組織を構成する紡錘形細胞と，血液系細胞に由来する独立円形細胞に分類される。それぞれの細胞は，それらの細胞の性質を反映した形態を示している。したがって，細胞の形態を記憶するだけではなく，その背景にある細胞，組織および臓器の特性と細胞の形態の相関を理解しつつ，細胞学的検査を行うべきである。

■参考文献

1) Virchow R. 細胞病理学—生理的及び病理的組織学を基礎とする．吉田富三訳．南山堂．1979．
2) 藤田尚男，藤田恒夫．標準組織学総論，第5版．医学書院．2015．
3) 病理技術マニュアル6　細胞診とその技術．日本病理学会編　医歯薬出版．1981．
4) 小山徹也．細胞形態と機能．細胞診のベーシックサイエンスと臨床病理．坂本穆彦編．医学書院．1995．
5) 堤　寛．新クイックマスター　病理学．医学芸術社．2006．
6) 光谷俊幸，岸本浩次．リンパ節の基本構造と構成細胞．カラーアトラス　リンパ節細胞診—悪性リンパ腫を中心に．光谷俊幸監修．医歯薬出版．2005．
7) 三輪史朗，渡辺陽之輔．血液細胞アトラス，第5版．文光堂．2004．

第8章

腫瘍性病変と非腫瘍性病変の鑑別①
~炎症の細胞像~

はじめに

炎症と腫瘍は病理発生の点ではまったく異なる病変であるが，肉眼像は類似することも多い。両者を鑑別する際の第一選択として，細胞学的検査は簡便かつ迅速に病変の形態学的情報が得られ，有用なツールとなる。ただ，細胞学的検査の特性上の欠点もあるので，その点も考慮しつつ炎症の細胞像を解説する。

炎症とは

炎症性病変でも腫瘤状を呈するものもあるし，腫瘍であっても腫瘤状にならず潰瘍を形成したり，び漫性に広がるものもある。したがって，その病変の正確な診断には，病変部の形態学的検査が必要となる。炎症，腫瘍ともに病変部での細胞が増加するが，炎症では炎症関連細胞が浸潤・増殖し，腫瘍では増殖・分化異常を示す腫瘍細胞が増殖するので，形態学的にまったく異なる病変である(図1)。

炎症は組織傷害に対する限局性の生体反応であり[1]，生体に何らかの有害刺激が加わり，その刺激によって傷害された細胞，組織および臓器と刺激そのものを排除し，もとの正常な状態に戻そうとする一連の過程である。刺激を受けた直後から最終的に治癒に至る過程で，組織学的に大きく変化する。つまり，刺激を受けた直後は刺激(抗原)を希釈したり，刺激によって傷害を受けた細胞を除去する反応が起こり，続いて除去された組織を修復する過程として線維芽細胞と毛

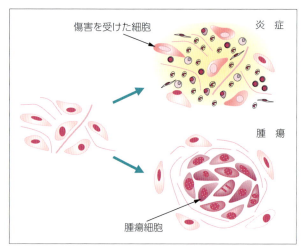

図1　炎症と腫瘍の形態の違い
炎症，腫瘍どちらもその組織の細胞数は増加する。炎症の場合，増加した細胞は病原体や傷害を受けた細胞に対して浸潤した炎症細胞であるが，腫瘍では腫瘍化した細胞である

細血管を主体とした仮の組織である肉芽組織の増生が起こる(図2)。ただし，肉芽組織の形成はその組織や臓器の再生能によって程度に差がある。

炎症は経過によって，急性，亜急性および慢性に区別され，病変の質により，傷害を受けた部位に細胞や血液成分が滲出してくる滲出性炎と細胞の増殖が主体となる増殖性炎や肉芽腫性炎に区別される。さらに炎症を引き起こす病因をもとにした分類は，治療を行うために臨床的に重要となる(表1)。一般的に出現する細胞によって分類されるが，正確な分類，特に病因に関する分類には疫学的情報，臨床経過，病原体の同定が必要なこともある。

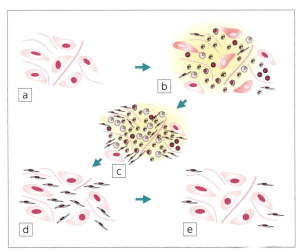

図2 炎症の経過による組織学的変化
a：正常，b：炎症初期，c：炎症最盛期，d：肉芽組織の増生，e：肉芽組織の退縮，組織の再生
細胞浸潤が主体となるのはb〜cの時期であり，細胞の増殖が主体となるのはd〜eの時期である．特にdの時期は腫瘍との鑑別が困難となることが多い

表1 炎症の分類

時間経過をもとにした分類
・急性：数日以内，多形核細胞(好中球など)浸潤，滲出物
・亜急性：急性と慢性の中間
・慢性：数週間かそれ以上，細胞増殖
病変の成り立ちをもとにした分類
・滲出性炎：漿液性延, 化膿性炎, 線維素性炎など
・増殖性炎：肉芽腫性炎
・その他：壊疽性炎，変質性炎など
病因をもとにした分類
・病原体によるもの：細菌性，ウイルス性，真菌性など
・化学刺激によるもの
・物理刺激によるもの
・アレルギー

表2 炎症に関与する細胞

白血球・組織内炎症関連細胞
・好中球
非変性好中球
変性好中球
・マクロファージ(大食細胞)，組織球
・異物型巨細胞
・リンパ球・形質細胞
・好酸球
・肥満細胞
結合組織構成細胞
・線維芽細胞
・血管内皮細胞

炎症を担う細胞

炎症の「主役」となる細胞は白血球である．また，それ以外にも血液細胞に由来する組織に固着した細胞（マクロファージなど）や，血管内皮細胞なども炎症に参加する．

白血球は大きく分けて，多形核細胞と単核細胞に区別される．多形核細胞は分葉した核を有する好中球や好酸球が含まれる．一方，単核細胞にはリンパ球，形質細胞など核が丸い細胞が含まれる（**表2**）．多形核細胞は炎症の初期に出現し，旺盛な貪食活性を示す．好中球は細菌を貪食して破壊する．単核細胞は多形核細胞に引き続いて出現し，液性免疫を担う．これらの白血球は「兵隊」であり，好中球は「白兵戦」を得意とし，リンパ球，形質細胞は後方からの「ミサイル攻撃」を担当しているようなものである．続く「戦後復興」が組織修復過程であり，肉芽組織は「仮設施設」と理解される．肉芽組織は主に増生血管と線維芽細胞からなり，きわめて旺盛な増殖活性を示す．病変の中心部では細胞増殖が旺盛で，細胞密度は高いが，病巣辺縁では膠原線維が緻密になり，血管数も少ない．

炎症を引き起こす病原体や異物

炎症を引き起こす病原体はウイルス，細菌，真菌，寄生虫などである．また，ダニやノミなどの節足動物も炎症を引き起こす原因となる．顕微鏡下の細胞診で観察し得る病原体は，細菌，真菌および原虫などである．病原体と細胞との大きさの比較を**図3**に示す．病原体の大きさは病原体を同定するうえで重要である．

1. 細菌感染

炎症細胞の種類によっては，病原体が類推できることがある．好中球が主体の炎症では細菌感染が考えられる．ただし，細菌が病原菌として生体に悪影響を与え，機能障害が生じている状態が細菌による炎症であり，細菌が存在するだけでは病原菌として有意であるとはいえない．例えば，腸管内には膨大な数の細菌をはじめとした微生物が存在しているが，細菌の負の影響を免疫により防御し，攻守のバランスが保たれているので，通常は生体には機能障害を与えない．このよ

病原体		細　胞
寄生虫(原虫)	≧	細　胞
真　菌	≦または>	細　胞
細　菌	<	細　胞
ウイルス	<<<<	細　胞

↓
ウイルス粒子そのものはみえないが
封入体として観察されるものもある

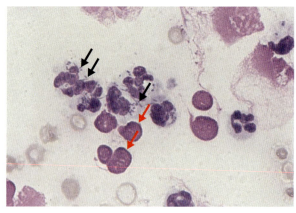

図 3　病原体の大きさ
原虫と真菌は基本的には細胞より大きいが，発育ステージや種類によって細胞より小型で，細胞内に存在するものもある。細菌は細胞より小型であるが，高等な細菌は分枝状を呈し，大型となる。ウイルス粒子は光学顕微鏡では観察不可能であるが，封入体として細胞内に確認できる場合がある（第 1 章　図 13 参照）

図 4　細菌を貪食した好中球
黒矢印で示したものが好中球に貪食された細菌。本標本では単桿菌と思われる。赤矢印で示したものは核が膨化した変性好中球。周囲の薄紫色の構造は変性好中球に由来すると思われる潰れた細胞である。400 倍

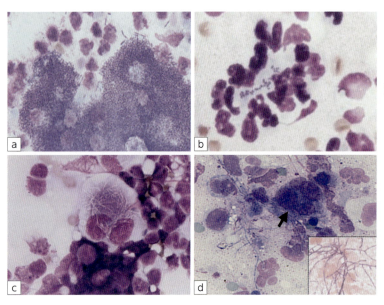

図 5　様々な細菌
a：細菌塊，菌種不明，イヌ，尿沈渣
周囲には好中球がみられ，変性している。200 倍
b：細菌塊，菌種不明，ネコ，上顎部滲出物
細菌塊を中心に周囲に淡青色の物質をまとう。それを覆うように好中球が付着している。250 倍
c：*Mycobacterium*，フェレット，肝臓スタンプ
細胞内の白い陰影様線維状物が菌体。菌を含む細胞はマクロファージである。本症例では肝臓に肉芽腫が多数認められた。250 倍
d：*Nocardia*，ネコ，腹腔内腫瘤スタンプ
多数の分枝を有する菌糸様構造がみられ多核化したマクロファージ（矢印），好中球が浸潤する。挿入図はグラム染色で，*Nocardia* はグラム陽性である。250 倍

うな例は，口腔内，皮膚など外界と接する組織や臓器にみられる。したがって，細菌が存在し，その細菌に対して生体の防御反応としての細胞浸潤や，炎症細胞による細菌貪食などがみられたとき，その細菌が病原菌であると判断できる。細胞診では細胞内に貪食された細菌が 1 個単位で観察できるが（**図 4**），細菌が多数存在する場合，大型の細菌塊としてみることができる（**図 5**）。

細菌の中でも抗酸菌 *Mycobacterium* はロマノフスキー染色では菌体は染色されず，陰影像としてマクロファージ／組織球の細胞質内にみられる（**図 5c**）。生体側の反応は典型的な肉芽腫性炎であり，通常好中球の浸潤は乏しい。*Actinomyces* や *Nocardia* などの高等な細菌はやや大型で，複数の分枝を有する特徴的な形態を示し，好中球の出現を伴ったマクロファージ／組織球の浸潤（化膿性肉芽腫）がみられる[2]。これらの特殊な細菌は，細菌形状と細胞像からおおよその細菌の種類が想像できる（**図 5**）。

2. 真菌感染

真菌は細菌より大型で，菌体最外側には不染性の細胞壁が観察できるものが多い。また，*Cryptococcus* で

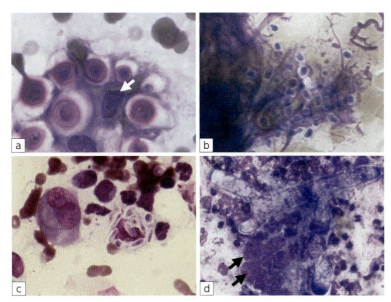

図6　様々な真菌
- a：*Cryptococcus*，ネコ，鼻部腫瘤
  比較的大型（赤血球と同程度）の円形菌体で，菌体周囲に白〜淡赤色に染まる莢膜を有する。中心部にはマクロファージが存在する（矢印）。400倍
- b：皮膚糸状菌の胞子，イヌ，皮膚硬結巣
  通常の皮膚糸状菌症では脱毛がみられる程度であるが，毛包の破壊が起き，二次感染などを起こすと化膿性肉芽腫性炎を起こす。胞子には明瞭な不染性の細胞壁が確認できる。400倍
- c：*Sporothrix*，ネコ由来 *Sporothrix* をヌードマウス皮下に接種した病変部のスタンプ
  マクロファージ内に大小の円形〜葉巻形の菌体が多数みられる。250倍
- d：菌糸形成真菌，菌種不明，イヌ，皮下腫瘤
  Y字状に分岐した比較的太い菌糸がみられ，近傍に多核巨細胞が付着する（矢印）。多核巨細胞は真菌菌糸に反応した肉芽腫反応の一部として出現している。100倍

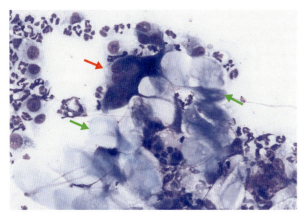

図7　角化物に対する炎症反応
無核の鱗状角化物（緑矢印）に対し，その周囲にマクロファージや多核化した巨大な異物巨細胞（赤矢印）が反応性に出現している。好中球の浸潤も伴う。イヌ，皮下腫瘤，100倍

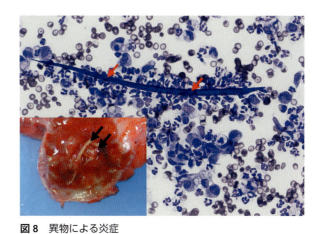

図8　異物による炎症
赤矢印で示す棒状物が破砕した線維。周囲に好中球，マクロファージの高度な浸潤を認める。イヌ，皮下腫瘤，100倍。挿入図は同じ標本の肉眼像。黒矢印で示すものが絹糸

は細胞周囲に莢膜が存在する。炎症細胞反応はマクロファージ／組織球の浸潤・増殖が主体である。小型の真菌体はマクロファージに貪食され，細胞内でも増殖する。真菌は種類や状態によって，菌糸状を呈したり，類円形あるいは長円形の酵母様形態を示す（図6）。形態と大きさは真菌の種類を同定するうえで重要である。

3. 病原体以外での炎症

病原体以外の異物も炎症，特に肉芽腫性炎を惹起することがある。角化物や毛髪は生体由来の物質であるが，結合組織内に直接包埋されると強い肉芽腫性炎症を起こす（図7）。また，縫合に用いた絹糸で過剰な肉芽腫性反応が起こることがある（図8）。

炎症の細胞像

炎症に関連する細胞は，**表2**に示したものが主なものである。炎症の分類は，これらの細胞がどのような割合で混在するかによる。**表3**には出現する細胞の比率による炎症の分類と想定される病因を示した。

好中球が主体である場合は化膿性炎とされる。通常

表3　細胞像をもとにした炎症の分類と想定される病因

炎症の種類	細胞の特徴		病因
化膿性炎	好中球が＞85％	変性好中球がほとんど	細菌性(特にグラム陰性菌)
		変性好中球が少数	細菌性(特に Actinomyces や Nocardia などの高等な細菌)
		非変性好中球のみ	細菌性(特に Actinomyces や Nocardia などの高等な細菌)，化学物質，外傷，脂肪織炎
	15％程度のマクロファージ		化膿性炎の慢性化
肉芽腫性炎	15～40％のマクロファージ		高等細菌，真菌，異物，脂肪織炎
	＞40％のマクロファージ		真菌，異物，脂肪織炎
	多核巨細胞の出現		真菌，異物，コラーゲンの壊死，脂肪織炎
好酸球性炎	＞10％好酸球		アレルギー，好酸球性肉芽腫など

(文献2をもとに作成)

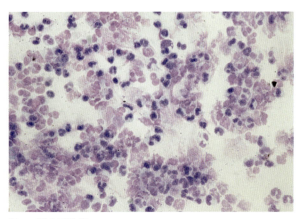

図9　膿の細胞像
　　　濃紫色に染色される分葉核がまだ強く変性に陥っていない好中球。それらより淡く紫色を呈し，不定形になった核が変性好中球。イヌ，皮下膿瘍，100倍

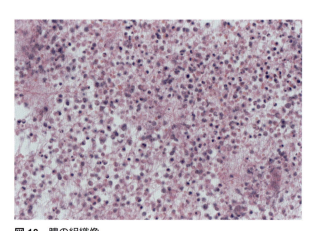

図10　膿の組織像
　　　変性・壊死した好中球が多数みられる。
　　　イヌ，皮下膿瘍，50倍

の好中球に比較して核が淡明で，細胞の大きさもひと回り大きくなって，融解したように壊れた好中球を変性好中球とよぶ(図9)。組織学的あるいは臨床的には膿(図10)としてみられるものである。細菌に対する好中球の活動が強く起こり，好中球は細菌の毒素により水分代謝ができなくなった状態である。流入する水分により膨潤し，塗抹による人工的変化が容易に起こる。特にグラム陰性菌のエンドトキシンによることが多い[2]。化膿性炎は病原の影響が弱まったり，生体側の防御が上回ると慢性経過に移行する。このような状態では，組織学的には炎症細胞にマクロファージ，リンパ球，形質細胞などの浸潤と血管や結合組織の増殖がみられる[3](図11)。図12に慢性化した病変からの細胞像を示す。マクロファージの浸潤がみられ，変性好中球も少ない。さらに肉芽組織の増生が強い場合(図13)や，強い部分から採材されると好中球やマクロファージなどの炎症細胞のほかに図14のような線維芽細胞が集塊状あるいは弧在性に塗抹される。たとえ先に細菌感染があったとしても，慢性化した状態では細菌分離は陰性になることが多い。

脂肪組織を舞台に，脂肪細胞の壊死を伴う炎症が起こると，漏出した脂肪に対してマクロファージの反応が起き，脂肪織炎となる(図15)。マクロファージの浸潤を主体とするため肉芽腫性炎となるが，好中球の浸潤を伴って化膿性肉芽腫性炎となることも多い。

総論

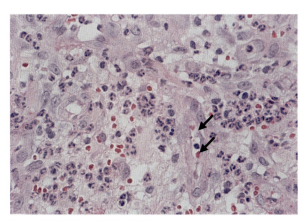

図11 慢性化した炎症の組織像
好中球の浸潤のほかに線維芽細胞やマクロファージ、新生血管(矢印)が認められる。細胞浸潤のみならず、肉芽組織の増生が起こりつつある状態。イヌ、皮下、150倍

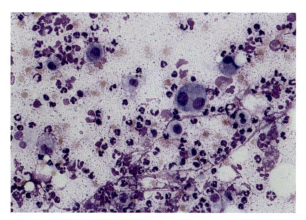

図12 慢性化した炎症の細胞像
好中球のほかにマクロファージが散見される。変性好中球は少ない。この標本上ではみられないが、組織像でみられた肉芽組織に由来する線維芽細胞などは、紡錘形細胞として小集塊あるいは孤在性に観察されることがある。内容を吸引する細胞診のような検査では、遊離した細胞が優先的に採取されるので、組織像とは必ずしも一致しない。
イヌ、皮下、100倍

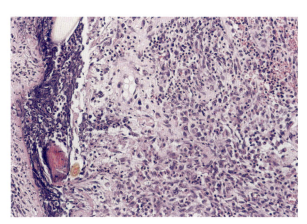

図13 肉芽組織の組織像
図10に比較してさらに肉芽組織の増生が旺盛な状態。紡錘形の細胞が主体である。イヌ、皮下、50倍

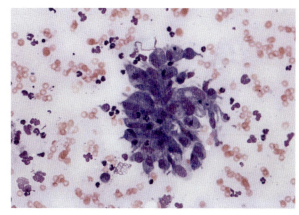

図14 肉芽組織の細胞像
線維芽細胞が集塊状にみられる。周囲には好中球が散見される。このような紡錘形細胞を非腫瘍性と判断するのは困難である。これらの細胞に異型性は乏しいが、良性紡錘形細胞腫瘍あるいは低悪性肉腫との鑑別は難しい。
イヌ、皮下、100倍

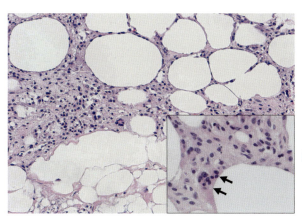

図15 皮下脂肪織炎
図下部に好酸性を示す壊死した脂肪組織が残存し、上部から肉芽腫性反応が広がっている。好中球はほとんどみられず、マクロファージの浸潤により形成される。50倍。挿入図は拡大像で、矢印は多核巨細胞。イヌ、背側皮下、200倍

アレルギー性炎症

　一般的にアレルギー性炎症は，炎症細胞の浸潤がほかの炎症と区別できなかったり，二次感染によって細胞像が複雑化してしまうことがほとんどである。I型，つまり即時性アレルギーが関与した肥満細胞や好酸球が浸潤するもの以外は，診断は困難である。ただし，肥満細胞や好酸球もアレルギーに特異的ではないので，その存在だけではアレルギーと断定できない。

　天疱瘡では，臨床像が特異的であり，適切な採材を行うことができれば細胞診材料も非常に有用な場合がある。

　好酸球浸潤が著明なものとして喘息などが挙げられる。肺の気管洗浄液(TTW)あるいは気管支肺胞洗浄液(BAL)で多数の出現が観察される。通常，臨床的に正常な動物のTTW，BALにおける好酸球は少数($<$5%)であり，10%以上みられる場合を好酸球浸潤と考える[2,4]（図16）。

　ただし，好酸球浸潤の原因は過敏症のみではなく，寄生虫性疾患，アスペルギルス症，腫瘍随伴症候群，好酸球性肉芽腫などでもみられるので[4]，臨床症状，画像診断などを組み合わせた総合的な診断が必要となる。好酸球浸潤の評価時に留意しなければならないのが肥満細胞腫であり，特に肥満細胞が少ない場合は注意が必要である。鑑別が困難なときは組織学的検査を行う。

炎症性疾患の細胞学的診断の限界と注意点

1. 増殖性炎症 vs 腫瘍

　炎症の中で，増殖を主体とした炎症性病変は細胞浸潤と細胞増殖が混在し，腫瘍との鑑別が非常に困難になる。肉芽組織から細胞が採取された場合が考えられるが，細胞像は紡錘形細胞として線維芽細胞が採取される。ただし，線維芽細胞は増殖活性を有するので，核は腫大し，核小体は明瞭となり，ときに核分裂像も観察され，紡錘形細胞腫瘍との鑑別が困難となる。傾向として，肉芽組織の方が肉腫に比較して細胞が採取しにくい。また，炎症細胞の混在もみられるが，これ

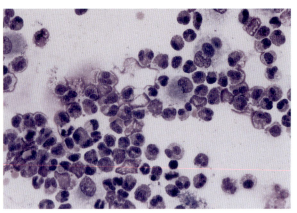

図16　好酸球浸潤の細胞像
臨床的に喘息を呈していた。好酸球が多数塗抹される。大型の細胞は肺胞マクロファージ。ネコ，気管支肺胞洗浄液，250倍

らはあくまでも傾向であるので，細胞学的判断のみでは危険である。

2. 肉芽腫性炎症 vs 腫瘍

　肉芽腫性炎は組織球系腫瘍をはじめとした間葉系細胞腫瘍との鑑別が問題となる。特に多核巨細胞が出現したとき，腫瘍性の多核巨細胞か異物巨細胞などの反応性のものか，判断に苦慮することが多い。最終的な診断はやはり組織学的検査にゆだねる必要がある。異物巨細胞などの反応性の多核巨細胞の核は，大きさ形状ともに整っており，腫瘍性多核巨細胞は多核巨細胞の核の間に大小不同がみられることが多い。これは細胞分裂機構の異常を反映するものである。詳細については第9章を参照されたい。ただし，巨細胞腫（ネコで多くみられる）では腫瘍細胞に由来する多核巨細胞であっても，核の大きさ，形状は卵円形で整っており，反応性の多核巨細胞との区別は非常に困難である。

3. 炎症を伴う腫瘍

　増殖が旺盛な腫瘍は腫瘍病変の中心部に壊死を起こしたり，表面が自壊したりするために，腫瘍性病変の中に炎症細胞の浸潤を伴うことがある。多数の炎症細胞の中から腫瘍細胞を検出しなければならず，また炎症細胞が集簇を形成している部位から細胞が得られると腫瘍細胞が認められないこともある。炎症を伴う腫瘍についても，診断上注意が必要である。

まとめ

　肉眼的形態だけでは腫瘍と炎症の鑑別は不可能であるので，形態学的検査の第一選択として細胞診は有効である．細胞像はそれぞれの病変の病理学的過程を反映している．炎症は初期の滲出を主体とした過程，後期の細胞増殖を伴う過程で細胞像は大きく異なる．また，肉芽腫性炎症は滲出性炎と異なり，出現細胞は単調で，細胞増殖を認める．したがって，細胞増殖が旺盛になってくる炎症の後期や肉芽腫性炎は腫瘍との鑑別が困難になるので，細胞診にこだわらず，組織学的検査も考慮に入れる必要がある．

■参考文献

1) Underwood JCE. カラー版アンダーウッド病理学. 鈴木利光, 森 道夫監訳. 西村書店 2002.
2) Valenciano AC, Cowell RL. Cowell and Tyler's diagnostic cytology and hematology of the dog and cat, 4th ed. Saunders, PA. 2014.
3) 動物病理学総論, 第3版. 日本獣医病理学専門家協会編. 文永堂出版. 2013.
4) Atlas of canine and feline cytology. Raskin RE, Meyer DJ, Eds. W. B. Saunders, PA. 2001.

第9章

腫瘍性病変と非腫瘍性病変の鑑別②
～腫瘍の特徴～

はじめに

　腫瘍性病変の細胞学的特徴を病理発生，由来および非腫瘍性病変との相違点から解説する。腫瘍といってもひとくくりにできる病態ではなく，生物学的動態を規定する腫瘍細胞の由来は様々である。また，単純に良性，悪性の区別ができない腫瘍も存在するのが事実である。本章では腫瘍細胞の発生メカニズムとその異常がいかに形態に反映されるか，また，それらを踏まえた細胞形態からの腫瘍細胞の由来の判別と，悪性度判定の総論を解説したい。

腫瘍とは

　組織の再生時には，今まで増殖を休止していた細胞が再び増殖期に移行して細胞数を増加させ，減少した細胞数を補う。多くの組織，臓器はこのような性質を有する（神経細胞，心筋にはないとされる）。

　一方，消化管上皮や皮膚の扁平上皮などは外界と接し傷害を受けるため，常に新しい細胞が供給される。このような細胞の交代サイクルが速い組織では，常時，細胞増殖活性がみられる。また，ホルモンの刺激によって細胞増殖が高まったり，休止状態になる組織，臓器も存在する。乳腺はホルモン依存性活性化を示す典型的な例である。

　再生のような細胞増殖状態においては，必要以上に細胞が増えないということが重要である。つまり，再生が完了した時点，あるいは増殖刺激が消失した時点で細胞増殖が停止し，正常形態あるいはそれに近い状態に戻る変化である（**図1**）。

　腫瘍は自律的増殖能を獲得した異常細胞の増殖であり，増殖促進あるいは増殖抑制系に異常を持った細胞による疾患である。この自律増殖能獲得には，細胞増殖を制御する遺伝子の異常が関与することが明らかとなっている。これらの遺伝子はきわめて多数存在し，複数の遺伝子異常が関与する。また，遺伝子変異によらない異常（エピジェネティック異常やマイクロRNA）など様々な異常が報告されている[1]。複数の異常が腫瘍性病変の特徴に反映されているので，その異常の程度が腫瘍の良悪性の程度に反映される。良性腫瘍に比較して，悪性腫瘍の方が関与する遺伝子異常な

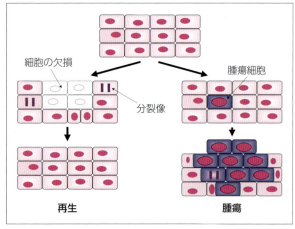

図1　再生と腫瘍の違い
再生では細胞の欠損を補うために休止した細胞が増殖状態に入り，十分な細胞が補充されると増殖は停止する。一方，腫瘍では腫瘍化した細胞が自律的に増殖し続ける

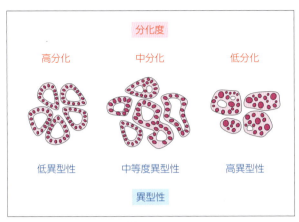

図2　分化度と異型性の関係
腺組織を例に挙げると，高分化，つまり低異型の腫瘍では正常組織のように腺腔構造を認め，構成細胞も形態的に整っている．一方，低分化，つまり高異型の腫瘍では腫瘍細胞同士が胞巣状(集塊状)に増殖はするものの，腺腔構造などの発生母地の特徴は乏しくなり，構成細胞も大小不同などの不均一な形態を示す．中分化(中等度異型性)は中間の形態である

表　腫瘍の命名

	良性	悪性
上皮性	―腫	―癌
非上皮性 (間葉系)	―腫	―肉腫*

悪性度と由来から命名される．「がん」は悪性腫瘍全般を指し，「癌」は上皮性悪性腫瘍のことである．意味が異なるので，使い方には注意が必要である

*：非上皮性悪性で肉腫とはいわないものに白血病(血液細胞由来の悪性腫瘍)，悪性脳腫瘍(悪性神経膠腫など)，リンパ腫(リンパ球由来の悪性腫瘍)がある

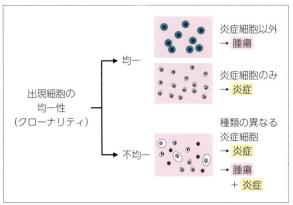

図3　腫瘍と炎症の鑑別
出現細胞の均一性(クローナリティ)から腫瘍，炎症および腫瘍＋炎症を判断する

どは多いと考えられている．悪性腫瘍では増殖異常のみならず，急速な増殖，周囲組織への浸潤や他臓器への転移もみられる．

腫瘍細胞の形態と命名

1. 分化度と異型性

　腫瘍細胞は様々な程度でその発生母地の特徴を保持する．その発生母地の特徴の，保存の程度が分化度になる．つまり，分化度が高い状態(高分化)は発生母地細胞，組織ときわめて類似した構造であり，低分化な腫瘍ではかろうじて発生母地が分かる程度の特徴しかみられない．正常組織とどれほど形態的に違いがあるかを示す異型性の程度は，この分化度と反比例する[3]（図2）．分化度がきわめて低い腫瘍は，たとえ組織学的検査であっても由来が確定できないことがある．通常，高分化，つまり低異型性の腫瘍ほど良性で，低分化，つまり高異型性の腫瘍ほど悪性である．

2. 腫瘍の命名

　腫瘍細胞の有する発生母地の特徴，つまり由来と悪性度の評価は，腫瘍診断において生物学的動態を推測する上で重要なポイントである．診断名に生物学的動態を反映させるために，腫瘍細胞の由来と悪性度より腫瘍は命名される．腫瘍総論的には上皮性腫瘍と非上皮性腫瘍に分けられる．良性のものは語末に―腫(-oma)を付ける．上皮性悪性腫瘍では，―癌(-carcinoma)，非上皮性悪性腫瘍では，―肉腫(-sarcoma)を付ける(表)．ただし例外もあり，白血病は血液細胞由来の悪性腫瘍で，リンパ系細胞由来の悪性腫瘍はリンパ腫とよばれる．また悪性神経膠腫などの悪性脳腫瘍でも同様に肉腫とはよばない．イヌの肥満細胞腫のように良性悪性と二分できない腫瘍では，悪性度をグレードで表現する．

炎症と腫瘍の鑑別

　肉眼的に炎症と腫瘍の鑑別は不可能であり，病変内に存在する細胞の形態学的検査を行わなければ正確な病変の診断はできない．炎症と腫瘍の鑑別を想定した病変の診断フローを図3に示す．腫瘍の場合，非定型

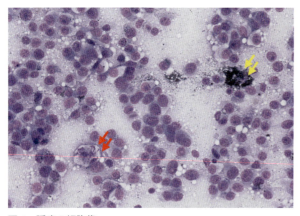

図4 腫瘍の細胞像
円形〜卵円形の核と淡明〜灰青色の比較的広い細胞質を有する細胞が細胞同士ゆるく接着しつつ存在する。以上の特徴を有する細胞がクローナルに多数塗抹されている。赤矢印は分裂像，黄色矢印はメラニン顆粒を含む腫瘍細胞。イヌ，悪性メラノーマ，100倍

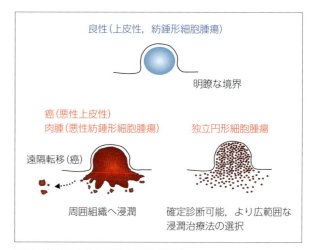

図5 由来による生物学的動態の違い
良性腫瘍では上皮性，非上皮性ともに浸潤増殖，転移などはみられない。悪性腫瘍では浸潤増殖，転移の可能性は高い。独立円形細胞腫瘍の腫瘍の種類によっては浸潤が広範囲で，広いマージンが必要である。一方，イヌ皮膚組織球腫のように切除が不要なものもある。独立円形細胞腫瘍では，細胞学的特徴から確定診断を行うことができ，適切な治療法の選択ができる

的な細胞（＝異型細胞），つまり，通常その臓器，組織に存在しない異常な細胞が増殖している。当然，炎症細胞ではない細胞である（ただし，白血球由来の腫瘍細胞の増殖・浸潤はこの限りではない）。これらの異型細胞は同様な形態的特徴を有する細胞であり，均一（モノクローナル）な細胞集団として出現する（**図4**）。この均一な異型細胞を見きわめることが腫瘍診断のポイントである。出現細胞が均一な形態的特徴を持っていても，炎症細胞であれば炎症である。不均一な細胞集団である場合は注意が必要である。構成細胞を詳細に観察し，炎症細胞として分類できれば炎症性病変であるが，炎症と腫瘍が混在している場合がある。このような例については後述する。

細胞学的形態からの腫瘍細胞の由来の同定

1. 腫瘍細胞の由来同定のポイント

腫瘍の由来を同定することは，腫瘍の生物学的動態を把握するうえで重要であることは前述した。この生物学的動態を予測するために，細胞学的には上皮性腫瘍，紡錘形細胞腫瘍（間葉系腫瘍）および独立円形細胞腫瘍の3つの系統に区別される（**図5**）。独立円形細胞腫瘍は特徴的な細胞形態を示し，細胞診でも確定診断できる可能性が非常に高い腫瘍であるため区別されているが，由来は非上皮性である。

上記3つの系統の区別は，腫瘍に共通する細胞学的特徴より判断する（**図6**）。以下に示す所見がポイントとなる。

① 腫瘍細胞集団の出現様式：集塊状，非集塊状（散在性）
② 腫瘍細胞間の接着性：
　細胞同士が接着する（細胞間に細胞外基質がほとんど存在しない）
　細胞同士の接着がみられない（細胞集塊は細胞外基質によってまとめられている）

①の出現様式より非集塊状，つまり細胞が塊をつくらず一面に塗抹される状態であるとき，独立円形細胞腫瘍と考える。また，集塊状であれば，②の細胞同士の接着性を評価する。上皮細胞は細胞同士の密着度が高く，細胞間に存在する細胞外基質は可視化することができない。紡錘形細胞腫瘍では細胞同士の接着性はみられず，細胞外基質の量は様々であるが，多量の場合，細胞が基質内に包埋される（第7章を参照）。ただし，上皮性腫瘍あるいは紡錘形細胞腫瘍の悪性度がきわめて高いものでは，細胞同士の接着性が低くなったり，細胞外基質の産生が非常に少なくなること

集塊状
細胞間の接着性（＋）
→上皮性腫瘍
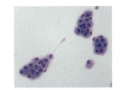

 細胞間の接着性（－）
→紡錘形細胞腫瘍
（間葉系）
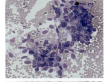

 集塊状でない
→独立円形細胞腫瘍
（間葉系）
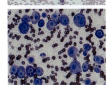

図6 腫瘍細胞の特徴からの腫瘍細胞の由来の判定
第一段階として集塊状かそうでないかを観察する。集塊状をとらず，細胞が個々にばらばらに塗抹されるものは独立円形細胞腫瘍として細胞学的特徴を検討する。第二段階では，集塊状を呈するものは細胞同士の接着性を観察する。接着性がみられるものは上皮性腫瘍，接着性がみられないものは紡錘形細胞腫瘍である。ただし，これらの特徴のみでなく，細胞個々の形態も確認する。上皮であれば円形核と広い細胞質，紡錘形細胞腫瘍であれば長円形～紡錘形核と長軸に伸張した細胞質を有し，細胞外基質を有するなどの特徴がある。細胞数が少ないときは個々の細胞形態から由来を判断しなければならないこともある

で，独立円形細胞腫瘍のように集塊をつくらず散在性に塗抹されることがある。このような場合は腫瘍細胞の由来の判定は困難になるが，きわめて悪性度の高い腫瘍として捉えることは可能であり，臨床動態も悪性である。

2. 細胞形態の特徴

個々の細胞形態の特徴として，上皮細胞は円形～卵円形の核と円形～多核形の細胞質を有し，細胞の辺縁は明瞭である。紡錘形細胞は円形～紡錘形核と多核形～紡錘形の細胞質を有し，細胞の辺縁は不明瞭である。独立円形細胞は名前の通り円形の細胞が多いが，多角形のものもある。それぞれの独立円形細胞腫瘍で特徴があるので，各論で解説していく。細胞数が少なく，細胞相互の関係が確認しづらい症例では細胞個々の形態が由来を判断する手がかりとなる（**図6**）。

細胞診における悪性所見

腫瘍の細胞診断において，もうひとつの重要な観察ポイントが悪性度評価である。細胞学的に悪性度を評価する場合，核所見，細胞質所見および核と細胞質との関係を中心に観察する。また，悪性を支持する付加的所見，つまり悪性腫瘍で観察されやすい所見もあるので，それらについても注意して観察する。

1. 核所見

悪性腫瘍の細胞にみられる核形態は以下のとおりである。

① 核の大小不同，巨核化
② 多核化
③ 核形態の不整
④ 核染色質の粗造化
⑤ 核小体の大型化，増数および形態異常
⑥ 核分裂像の増加
⑦ 異常核分裂像

(1) 核の大小不同，巨核化

核の大小不同および巨核化は核分裂異常の結果起こる。通常，2倍体である細胞のDNA量は2N（diploidy）と表現され，細胞分裂時に4Nに倍化し，その後2つの娘核に2Nずつ分配される。腫瘍細胞では分配がうまくできず，例えば3NとNに分配されてしまうと娘細胞は次に分裂するときに6Nと2Nに倍化し，DNA量に差がでる，つまり核の大きさにばらつきがでてくる。よって，腫瘍細胞では核の腫大がよくみられ，巨大な核の出現もしばしば観察される。直径20μm以上のものは悪性の細胞と考えられる[4]。3倍体や4倍体などの倍数体（polyploidy）また整数倍にならない異数体（aneuploidy）なども異常な核分裂の結果としてみられる。

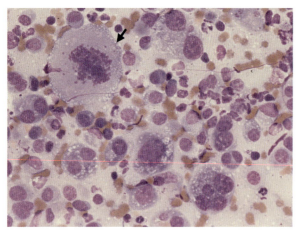

図7　多核化
塗抹される多くの細胞が2〜4つの核を有する。多核化した細胞の核の大きさにも大小不同を認める。矢印は核分裂像。イヌ，悪性腫瘍，100倍

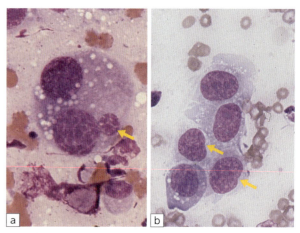

図8　核形態の不整
a：多核化と核のこぶ状の突出（矢印）。イヌ，悪性腫瘍，200倍
b：核にみられる不規則なくびれ（矢印）。イヌ，悪性腫瘍，200倍

(2) 多核化

腫瘍細胞の多核化は核分裂後に続く細胞質分裂不全によって起こる。ただし，マクロファージなどは異物反応として多核化を呈したり，破骨細胞はもともと多核なので，腫瘍化している多核細胞との鑑別は重要である。腫瘍化してできた多核細胞の場合，含まれる核に大小不同がみられることが多い（図7）。

(3) 核形態の不整

核形態の不整は必ずしもみられる異常ではないが，悪性腫瘍細胞の核で観察されることが多い所見である。通常，核は円形，類円形，長円形あるいは紡錘形と整った形態を示すが，このような均整のとれた形態ではない状態を不整という。例えば，核にくびれがあったり，不規則な凹凸がみられる場合である（図8）。

(4) 核染色質の粗造化

核染色質は悪性腫瘍化すると粗造になる（図9）。粗造とは凝集したクロマチンであるヘテロクロマチンが増加した状態である。変性細胞，特に尿中などの液体中に浮遊して変性した細胞は，細胞および核が膨化し，核染色質が網目状になることがあるが，このような細胞を悪性腫瘍細胞と混同してはならない。変性細胞ではユークロマチンに相当する淡明，均質なクロマチンはみられず，背景の細胞質がみえるか，白く抜ける（図9）。

(5) 核小体の大型化，増数および形態異常

核小体は腫瘍でない状態でも明瞭なものを有する細胞（肝細胞，腺細胞や線維芽細胞など）も存在するので，明瞭な核小体が存在するだけでは悪性所見とはならない。悪性腫瘍では核小体の大型化（5μm以上，図10），増数，大小不同および形態異常がみられる。イヌで赤血球は7〜8μm，ネコで5〜6μmであるので，核小体の大きさの比較に役立つ[3]。正常な核小体の形は円形あるいは類円形であるが，悪性腫瘍では長円形になったり，角張った形状になることがある（図10）。

(6) 核分裂像の増加

細胞塗抹標本では，たとえ悪性腫瘍であってもあまり核分裂像は観察することはできない。リンパ腫のように増殖活性が高い病変で，細胞が多量に採取された場合，核分裂像を多数みることができるが，通常は散見される程度である。一部の例外を除き，良性腫瘍では分裂像は認められないので，核分裂像がみられた場合は増殖活性が高い状態を示す。

(7) 異常核分裂像

多極分裂などの異常分裂はひとつでもあったら悪性と診断され得る。

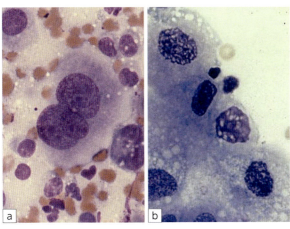

図9　核染色質の粗造化と変性細胞
　a：核染色質は濃縮したものと淡明なものがまだらに存在する。イヌ，悪性腫瘍，200倍
　b：尿中に浮遊した変性細胞。核染色質が網目状を呈する。粗造化とは異なる。イヌ，尿沈渣，200倍

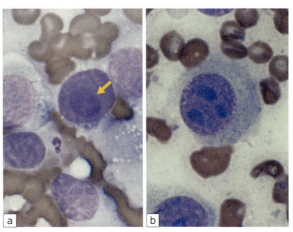

図10　核小体の異常
　a：巨大な核小体（矢印）。赤血球の大きさと比較してほしい
　b：核小体の増数と形態異常。核小体は円形ではなく長円形を呈する。イヌ，悪性メラノーマ，400倍

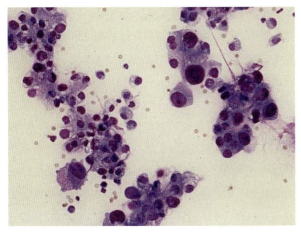

図11　細胞および核の大小不同
　大型の核と小型の核では直径で3倍程度異なる。イヌ，上皮性悪性腫瘍，400倍

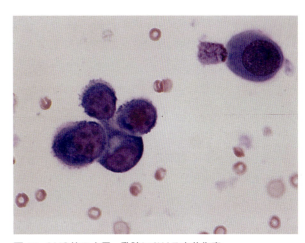

図12　N/C比の上昇，乳腺における未分化癌
　核は腫大し，細胞質は乏しくなる。N/C比は1に近くなる。イヌ，上皮性悪性腫瘍，200倍

2. 細胞質所見および核と細胞質との関係

　悪性腫瘍では病変内での細胞密度が高いことが多いが，それを反映して針生検などで細胞が採取されやすく，塗抹標本上でも細胞が多数得られる。ただし，線維性結合組織の増生を伴う上皮性悪性腫瘍などは，悪性にもかかわらず細胞はあまり得られない。また血液細胞に由来する腫瘍はもともと細胞同士が接着しないので，細胞は多量に採取される。

　核の大小不同と同様に細胞の大きさの大小不同や，巨細胞化も悪性腫瘍細胞でよくみられる変化である（図11）。1.5倍以上の細胞の大きさの違いは，細胞の大小不同として有意なものである[4]。また，悪性化により細胞質は好塩基性が増加することが多いが，これは悪性腫瘍細胞に限ったことではない。悪性腫瘍では核／細胞質比（N/C比）の上昇がみられる（図12）。以前も述べたが，細胞質は細胞の機能の場であり，核の量に対して細胞質の量が減少するということは細胞の機能を発揮する場の減少，つまり細胞分化が不十分であることを意味する。したがって，N/C比が上昇している細胞は未分化であると考えられる。通常の細胞はN/C比は1/3～1/8程度であるが，悪性腫瘍細胞は1/2～1までに上昇する[4]。

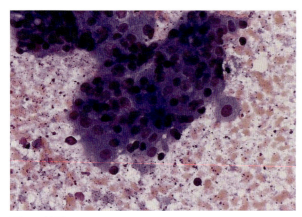

図13 壊死
腫瘍細胞の集塊周囲にみられる紫色の顆粒状物は，細胞の壊死したものである。イヌ，肛門周囲腺癌，100倍

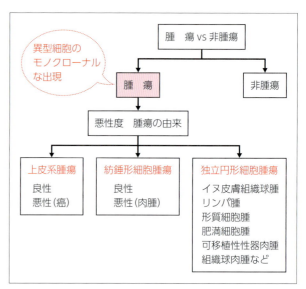

図14 腫瘍診断を想定した細胞学的診断フローチャート

悪性腫瘍細胞を評価するうえで，核所見は細胞質所見より信頼性が高い。悪性腫瘍にみられる細胞質所見は炎症などの非腫瘍性変化で観察されることも多い。過形成や異形成では核の異常所見より頻繁に観察される[4]。核所見の項目の4つ以上が認められたら悪性と考えるが[4,5]，腫瘍の由来によってはその判断基準は異なることも多いので，機械的に考えるのではなく，最終的判断は常に標本上のほかの細胞所見と総合したうえで診断すべきである[5]。各腫瘍での悪性度評価の詳細は各論で説明する。

悪性を支持する付加的所見

壊死は悪性腫瘍の場合にみられる。増殖が旺盛で栄養分や酸素供給が間に合わないことで腫瘍細胞が死に至る。細胞学的には，塗抹標本の背景に灰色の細胞断片や，核と同様の染色性を示す紫色の不定形顆粒状物として認められる。標本全体として"汚い"標本にみえる（図13）。ただし，壊死成分のみで悪性腫瘍と診断はできない。

腫瘍診断の実際

腫瘍を疑う病変の診断フローチャートを図14に示した。今まで述べてきたことをもとに腫瘍性病変を3つの腫瘍に大別する。さらに悪性度を加味して最終的判断を下す。腺上皮由来の腫瘍では，ロゼット様構造などの腺を示唆する構造がみられることがあるが（図15），それぞれの腺の特徴などは反映されないので，発生部位を考慮して考察する必要がある。例えば，乳腺部腫瘤の針生検の材料から腺癌と診断されれば，乳腺由来の腺癌と考える。紡錘形細胞腫瘍，特に肉腫では細胞外基質が診断のキーとなる場合があるが（図16），多くの場合は肉腫より詳細な由来を断定することは細胞学的には困難である。独立円形細胞腫瘍はその特徴から確定診断が可能な場合がある。ここに含まれるものは，イヌ皮膚組織球腫，リンパ腫，形質細胞腫，肥満細胞腫，可移植性性器肉腫，組織球肉腫などである。これらの細胞の診断についてはそれぞれの各論で述べる。由来が判定できない場合は悪性度を中心とした診断（悪性腫瘍など）で留める。

炎症を伴う腫瘍

炎症の章でも触れたが，炎症細胞と腫瘍が混在して塗抹されることは比較的多い（図17）。腫瘍組織内に壊死がみられたり，体表腫瘍のような物理的刺激を受けやすいものでは被覆部分の潰瘍を呈する場合がある。悪性腫瘍では炎症細胞以外の細胞に悪性所見があるかを観察し判定を下すことになるが，良性腫瘍は診断が困難なものも多い。また炎症に伴って，上皮細胞が通常の細胞とは異なる形態を示すことがあり，このよう

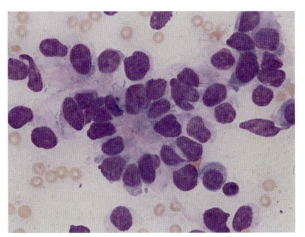

図15　上皮性腫瘍
腫瘍細胞はロゼット様構造を呈する。イヌ，鼻腔内腺癌，200倍

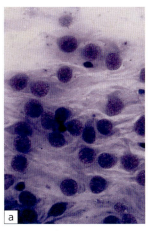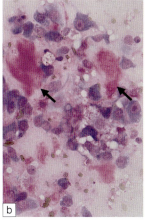

図16　紡錘形細胞腫瘍
a：血管周皮腫。核は円形に近いが，細胞は長軸方向に伸張し，紡錘形を呈する。細胞間には粘液状物質がみられる。イヌ，200倍
b：軟骨肉腫。細胞間に不定形赤紫色の細胞外基質を認める。厳密には腫瘍細胞の形態は紡錘形とは限らないが，結合組織や骨軟骨組織などを構成する細胞から発生した間葉系腫瘍も含めて紡錘形細胞腫瘍とする。イヌ，100倍

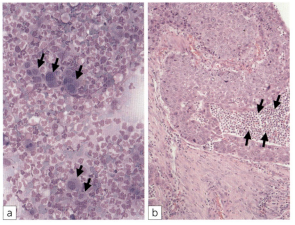

図17　炎症を伴う腫瘍
a：細胞診標本。多数の好中球の中に矢印で示す腫瘍細胞が存在する。核の大小不同をみる接着性のある腫瘍細胞塊である。イヌ，扁平上皮癌，50倍
b：同一標本の組織標本。扁平上皮癌であり，矢印で示した領域には多数の好中球浸潤を認める。HE 標本，50倍

な状態を異形成（dysplasia）という。異形成は可逆性で，増殖状態にあり，炎症や刺激に対する非腫瘍性の反応性の形態変化である[4]。再生上皮などが含まれるが，細胞学的には異型性はあるものの，悪性所見を完全に満たさないものである。核異型は少ないが，N/C比や細胞質の好塩基性の上昇がみられる。異形成は扁平上皮，移行上皮，鼻粘膜上皮[6]，肺上皮[4]でよくみられる。実際は細胞診での鑑別は困難なことも多く，臨床所見（腫瘤の有無など）を参考にすることも重要である。また，異形成はその定義から反応性で可逆性変化であるので，抗炎症処置によって消失するはずである。抗炎症治療に反応がみられない，つまり炎症細胞が減少しても異型細胞がみられる場合は腫瘍を考えるべきである。

悪性度判定の例外

腫瘍の由来や発生部位も悪性度を評価するうえでは加味しなければならないことがある。例えば，内分泌系腫瘍の場合，悪性核所見が3つ以下であっても，臨床動態は悪性であり，転移がみられたりするので注意しなければならない[4]。また，リンパ節におけるリンパ系腫瘍の診断は，通常の悪性所見の概念は当てはまらず，独自の判断基準で判定する。詳細は各論を参照されたい。

まとめ

腫瘍の診断は腫瘍の由来と悪性度をもとに行う。細胞学的に上皮性腫瘍，紡錘形細胞腫瘍および独立円形細胞腫瘍に区別される。独立円形細胞腫瘍は確定診断できる可能性が高い。悪性度は核所見，細胞質所見および核と細胞質の関係などから判断する。特に核所見

は悪性度を判断するうえで重要である．炎症を伴う病変では，異形成を呈する細胞と腫瘍細胞の鑑別が困難な例があるので注意が必要である．

■参考文献
1) 村上麻美，酒井洋樹．腫瘍の生物学．犬と猫の臨床腫瘍学．丸尾幸嗣，森　崇，酒井洋樹編．インターズー．2013．pp8-23．
2) Cancer in dogs and cats: medical and surgical manegement, 2nd ed. Morrison WB, Ed. Teton NewMedia, WY. 2002.
3) 動物病理学総論，第3版．日本獣医病理学会編．文永堂出版．2013．
4) Valenciano AC, Cowell RL. Cowell and Tyler's diagnostic cytology and hematology of the dog and cat, 4th ed. Saunders, PA. 2014.
5) 病理技術マニュアル6　細胞診とその技術．日本病理学会編．医歯薬出版．1981．
6) A color atlas and interpretation guide canine and feline cytology, 2nd ed. Raskin RE, Meyer DJ, Eds. Elsevier, PA. 2010. pp126-127.

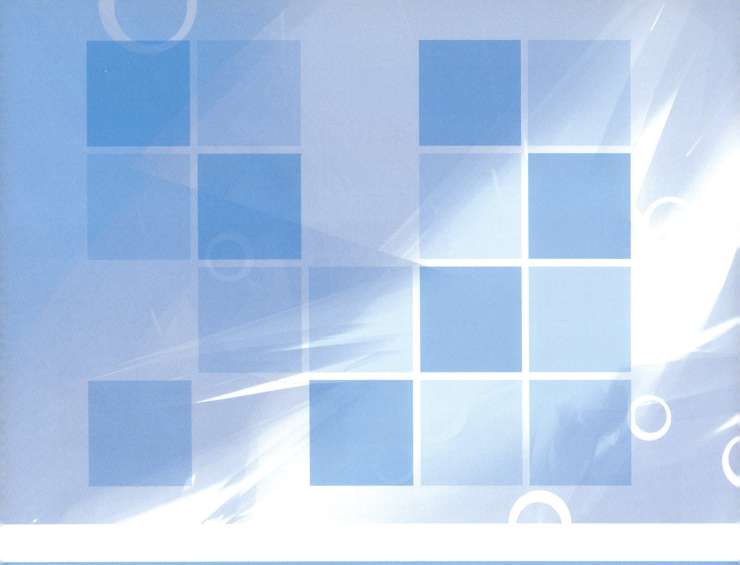

各論

第10章　体表①〜非腫瘍性病変〜
第11章　体表②〜腫瘍性病変〜
第12章　骨・筋肉および関節
第13章　リンパ節
第14章　脾臓
第15章　消化管・膵臓
第16章　肝臓
第17章　鼻腔

第18章　気管・肺
第19章　腎臓・生殖器
第20章　尿・膀胱および前立腺
第21章　体腔貯留液
　　　　〜胸水・腹水および心囊水〜
第22章　乳腺
第23章　内分泌系
第24章　脳神経系
第25章　耳

第10章

体表①
～非腫瘍性病変～

はじめに

　日常の診療において体表病変に遭遇する機会は多く，飼い主が異常として気付きやすい病変のひとつである。また，細胞診の対象として考えても，採材が容易であり，臨床獣医師が最も細胞診の対象とする病変でもある。その多くは腫瘤状病変であるが，採材と解釈を適切に行えば，水疱，潰瘍などの病変にも適応可能である。ただ，これらの病変は採材の状況によって判断を誤る可能性があり，簡単に採材できるからこその，ピットフォールには注意が必要である。

細胞診が適用できる病変

　体表病変は採材しやすいので，細胞診の対象として非常に魅力的である。その方法としては，針生検，スタンプ，擦過塗抹などが考えられる。

　針生検は表皮によって表面が覆われている場合，その下に存在する病変が対象となる。したがって，きわめて小型の病変や扁平な病変のように，生検針を刺入できる容積がないものには用いることができない。

　潰瘍状病変はスタンプや擦過による採材が適用可能である。ただし，その潰瘍が病変の本体によってできたものか，ある病変が存在することで二次的に形成されたものかによって標本の解釈が異なる。腫瘤状を呈し，その表面に潰瘍がみられるような場合では，多くは二次的にできた潰瘍である。特に下腹部やこすれる部分，動物が気にして舐める部位ではよく潰瘍化する

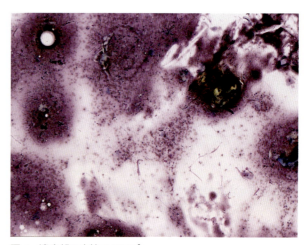

図1　潰瘍部の直接スタンプ
淡青色に染まる漿液を背景に多数の赤血球，角化物，好中球が認められる。この病変は針生検では皮下に肉腫が存在したが，潰瘍部の直接スタンプでは異型細胞はみられなかった。イヌ，皮膚，ヘマカラー染色，50倍

る。このような潰瘍病変では，単純にスタンプをしても滲出物，壊死成分などしか採材されず，観察される細菌も有意なものではない（**図1**）。

病変の位置（深さ）

　病変の位置，特に深さは診断するうえで重要な情報となる。表皮に存在する病変，真皮から皮下組織浅層の病変，皮下組織に存在する病変と，それぞれの位置によって発生する病変は異なる。表皮にみられる膿疱あるいは水疱の表面は薄く摩擦に弱く，すぐに破裂してしまう。一方で，より深いところの嚢胞は物理的影響には強く，簡単には破裂しない。また，毛包や皮膚

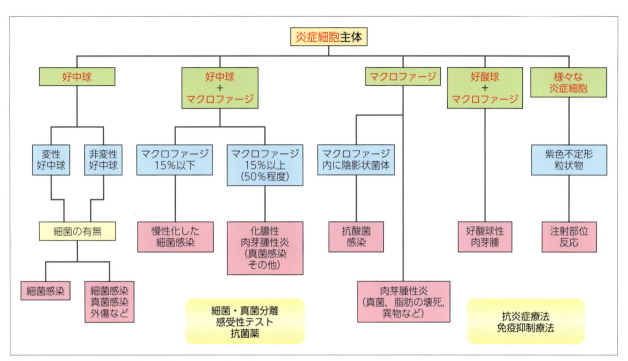

図2 炎症細胞が多数採材されたときのフローチャート
細胞の種類だけで機械的に判断するのではなく，臨床経過，発生部位，症状も加味する．特に図1で示すような潰瘍状病変のときは注意が必要である．表皮内の膿疱はこの限りではなく，天疱瘡なども鑑別に加える

付属器が侵される病変では，小型で密在する病変として観察される．皮下の病変は，必ずしも皮下結合組織の病変だけではなく，筋肉あるいは筋肉間，皮下の臓器(甲状腺，唾液腺など)の腫大，骨，関節の異常である場合も多い．

炎症性病変

採取された細胞が炎症細胞主体である場合のフローチャートを図2に示す．異型細胞がみられないときは，塗抹された主な細胞の種類によって，好中球が主体の場合，好中球とマクロファージ，好酸球とマクロファージ，マクロファージ，様々な炎症細胞が混合する場合に区別する．好中球が主体あるいは好中球が比較的多い場合は「化膿性」となる．また，マクロファージ・組織球が多く(半数以上)観察されるものは，炎症細胞の主体がマクロファージ・組織球と考えられ，肉芽腫と判断される．当然のことながら，細胞種の割合だけで機械的に判断するわけではなく，臨床経過，発生部位，症状なども考慮して判断する．

感染症

体表の感染症の原因となる病原体は，細菌や真菌が最も多い．確定診断には菌分離が必要であるが，細胞学的に標本中に菌が存在し，かつ生体反応として炎症細胞浸潤があったり，炎症細胞の菌体の貪食像は重要な所見である．微生物培養では，必ずしも有意な病原体が培養されるわけではなく，コンタミネーションあるいは正常生体にも存在する微生物が培養されることもある．したがって，分離された病原体が有意なものかを判断するためにも，細胞学的に炎症細胞反応の有無を確認すべきである．病原体に反応する炎症細胞の種類はその病原体に依存する．

1. 細菌感染

一般的な細菌感染では好中球が出現する．さらに細菌の活性が高い状態(多くは急性期)では，浸潤する細胞のほとんどが変性好中球である．観察される細菌は，集塊状の球菌，短桿菌，長桿菌など様々であるが，これらが混合してみられる場合も多い．時間経過

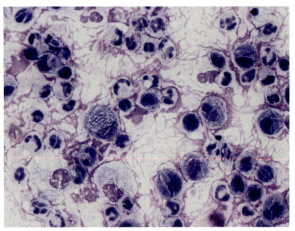

図3　抗酸菌症
大型で好塩基性から淡明な細胞質内にみられる不染性フィラメント状物が抗酸菌。イヌ，皮下，ディフ・クイック染色，200倍

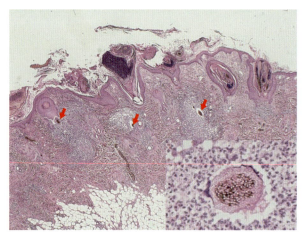

図4　皮膚糸状菌に起因する毛包炎および毛包周囲炎
毛包を中心に炎症細胞浸潤がみられ，毛が組織内に直接露出している。挿入図は皮膚糸状菌の増殖を認める毛片。中心部の円形物が毛の断面で，その中は白く抜けた菌糸が密に増殖する。毛の周囲は好中球の高度な浸潤をみる。イヌ，20倍

とともに，変性好中球は減少し，非変性好中球が主体となり，マクロファージも有核細胞の15％程度まで増数する。マクロファージは大小の空胞，細胞廃退物，ときに好中球を細胞質に容れている。そのほかにリンパ球，形質細胞も少数ながら混じる。このような状態では細菌は分離できないことが多い。また，病変周囲には線維性結合組織からなる肉芽組織が増生し，塗抹標本上にも紡錘形細胞が少数採材されることもある。

特殊な細菌として，抗酸菌感染があるが，これらの細菌ではマクロファージの反応が主体の肉芽腫となり，マクロファージの細胞質内に不染性フィラメント状菌体が確認される（**図3**）。抗酸菌のうち最もよく分離されるものは，*Mycobacterium fortuitum*, *Mycobacterium chelonei* や *Mycobacterium smegmatis* などの迅速発育非定型抗酸菌である。ただし，細菌形態のみで抗酸菌を区別するのは困難であるため，細菌分離・同定を行うべきである。

2. 真菌感染

皮膚真菌感染は表在性と深在性に区別される。表在性真菌症は真菌の感染が表皮表層角化物や毛にみられるものであり，病変は表皮層あるいは毛包など皮膚表層が主体となるものである。一方，深在性真菌症は，真菌が皮下組織を中心に存在し，病変は肉芽腫性炎あるいは化膿性肉芽腫性炎となる。皮膚における深在性真菌感染は全身性感染の一端としてみられることもある。

(1) 皮膚糸状菌症

皮膚糸状菌症は脱毛などが主訴となるため，被毛の検査，真菌培養が確定診断に用いられる[1]。皮膚糸状菌が毛包内で増殖し，毛包壁の破綻がみられるとせつとなり，丘疹性の病変（ケリオン）となる（**図4**）。このような病変では，針生検にて好中球，マクロファージを主体とした化膿性肉芽腫の細胞像がみられ，これらの細胞に混じて，細菌より大きく菌体周囲に不染性の細胞壁がみられる酵母様胞子が集塊状に観察される（**図5**）。ただし，数はあまり多くない。擦過標本などで被毛片が採材されると，その被毛片の表面に胞子の付着が観察されることがある（**図5**）。

(2) マラセチア感染

表在性真菌として頻繁に遭遇するものとしてマラセチアがあるが，正常な皮膚でも認められる。外耳道はマラセチアがよく観察される部位である。ただし，宿主の抵抗性が変化したときなどに病原性を発揮することがある。高倍率（対物40倍）1視野あたり，10個より多くのマラセチアが認められるときは過剰増殖と考えられる[2〜4]。マラセチア菌体は無核の角化上皮に混

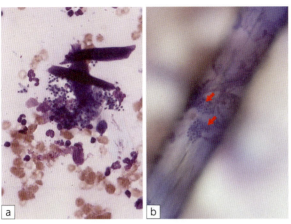

図5 図4の針生検および擦過標本
a：針生検。角化物に混じて，小型の酵母様菌体（胞子）がみられる
b：擦過標本内の毛の断片。表面に蜂の巣状に胞子塊がみられる（矢印）。イヌ，ギムザ染色，200倍

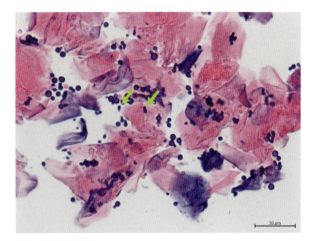

図6 マラセチア
角化物に付着する濃い紫色の雪ダルマ状またはピーナッツ状の菌体（矢印）。イヌ，外耳道スワブ，ギムザ染色，200倍

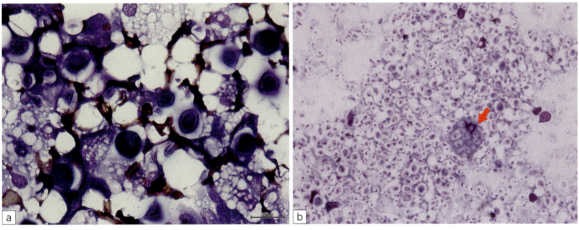

図7 クリプトコッカス
a：卵円形の菌体とその周囲に淡青色に染まる莢膜が認められる。ヘマカラー染色
b：莢膜の発達は強くない。一見するとクリプトコッカスとは思えない。ただし，菌体周囲には不染性の部分がみられる。矢印は菌体を貪食したマクロファージ。ネコ，皮下腫瘤，ヘマカラー染色，100倍

じて塗抹され，ピーナッツ形，雪ダルマ形と称される形態をした強く好塩基性に染まる小型酵母である（図6）。

(3) クリプトコッカス症

クリプトコッカス症は，深在性真菌症としてネコで多くみられる。通常は菌体の周囲にギムザ染色で淡染し（図7a），PAS染色で濃赤色に染まる莢膜を有するが，やや小型で莢膜を有しないタイプもみられる（図7b）。特に細胞内に貪食されたものは莢膜が発達していないものが多い[5]。無莢膜の場合はほかの真菌（スポロトリックスなど）との鑑別が必要なので培養検査を行う。クリプトコッカスは全身性感染の皮膚病変としてみられることもあるので，全身の精査が重要である。

(4) 深在性真菌症

深在性真菌症には，世界各地に風土病としてみられるものもある。これらの真菌症は通常日本にはみられないが，現在の交通手段の発達によるヒト，動物のボーダレスな移動は過去の疫学的常識を越えたものであり，昨今の様々な感染症拡大の事例はそれを裏付け

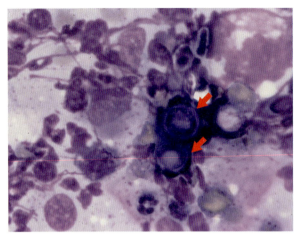

図8　ブラストミセス
好塩基性円形菌体（矢印）。米国，オクラホマ州で認められた症例。イヌ，皮下腫瘤，ギムザ染色，400倍

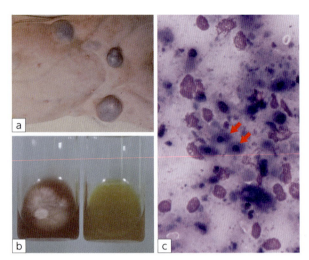

図9　皮膚糸状菌性仮性菌腫
a：皮下に褐色腫瘤が存在。ネコ，腹部
b：FUNGASSAY®（Zoetis, Inc）。左は病変部組織片を培養したもの。表面に白色糸状コロニーの形成がみられ，培地が赤変する。右は培養前コントロール
c：病変部スタンプ標本。胞子状菌体がみられる（矢印）。ヘマカラー染色，200倍

るよい例である。したがって，日本だけでなく世界視野の広い知識を身に付けておくことは，専門家のみならず，実際に現場で疾患に直面する臨床獣医師にとっても重要である。

　ブラストミセス，コクシジオイデス，ヒストプラズマ感染は，北米などの地域にみられる深在性真菌症である[6]。全身感染症だが，皮膚病変は発見されやすく，さらに細胞学的検査も容易であるので診断上重要である。

　ブラストミセスは四肢端や鼻に化膿性肉芽腫あるいは肉芽腫性病変を形成する。出現する細胞は好中球，マクロファージ，多核巨細胞やリンパ球である。菌体は酵母様で好塩基性が強く，7～15μm程度の大きさである[7]。細胞外あるいはマクロファージ内に貪食される（図8）。

　コクシジオイデスも同様な皮膚病変を形成するが，その増殖様式は出芽ではなく，内生胞子（endospore）形成である。

　ヒストプラズマはイヌでは消化管，呼吸器，血液系細胞に感染するが，まれに皮膚にも病変形成する[3,4]。

(5) 皮膚糸状菌性仮性菌腫

　皮膚糸状菌が皮下に境界明瞭な肉芽腫性病変を形成する場合があり，皮膚糸状菌性仮性菌腫とよばれる[8]。ネコでみられ，特にペルシャ種とその雑種に多いとされる。肉眼的に皮下に硬度のある大小の腫瘤が形成される（図9a）。塗抹標本では，マクロファージ，異物巨細胞が出現し，それらに混じて比較的大型の楕円形胞子様菌体が認められ（図9c），菌糸が塗抹されることもある。原因菌として *Microsporum canis* が分離されることが多い[6]（図9b）。

天疱瘡（自己免疫疾患）

　膿疱形成がみられる場合は細胞診対象として検査可能である（図10）。膿疱内容を慎重に吸引，あるいは針で膿疱を少し破り，滲出してきた内容液をスライドグラスに塗抹する。塗抹した細胞像は多数の非変性好中球の中に，円形～卵円形核と濃染する細胞質を有する扁平上皮細胞が弧在性あるいは小集塊状に観察される（図11）。この扁平上皮細胞は棘融解細胞と称され，扁平上皮に存在する蛋白質であるデスモグレインに対する抗体と，それに反応する好中球によって有棘細胞層から解離した細胞である。HE標本では，表皮間の膿疱内に存在する細胞質が好酸性に強く染まる細胞である（図12）。好中球のほかに好酸球が混じることもしばしばある。注意点は細菌感染を示唆する所見，つまり細菌の存在，好中球の細菌貪食像，変性好中球の存在がないことである。したがって，膿疱が破綻し二次感

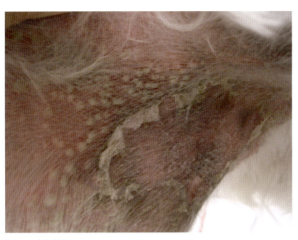

図10　天疱瘡
皮膚はやや発赤し，表皮には白色膿疱が散在。一部痂皮が付着する。イヌ，内股部
（画像提供：天白動物病院　太田昭彦先生）

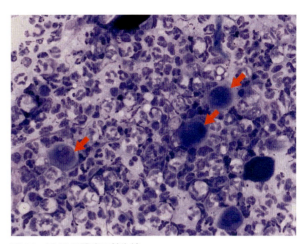

図11　図10の膿疱の針生検
多数の非変性好中球を背景に濃染する大型の細胞（矢印）が棘融解細胞。ディフ・クイック染色，200倍

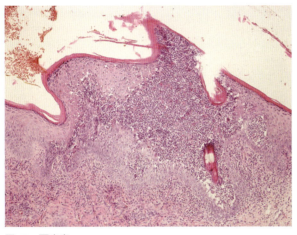

図12　天疱瘡
表皮内に膿疱が形成され，好酸性の強い棘融解細胞が散見する。イヌ，皮膚，HE染色，100倍
（画像提供：岐阜病理ラボラトリー　米丸加余子先生）

染を起こした例では，診断は困難である。発生部位，臨床経過と併せて診断するが，確定診断は組織学的検査，蛍光抗体法を実施する[6,7]。

注射部位反応

ワクチン接種や注射した部位，特に肩甲間皮下に発生することが多い。細胞学的には，成熟リンパ球，マクロファージを主体とした炎症反応であり，好中球も少数混じる[3]。また，赤紫色の均質不定形物質が細胞外あるいはマクロファージなどの細胞に貪食されて観察されることがあり，これはアジュバント成分と考えられている[9]。反応性の線維芽細胞も集塊状に採取される場合がある。

皮下肉芽腫（脂肪織炎）

感染性以外の皮下脂肪組織に発生する肉芽腫性炎には，壊死した脂肪組織に反応したものや無菌性結節性皮下織炎などが存在する。細胞診では出現細胞はマクロファージ，組織球が中心で，好中球を混じる場合は化膿性肉芽腫となる。また，多核化したマクロファージ系細胞も散見する。マクロファージ組織球系細胞は細胞質内に微細な空胞を多数容れる。背景には大小の円形の空胞として脂肪滴が塗抹される。不定形黄色物質がマクロファージの細胞質内に観察されることがあるが，これは変性したアルコール不溶性の脂質由来色素である。脂肪細胞の壊死により脂肪成分が変性したことで生じる（図13）。近年，ミニチュア・ダックスフンドでよく遭遇する無菌性結節性皮下織炎は，細胞像としては好中球を混じたマクロファージの出現からなる化膿性肉芽腫像を呈する。

不溶性異物に対して，マクロファージ，組織球や異物巨細胞が浸潤する。多くの場合，好中球の浸潤を混じた化膿性肉芽腫となる。様々なものが異物となる

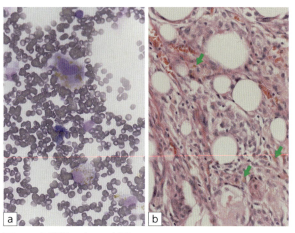

図 13 肉芽腫, イヌ, 皮下
a：マクロファージの細胞質内に黄色色素が貪食される。ヘマカラー染色, 200 倍
b：矢印で示すものが同じ黄色色素。脂肪が変性して不溶性となった(通常の脂質はアルコールなどの有機溶媒に溶けてしまう)。HE 染色, 100 倍

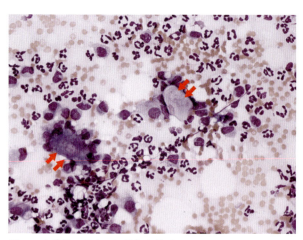

図 14 角化物に反応した異物肉芽腫
矢印が角化物。周囲にマクロファージが付着する。イヌ, 皮下腫瘤, ギムザ染色, 200 倍

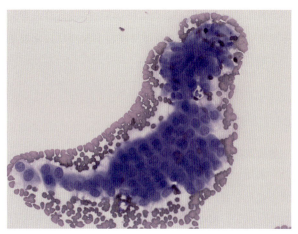

図 15 肢端舐性皮膚炎①
少数ではあるが, このような上皮細胞がシート状にみられる。異型性は認めない。皮脂腺が塗抹されることもある。イヌ, 前肢硬結巣, 針生検, ヘマカラー染色, 200 倍

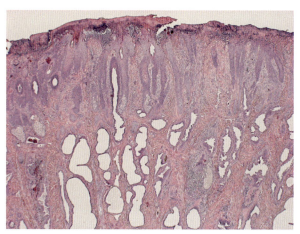

図 16 肢端舐性皮膚炎②
図 15 の HE 標本である。表皮は潰瘍を呈し, 深層部では汗腺が大小に拡張する。真皮には線維性結合組織の増生をみる。20 倍

が, 皮膚では角化物が異物となり肉芽腫を惹起することが多い(図14)。

肢端舐性皮膚炎

前肢端前面や後肢端にみられる無毛性, 潰瘍性の皮膚の硬結巣として認められる。針生検をしても, あまり細胞が採取されず, 血液が多量に採取されるが, 少数みられる有核細胞は扁平上皮のほかに, 好中球, リンパ球, 形質細胞, マクロファージなどの炎症細胞と, 円形で偏在する核と長方形〜台形の好塩基性細胞質を有する汗腺上皮細胞がシート状あるいは柵状に配列して塗抹される(図15)。細胞質内に灰青色の色素を容れる細胞も認められることがある。これらの汗腺上皮塊は拡張した汗腺に由来する(図16)。また, 組織学的に皮脂腺の過形成を伴うので, 細胞質が泡沫様の皮脂腺細胞塊が塗抹されることも多い。潰瘍面のスタンプでは滲出液, 好中球, 細菌などが塗抹されるが, 有

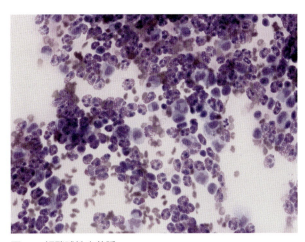

図17　好酸球性肉芽腫
好酸球とマクロファージが多数塗抹される。マクロファージに注意し，顆粒の少ない肥満細胞腫の腫瘍細胞と鑑別する。ネコ，口唇部腫瘤，針生検，ヘマカラー染色，200倍

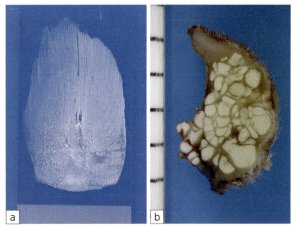

図18　限局性石灰化症
a：針生検の塗抹。未染。乾燥前は牛乳のような液体。乾燥すると白色粉状
b：指間部にできた限局性石灰化症の断面。大小に区画された白色巣。硬度はあるが骨様ではない

意なものではない。

好酸球性肉芽腫

イヌ，若齢ネコにみられる好酸球の浸潤を伴う肉芽腫である。イヌでは口腔粘膜，まれに腹部，包皮，体躯にみられ，ネコでは四肢，耳介，頸部，胸部，口唇，顎，足蹠にみられる[10]。肉眼的に丘疹，結節，プラック，潰瘍状と様々な形をとる。針生検，擦過標本では高度な好酸球浸潤を認め，マクロファージも多数みられる（図17）。好酸球が多いので，肥満細胞腫，特に顆粒の少ない肥満細胞腫には注意が必要である。マクロファージのようにみえる細胞に核小体明瞭などの悪性腫瘍の特徴，さらには細胞質内の赤紫色の顆粒の有無を観察する。

その他

1. 汗腺囊胞

表皮に近い単胞性あるいは多胞性囊胞であり，あまり大きくならない。針生検をすると透明な漿液が吸引され，囊胞自体が縮小することが多い。塗抹標本は有核細胞に乏しく，マクロファージやごく少数の上皮細胞塊が存在するのみである。腫瘍性変化ではなく，開口部閉塞などに起因する汗腺の囊胞状拡張である。

2. 血腫

血液で満たされているために，針生検では血液が採取される。塗抹においては血小板はみられず，採材時の血液混入と区別される。ただし，血管腫などの血液を多量に含む腫瘍との鑑別は難しいことが多い。時間の経過したものでは，赤血球を貪食するマクロファージや灰黒色の不定形色素と観察されるヘモジデリンを容れたマクロファージも観察される。多くはないが，ひし形で金色を呈するヘマトイジン結晶が細胞外あるいはマクロファージ細胞質内にみられることがある。時間経過したものでは，結合組織の増生を伴うので，紡錘形細胞の集塊が塗抹される。

3. 限局性石灰化症

腫瘍様石灰化症ともいわれる非腫瘍性腫瘤状病変のひとつであり，イヌでよくみられる。皮膚では四肢のパッドにできやすいが，形成機序は明らかとなっていない[6]。肉眼的には腫瘤状で，針生検によって牛乳のように白い液体が少量採取される。出血はほとんど伴わない。スライドグラスに塗抹，乾燥するとチョークの粉状になり，非常に独特な肉眼像である（図18）。これは腫瘤が大小に区画された石灰沈着からなるためである（図18）。組織学的には小葉状石灰沈着と周囲のマクロファージ，異物巨細胞，線維性結合組織からなる肉芽腫であり（図19），塗抹標本では，肉眼的に白い

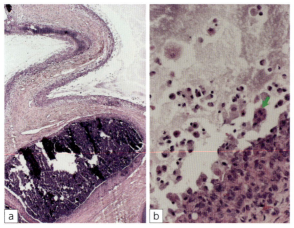

図 19　限局性石灰化症
　a：石灰沈着部位は結合組織で区画されている。20 倍
　b：マクロファージ，異物巨細胞(矢印)がみられる。イヌ，HE 染色，100 倍

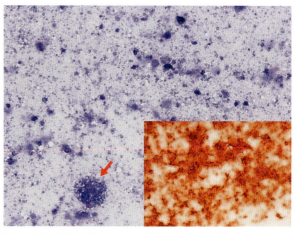

図 20　限局性石灰化症
　背景の淡青色顆粒物が石灰成分。細胞は乏しく，多くはマクロファージ(矢印)。針生検，ギムザ染色。挿入図はアリザリンレッド染色

チョーク状のものは淡青色の細顆粒状物質として背景にみられる。また，マクロファージや多核化した異物巨細胞も塗抹されるアリザリンレッド染色で赤橙色を呈する(**図 20**)。比較的固い腫瘤なので表面が潰瘍を起こしやすい。

■参考文献
1) Barlough JE. 小動物の感染症マニュアル．小西信一郎，長谷川篤彦監訳．文永堂出版．1990．
2) Rausch FD, Skinner GW. Incidence and treatment of budding yeast in canine otitis externa. *Mod Vet Pract* 59: 914-915, 1978.
3) Diagnostic cytology and hematology of the dog and cat, 3rd ed. Cowell RL, Tyler RD, Meinkoth JH, et al, Eds. Mosby, MO. 2008.
4) Baker R. Lumsden JH. Color atlas of cytology of the dog and cat. Mosby, MO. 1999.
5) 堤　寛．感染症病理アトラス．文光堂．2000．
6) Skin diseases of the dog and cat, 2nd ed. Gross TL, Ihrke P, Walder EJ, et al, Eds. Wiley-Blackwell, Oxford, UK. 2005.
7) A color atlas and interpretation guide canine and feline cytology, 2nd ed. Raskin RE, Meyer DJ, Eds. Elsevier, PA. 2010.
8) Infectious deiseases of the dog and cat, 4th ed. Greene C Ed. Elsevier, PA. 2011.
9) Cytology, Part II. The veterinary clinics of north America: small animal practice. Cowell RL Ed. 2003.
10) 動物病理学各論．第 3 版．日本獣医病理学会編．文永堂出版．2013．

第11章

体表②
～腫瘍性病変～

はじめに

　臨床の現場において遭遇する機会の多い腫瘍を中心に，どのように腫瘍性病変を鑑別するかをそれぞれの腫瘍の特徴をもとに解説する。腫瘍において由来の鑑別は重要である。なぜならば，転移，増殖様式などの腫瘍の生物学的特徴はその発生母地に依存するからである。したがって，由来の特定はその腫瘍の予後予測や治療方針を決定するうえで必須である。当然のことながら，細胞学的検査には限界があるが，腫瘍と非腫瘍の鑑別をする第一ステップとなり，さらには独立円形細胞腫瘍と分類されるいくつかの腫瘍は確定診断が得られることもあるので，術前検査として必須である。

発生部位と由来

　体表腫瘍では，腫瘍が存在する部位と深さを考慮に入れると，確定診断に近い細胞学的診断が得られる。由来となる組織構造の位置によって，腫瘍増殖の中心が決まる。例えば，表皮や真皮に存在する腺（皮脂腺，肛門周囲腺）の場合，腫瘍の増殖の中心は表皮，真皮であり，さらに外向性に突出することが多い。表皮や真皮浅層を増殖の中心とする腫瘍は皮下組織とは遊離し，触診にて可動性で，表面に潰瘍形成がみられることも多い。一方，皮下組織が増殖の中心である場合は，触診にて可動性がみられないことが多い。一見，皮膚腫瘤のようにみえても，被覆する表面の皮膚が自由に動き，腫瘤と皮膚に連続性がない場合は，筋間や皮下臓器（甲状腺など）に由来することがある。

　上皮性腫瘍の場合は，円形～卵円形の核と円形～多角形の細胞質を有する細胞が互いに強く接着して，集塊状に出現する。紡錘形細胞腫瘍（間葉系腫瘍）の場合は，円形～紡錘形の核と多角形～紡錘形の細胞質を有する細胞が集塊状に出現するが，上皮性腫瘍とは異なり細胞同士の接着性は弱いか，接着しておらず，腫瘍細胞間に種々の量の細胞外基質がみられる。腫瘍細胞の出現様式が非集塊状（散在性），つまり細胞が集塊をつくらず一面に出現する状態であるときは独立円形細胞腫瘍と考える。

　以上が基本的な3つの系統の区別であり，さらに腫瘍細胞に何らかの分化方向がみられたり，特徴的な細胞外基質がみられればその由来を特定することも可能である。加えて悪性度の評価を行い診断名を決定する。詳しくは第9章を参照されたい。

　以上のように細胞学的所見に位置の情報を加味しつつ，腫瘍の起源を限定して考えると，より確定診断に近い細胞学的診断が得られる。本章では，腫瘍の発生位置，特に皮膚内での深さをもとにそれぞれの腫瘍の特徴を述べる。

皮膚浅層に存在する腫瘍

　皮膚浅層とされる部分は表皮と真皮であり，ここには皮膚付属器も多く存在する。**表1**に皮膚浅層にみられる代表的な腫瘍を挙げた。通常は皮下組織と遊離しているが（**図1**），浸潤性がみられるものでは皮下組織

表1 皮膚浅層に発生する腫瘍

上皮性腫瘍	非上皮性腫瘍
表皮由来	間葉系由来
皮脂腺由来	イヌ皮膚組織球腫
肛門周囲腺由来	肥満細胞腫
	皮膚リンパ腫
	メラノーマなど

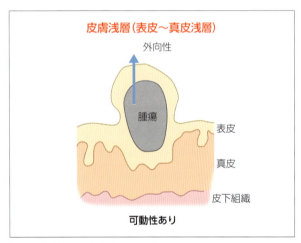

図1 皮膚浅層に発生する腫瘍の模式図

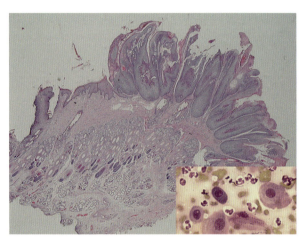

図2 皮膚乳頭腫
表皮に連続する扁平上皮由来の腫瘍細胞が外向性に表面に突出して増殖する。イヌ，前肢指部腫瘍，HE染色，5倍。挿入図は細胞像。細胞異型性に乏しい扁平上皮。ライト・ギムザ染色，200倍

と固着する。また，表面には潰瘍ができることが多い。

扁平上皮由来腫瘍

1. 扁平上皮乳頭腫

名前のとおり，その増殖は外向性で，皮膚表面に突出するように増殖する（**図2**）。針生検しにくい病変であり，スタンプや擦過標本の方が細胞が採取されやすい。扁平上皮細胞から発生する良性腫瘍であり，基本的には分化した扁平上皮細胞が採取される。扁平上皮細胞は上皮細胞であるが，角化が進むにつれて細胞は塊をつくらなくなり，弧在性に採取される（**図2**）。基底層および基底層近傍の細胞は核／細胞質比（N/C）比が大きいが，角化が進むにつれて細胞質が広くなり，核は濃縮，小型化し，完全に角化したものでは核は崩壊消失する。分化に伴ってN/C比が小さくなる。この分化の流れが正常あるいは良性腫瘍の角化扁平上皮の分化である。ときに基底層に近い細胞が出現することもあるが，この場合は，高分化型の扁平上皮癌との鑑別のため組織学的検査が必要となる[1]。

2. 扁平上皮癌

扁平上皮癌はイヌ，ネコの皮膚のどこにでも発生するが，病巣が非常に浅い位置で形成されるため潰瘍化し，細菌の二次感染を伴っていることが多い。このような状態では，肉眼的に皮膚病との鑑別が困難で，抗菌薬などで経過観察され，最終的に広範囲に広がり，手術不可能になってしまうこともある。したがって，難治性潰瘍病変は細胞診に限らず，早期の形態学的検査が必要である。腫瘍細胞は卵円形の核および好塩基性細胞質を有する。本腫瘍は腫瘍細胞に角化傾向がみられることが多いが，角化が進んだ細胞では細胞質が多角形で豊富となり，淡明もしくはスカイブルーを呈し（**図3**），核の周りに多数の小さな空胞を有する腫瘍細胞がみられることもある。正常扁平上皮や乳頭腫とは異なり，角化が進んでも核は濃縮せずに，核小体が明瞭であるものが多い。また，紡錘形など形態的に異常な形態を示すものが混じることがある（**図4**）。腫瘍細胞以外の成分としては好中球を主体とした炎症細胞

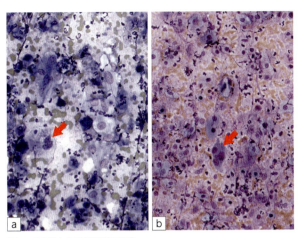

図3 扁平上皮癌の細胞像①
多角形で広い細胞質を有する腫瘍細胞が塗抹される。細胞質は淡明からスカイブルーに染色された腫瘍細胞が多数みられる。矢印は多核化した腫瘍細胞。a, b ともにイヌ, 皮膚腫瘍
a：ディフ・クイック染色, b：ライト・ギムザ染色, 150倍

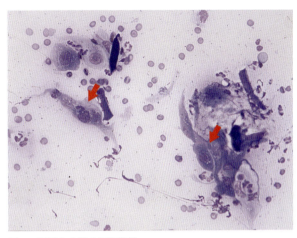

図4 扁平上皮癌の細胞像②
矢印で示す異型角化扁平上皮は紡錘形を呈し, 形態的に異常である。そのほかの細胞も分化が進んでいるにもかかわらず, 明瞭な核小体を有し核染色質も粗造である。イヌ, 皮膚腫瘤, ヘマカラー染色, 200倍

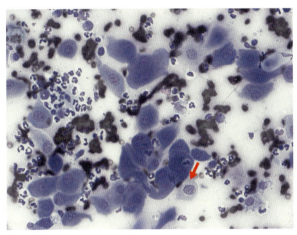

図5 扁平上皮癌の細胞像③
多角形〜紡錘形の広い細胞質と細胞の中心部に位置する卵円形核を容れた腫瘍細胞が, ゆるく接着あるいは孤在性に塗抹される。背景には好中球を多数認める。また, 矢印で示す腫瘍細胞のように角化が進むと, 核周囲に小型空胞が出現する。イヌ, 肢端腫瘍, ヘマカラー染色, 200倍

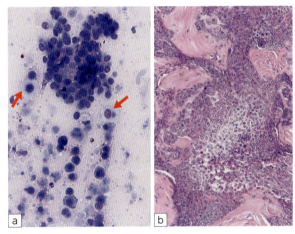

図6 基底扁平上皮癌
a：イヌ, 針生検, ヘマカラー染色。基底細胞様腫瘍細胞の集塊とともに, 細胞質が広く淡明な扁平上皮様細胞が散在する
b：同一病変のHE標本。下部の淡明な部分は扁平上皮様分化を示す領域。その他は基底細胞様を呈する

が多く認められる（**図5**）。また病巣が壊死に陥っていることが多いため, 背景に壊死成分を伴うことも多い。潰瘍部のスタンプでは細菌と炎症細胞のみが採取され, 腫瘍細胞が採取されてこないことがある。また潰瘍部スタンプにて異型細胞が採取されることもあるが, 腫瘍細胞であるのか再生による異形成（dysplasia）であるのかの鑑別が困難なことがあり, そういった場合は病巣深部から針生検にて細胞を採取してくるか, 組織学的検査を行う必要がある。

3. 基底扁平上皮癌

基底扁平上皮癌は, 扁平上皮分化を比較的多く認める基底細胞様細胞の増殖を主体とした悪性上皮性腫瘍で, イヌでみられる（**図6**）。表皮との連続性は認められる。細胞学的には卵円形の核と好塩基性の少量の細胞質を有する基底細胞様腫瘍細胞が集塊状に塗抹される。これらの細胞のほかに, 基底細胞様腫瘍細胞より細胞質が広く, うろこ状の扁平上皮細胞が散在する。扁平上皮癌に比較して, 核の大小不同は軽度で, 扁平

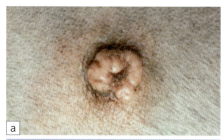
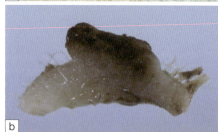
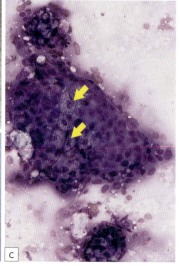

図7 皮脂腺腫の肉眼像と細胞像
a：中央がやや陥凹したカリフラワー状腫瘤
b：同割面。腫瘍は真皮から表皮に向かって突出
c：細胞像。細胞塊は基底細胞様細胞からなるが、中心部に細胞質が網目状(泡沫状)を呈し、細胞内に皮脂を蓄積させた細胞が存在する(矢印)。イヌ、ギムザ染色、150倍

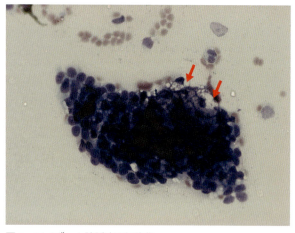

図8 マイボーム腺腫瘍の細胞像
卵円形で濃染する核と、乏しい細胞質を有する基底細胞様細胞が集塊状をなして塗抹される。細胞質が泡沫状を呈する皮脂腺様分化を示す細胞(矢印)も混在する。腫瘍細胞に異型性はない。組織学的にはマイボーム腺上皮腫と診断された。マイボーム腺上皮腫は通常のマイボーム腺腫瘍に比較して基底細胞様細胞(補助細胞)が多い場合に用いる。低悪性と考えられ、取り残すと再発の可能性があるものの、転移はみられない。イヌ、眼瞼腫瘤、ヘマカラー染色、200倍

上皮に分化した細胞には悪性所見はみられないことが多く、細胞学的に確定は困難な場合が多い。

4. 皮脂腺由来腫瘍

肉眼的にカリフラワー状と称される形態を示し、表面に突出することも多い(図7a, b)。多発性に発生することもある[2]。

細胞学的には卵円形〜長円形の濃染する小型核と少量の細胞質を有する、いわゆる基底細胞様の腫瘍細胞と、豊富で泡沫様を呈する細胞質と小型核を有する皮脂腺への分化がみられる腫瘍細胞が混在する(図7c)。

組織学的に皮脂腺への分化がみられる腫瘍細胞の割合が高いものは皮脂腺腫、基底細胞様の腫瘍細胞の割合が高いものは皮脂腺上皮腫となる[3]。しかし皮脂腺腫の腫瘍細胞は細胞形態学的に正常な皮脂腺細胞と非常に似ているため、皮脂腺腫と皮脂腺過形成(非腫瘍性病変)とを区別することは細胞学的には困難である。また皮脂腺癌の発生は非常にまれではあるが、細胞学的に皮脂腺上皮腫と皮脂腺癌を明瞭に区別する基準はないため[1]、組織学的検査が必要である。

マイボーム腺は眼瞼縁に配列する皮脂腺で、皮膚の皮脂腺と異なり、直接、皮膚(眼瞼縁)に開口する。マイボーム腺の腫瘍はイヌで多く、皮脂腺腫瘍と同様の形態を示す(図8)。ただ、メラニン沈着を示すことが多く、メラニン産生細胞の腫瘍との鑑別が必要な場合もある。

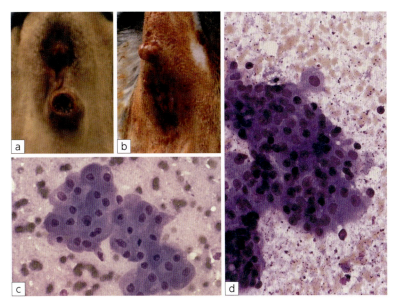

図9 肛門周囲腺腫の肉眼像と細胞像
a：肛門近傍の外向性に突出した腫瘤
b：表面に潰瘍が形成され，クレータ状を示すものもある
c：肛門周囲腺腫の細胞像。細胞質は両染性で広く，類円形の核が細胞の中心に存在する。イヌ，ヘマカラー染色
d：肛門周囲腺癌。背景には好塩基性の核破砕物(壊死成分)が存在する。核の大小不同，核小体の明瞭化，増数がみられる。イヌ，ギムザ染色，150倍

5. 肛門周囲腺由来腫瘍

肛門周囲腺は肛門周囲の真皮に存在する機能不明な腺である。肛門周囲のみならず下半身の背・腹側，包皮周囲，まれに顔面にも存在するために，構成細胞の形態より肝様腺(hepatoid gland)とも称される[2]。未去勢高齢雄に多く，アンドロジェン依存性増殖を示す。悪性の肛門周囲腺癌は雌に多いとする報告がある[4]一方で，Goldschmitらは雌雄比を1：9と報告しており[2]，結論は出ていない。真皮に存在する腺なので外向性に増殖する傾向があり(図9a，b)，しばしば自壊する(図9b)。

細胞学的に多くの細胞が塊状に採取されてくることが多いが，細胞の伸展状態の良好な場所では腫瘍細胞は円形の核および豊富な好塩基性～両染性微細顆粒状細胞質を有する(図9c)。肝細胞様の腫瘍細胞に介在して，卵円形の濃染する核を有し細胞質の非常に乏しい補助細胞がみられる。細胞学的に良・悪性の鑑別は難しいことも多いが，悪性の場合，細胞とともに壊死性背景が採取されたり，核小体の大型化や増数，核の大小不同などの悪性所見がみられる(図9d)。臨床的に非定型的な場合，例えば去勢に反応しない増殖や去勢後に発生した症例は細胞学的検査のみではなく，組織学的検査を行う必要がある。

肛門周囲で発生すれば，細胞診と併せて，容易に肛門周囲腺由来腫瘍と診断可能であるが，他部位で発生したものでは，肛門周囲腺細胞が採取されても，肛門周囲腺由来腫瘍が想定されていないと細胞の由来が分からないことがあるので，肛門周囲腺由来腫瘍は他部位でも発生することを覚えておきたい。

また，肝細胞癌が皮膚転移したものは，肛門周囲腺腫瘍との鑑別が非常に困難である。まれではあるが，既往歴などをもとに留意しておく必要がある(図10)。

6. 汗腺由来腫瘍

良性の汗腺腫の場合，針生検にて透明な液体成分が採取され，標本上に出現する細胞成分が乏しいことが多い。また，ネコの汗腺導管腺腫では基底細胞様細胞が多く採取され，毛芽腫との鑑別が難しいこともある(図11)。ただし，ともに良性腫瘍なので，臨床的には同じ扱いで問題は生じない。出現する腫瘍細胞は円形～卵円形のやや偏在する核を有するが(図11a)，組織標本にみられる管腔構造(図11b)は認められない。

悪性の汗腺癌の場合は，円形～卵円形の核および青灰色の乏しい細胞質を有する腫瘍細胞が集塊状に多数出現し(図12a)，細胞質内に弱好酸性の分泌物を容れるものが認められることもある。非常に悪性度が高く，全身皮膚に広がるタイプが存在する(図12b)。より悪性度が高いものでは，細胞同士の接着性も乏しくなり，悪性の独立円形細胞腫瘍との鑑別が難しくなるほどである。

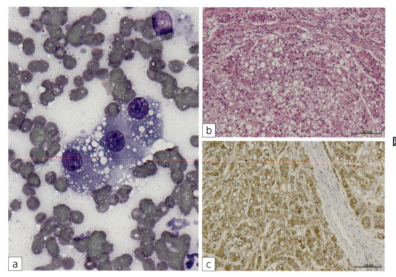

図 10　肛門周囲皮膚に転移した肝細胞癌
a：脂肪空胞を有するものの，細胞形態は肛門周囲腺細胞にきわめて類似する。イヌ，針生検，ヘマカラー染色
b：同一組織のHE染色。組織形態も肛門周囲腺腫瘍に類似するが，補助細胞様細胞は認めない
c：抗ヘパトサイト抗体による免疫染色。腫瘍細胞は抗ヘパトサイト抗体に陽性で肝細胞由来である。本例は，過去に肝細胞癌の切除を行っている

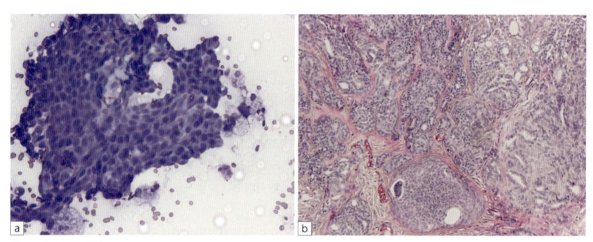

図 11　汗腺導管腺腫
a：細胞像。基底細胞様細胞の集塊を認める。マクロファージも散在する。ネコ，針生検，ヘマカラー染色
b：組織像。基底細胞様の腫瘍細胞が胞巣状に増殖し，その中に管腔状構造が散在する。ネコ，HE染色

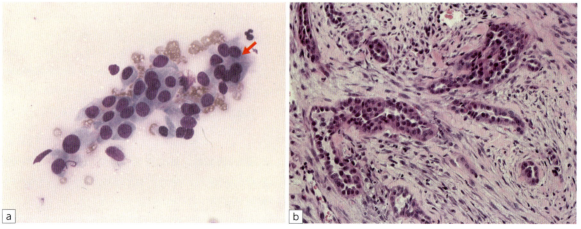

図 12　アポクリン汗腺癌
a：細胞像。円形～卵円形で，大小不同が認められる核と好塩基性で中等量の細胞質を有する腫瘍細胞がシート状に塗抹される。矢印で示す部位では，ロゼット様を呈し，腺腔構造を思わせる。イヌ，後肢皮膚腫瘤，ヘマカラー染色，300倍
b：aの組織像。腫瘍細胞は，線維性結合組織の強い増生を伴いつつ，不規則な管腔状に浸潤増殖する

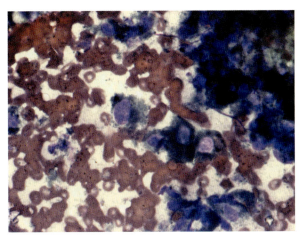

図13 皮膚のメラニン産生腫瘍
細胞質内に黒緑色砂粒状の色素を多量に含む。顆粒の量が多いものでは，核形態も不明瞭である。背景にも顆粒が多数認められる。イヌ，肢端腫瘤，ヘマカラー染色，200倍

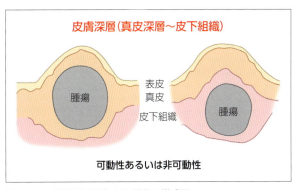

図14 皮膚深層に発生する腫瘍の模式図

皮膚深層に存在する病変

皮膚深層は皮下組織を中心とした部位で線維性結合組織や脂肪組織，毛包基部および一部の腺組織が存在する。皮膚表面との連続性は様々である（**図14**）。また，四肢や顔面など皮下組織の少ない部位では外向性増殖のようにみえる。発生する腫瘍は上皮性腫瘍よりむしろ間葉系腫瘍が多い（**表2**）。

表2 皮膚深層に発生する腫瘍

上皮性腫瘍	非上皮性腫瘍
毛包由来 腺由来	間葉系由来 血管周皮腫 血管内皮系腫瘍 脂肪細胞系腫瘍 肥満細胞腫など

7. メラニン産生腫瘍

一般的には紡錘形細胞腫瘍の細胞形態をとることが多いが，ときに上皮様もしくは独立円形細胞様を呈するなど，細胞形態は幅広い。細胞質内に種々の量の微細な砂粒状黒緑色顆粒（メラニン顆粒）を含むことが特徴である（**図13**）。しかし顆粒の量が非常に少ない症例や無顆粒性メラノーマ（悪性）もあるため注意が必要である。

体表に発生するメラニン産生腫瘍は良性のものが多いが，口唇や口腔内に発生するものは悪性のものが多い。体表皮膚に発生したものに含まれる腫瘍細胞以外の成分としては，病変に潰瘍を伴う場合は好中球の出現も認められる。また，「メラノファージ」とよばれるメラニン顆粒を貪食したマクロファージの出現をみることもある。通常，メラニン顆粒はメラノソーム内に存在するため非常に微細で顆粒の大きさも均一であるのに対して[3]，メラノファージ内のメラニン顆粒は凝集されており，通常のメラニン顆粒より大型で大小不同もみられるため区別は容易である。

上皮性腫瘍

1. 毛芽腫

腫瘍細胞は卵円形〜長円形の濃染する小型核を有する。細胞質は非常に乏しく（基底細胞様の腫瘍細胞），細胞同士の接着性は非常に強い。細胞境界は不明瞭であり，核が柵状に配列する（**図15**）。塗抹標本ではあまり細胞は採取されない傾向がある。腫瘍細胞以外の成分としては，細胞集塊周囲にピンク色の膠原線維がみられることもある。また症例によっては種々の量のメラニン色素の沈着を伴うことがあり，メラニン産生腫瘍との鑑別が必要な場合もある。

2. 角化物産生腫瘍もしくはその類似病変

本カテゴリーには，皮内角化上皮腫や毛包上皮腫などの毛包由来腫瘍および表皮胞などの非腫瘍性病変が含まれる。いずれも病巣中に角化物が多量に産生される病変であり，細胞診においても多量の角化物が採取される（**図16**）。角化物は無核で鱗状を呈している。皮膚表層の角化物は乾燥によってカールしており濃染す

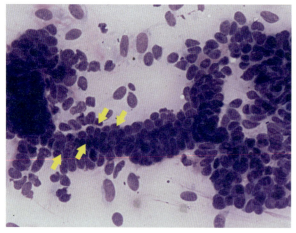

図15 毛芽腫の細胞像
卵円形から長円形で濃染する核と細胞質は乏しく，細胞境界不明瞭な基底細胞様細胞が集塊状に塗抹される。矢印で示した部位では細胞が柵状に配列する。イヌ，前肢腫瘤，ヘマカラー染色，200倍

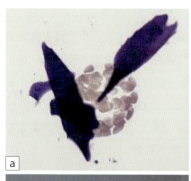
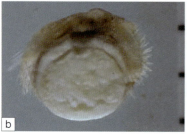
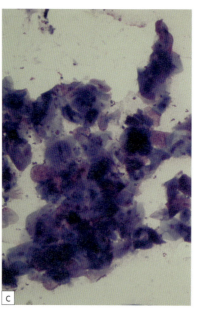

図16 角化物産生腫瘍もしくはその類似病変の肉眼像と細胞像
a：コンタミネーションした角化物。強く濃染し，棒状にカールしている
b：白色の部分が充満した角化物
c：細胞像。鱗状角化物が集積性に塗抹される。イヌ，背部皮下腫瘤，針生検，ヘマカラー染色，200倍

るので，生体内から得られた角化物とは異なる（図16a）。有核の腫瘍細胞が採取されてくることはまれであるが，存在する場合は少数の基底細胞様腫瘍細胞塊が採取される。腫瘤が破綻すると産生された角化物に対して炎症反応が起こるため，好中球や異物型巨細胞などの出現を伴うことがある。また壊死・変性した角化細胞に由来するコレステリン結晶の出現をみることもある（図17）。症例によっては，無核で鱗状を呈する角化物の中に核の陰影を残したままの角化物（陰影細胞：shadow cell）が認められることがある（図18）。本成分は毛包上皮腫に特徴的な成分であるため，これらの出現がみられる場合は確定診断が可能である。

いずれの病変も破綻して産生された角化物に対して炎症反応が加わると病巣が拡大する可能性があるため，できるだけ早期に外科的切除を行う必要がある。

3. 肛門アポクリン腺癌

肛門アポクリン腺癌は肛門壁に存在するアポクリン腺から発生する腫瘍である[2]。存在部位から肛門横が広く腫大するような状態，あるいは直腸の変位を伴う骨盤腔腫瘤として発見されることが多い。

臨床的には高カルシウム血症を併発する場合があり（肛門アポクリン腺癌の25％以上）[5,6]，これは腫瘍細胞が上皮小体ホルモン関連蛋白質（PTHrP）を産生す

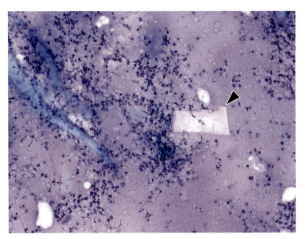

図17 コレステリン結晶
矢頭で示す不染性の長方形の物質がコレステリン結晶である。実際は固定液で溶解している。コレステリン結晶は壊死した細胞の細胞成分に由来する。イヌ，体表腫瘤，ヘマカラー染色，25倍

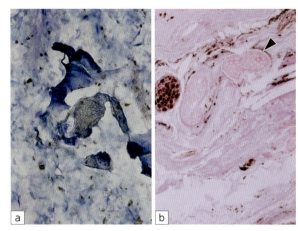

図18 毛包上皮腫の細胞像と組織像
a：細胞像。中央の核が抜けてみえる塊が陰影細胞。針生検，ヘマカラー染色
b：組織像。矢頭で示す塊が陰影細胞。核が抜けて好酸性に染まる。細胞はすでに死んでいる。陰影細胞は毛母様細胞に由来し，この腫瘍の毛母様分化を示唆する成分である。HE染色，100倍

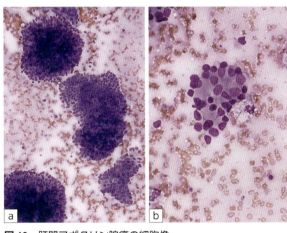

図19 肛門アポクリン腺癌の細胞像
a：シート状に塗抹される。25倍
b：小集塊では細胞がロゼット様に配列し，腺構造が示唆される。イヌ，ギムザ染色，100倍

ることに起因する[7,8]。悪性度が高く，腰下リンパ節などに転移しやすい。

　細胞学的にはその臨床動態に比較して，「おとなしい」細胞である。細胞質は淡明〜青色で比較的広く，卵円形核を有する。大型の核がみられることがあるが，核の大小不同はそれほど著明ではない。細胞はシート状，集塊状に採取され，細胞がロゼット様に配列し，腺を思わせる像も観察される（**図19**）。

紡錘形細胞腫瘍（間葉系腫瘍）

1. 線維腫

　腫瘍細胞は多量の膠原線維により強固に結合されているため，通常の針生検では非常に細胞は採取されにくく，摘出後サンプルの表面スクラッチにてようやく細胞が採取される程度である。腫瘍細胞は紡錘形の核と淡青色のわずかな細胞質を有し，腫瘍細胞間には好酸性の細胞外基質（膠原線維）もみられる（**図20**）。

2. 脂肪腫

　針生検した後，スライド上に成分を吹き付けると油滴状を呈する（**図21b**）。この成分はそのまま放置していてもいつまでも乾燥せず，メタノール固定にて溶出する。染色後，スライド上に細胞成分が何も認められないことがある。わずかに細胞成分が残存する場合，腫瘍細胞は非常に豊富な細胞質と小型で偏在する核を有し，網目状を呈するように集塊を形成する（**図21c**）。細胞学的に正常皮下脂肪組織と区別が困難であるほど腫瘍細胞は分化している。

3. 肉腫

　腫瘍細胞は長円形〜紡錘形の核を有する。細胞質も紡錘形を呈する。腫瘍細胞同士の接着性は弱く，核に

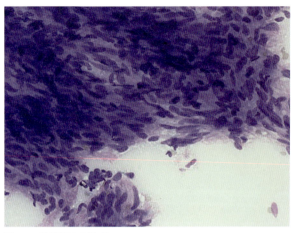

図20 線維腫の細胞像
ピンク色の線維状細胞外基質(膠原線維)の間に紡錘形細胞が介在する。細胞異型性はみられない。イヌ,皮下腫瘤,割面擦過標本,ヘマカラー染色,200倍

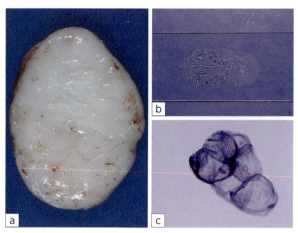

図21 脂肪腫の肉眼像と細胞像
a:境界明瞭で割面も白色滑沢
b:針生検未固定スライド。油滴が塗抹される
c:大型の円形細胞が房状に塗抹される。異型性はまったくみられない。イヌ,皮下腫瘤,ヘマカラー染色,100倍

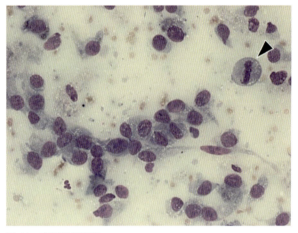

図22 肉腫の細胞像
明瞭な核小体を複数有する紡錘形核と紡錘形の細胞質を有する異型細胞が塗抹される。矢頭は核分裂像を示す。イヌ,ヘマカラー染色,200倍

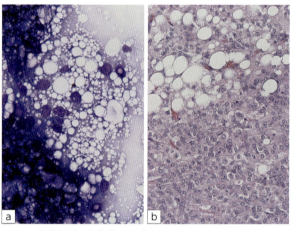

図23 脂肪肉腫の細胞像と組織像
a:多数の大小不同な空胞が細胞内外に多数みられる。細胞の核は類円形で,大型。ヘマカラー染色
b:同腫瘤のHE標本 細胞質内に脂肪滴を多数容れる。針生検では脂肪滴は細胞外にも逸脱する。イヌ,頸部腫瘤,200倍

は大小不同,巨核化,多核化などの悪性所見が認められる(図22)。腫瘍細胞周囲に好酸性や両染性(赤紫色)基質が認められる場合は骨軟骨系腫瘍が疑われるが,通常,このような特徴的所見が認められることは少なく,多くの場合は「肉腫」より詳細な由来を確定することは細胞学的には困難であるので,組織学的検査により確定診断する。以下に細胞学的検査により診断が可能な肉腫を挙げる。

(1) 脂肪肉腫

脂肪細胞由来の悪性腫瘍である脂肪肉腫の細胞像は良性の脂肪腫とは異なり,採取細胞が多い。また,間葉系由来細胞のわりに核が円形に近く,さらに塗抹時に裸核化しやすい。細胞質内あるいは細胞外に大小の空胞が存在する(図23)。細胞は特徴的であるが,脂肪組織の肉芽腫性炎との鑑別が重要である。脂肪組織の肉芽腫では空胞を容れる細胞はマクロファージであるが,これらの細胞はN/C比が低く,核には悪性所見

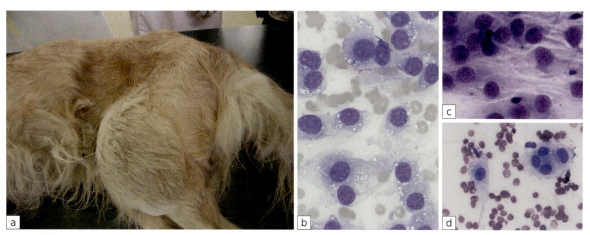

図24　血管周皮腫
　a：肉眼像。血管周皮腫は四肢や胸部に発生しやすい。転移の可能性は低いが，切除マージンを確保しないと再発しやすい低悪性の肉腫である
　b：細胞像。円形核と紡錘形の細胞質を有する。細胞質内に小空胞が複数観察されることが多い。400倍
　c：細胞像。細胞外に粘液が存在することもある。400倍
　d：細胞像。数個の核を有する細胞もみられるが，核の大きさは均一で，細胞辺縁側に配列する。
　　イヌ，皮下腫瘤，ヘマカラー染色，200倍

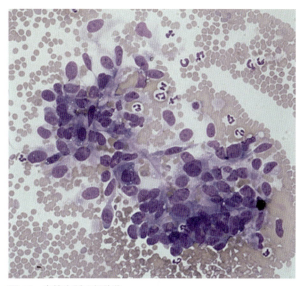

図25　血管肉腫の細胞像
　多量の血液を背景に肉腫細胞が採材される。ただし，血管肉腫を特定できる細胞学的所見はない。本症例も組織学的に血管肉腫と診断された。イヌ，皮下腫瘤，ヘマカラー染色，200倍

はみられない。肉芽腫のときにも多核化したマクロファージが出現するので注意が必要である。

(2) 血管周皮腫

四肢，特に肘部，臀部，胸部皮下に発生しやすい（図24a）。細胞質は紡錘形を呈し，基本的には紡錘形細胞腫瘍の細胞形態をとる。しかし，通常の針生検にてほかの紡錘形細胞腫瘍に比べて多くの細胞が採取されやすく，また核は間葉系由来の細胞にしては卵円形に近く，二核のものも散見されるが，核には前述の肉腫ほどの高度悪性所見はみられない（図24b〜d）。腫瘍細胞の背景に粘液状物質が認められることもある。

(3) 血管系腫瘍

多量の血液成分が採取されることが多い。血腫との鑑別が必要となるが，血管系腫瘍から採取される血液には血小板が含まれている。一方，血腫から採取される血液には血小板は通常含まれておらず，また赤血球やヘモジデリンを貪食したマクロファージの出現がみられる[1]。

良性の血管腫では腫瘍細胞成分は採取されにくいが，採取される場合，腫瘍細胞は円形〜卵円形の核および卵円形〜紡錘形の細胞質を有している。腫瘍細胞に悪性所見は認められず，正常な血管内皮細胞との区別は細胞学的には困難である。

血管肉腫においては，「肉腫」の細胞が少数〜多数出現する（図25）。背景に血液成分が多量に認められること，肉眼的所見などから血管肉腫を疑うことはできるが，確定には組織学的検査が必要である。

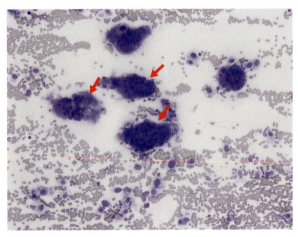

図26 悪性巨細胞腫
多角形～紡錘形の細胞質と卵円形の核を有する間葉系細胞が多数塗抹される。矢印は，細胞質が暗調で，アメーバ状形態を示し，数個～数十個の核を容れる破骨細胞を思わせる多核巨細胞である。ネコ，背部皮下腫瘤，ヘマカラー染色，100倍

図27 独立円形細胞
独立円形細胞の典型例を模式的に示す。共通した特徴は名前の通り，接着性を認めず，円形に近い細胞である。したがって，個々の細胞の特徴が腫瘍の特徴となる

(4) 軟部組織の巨細胞腫（巨細胞型悪性線維性組織球腫）

ネコで頻発する皮下組織の肉腫である。世界保健機関（WHO）の分類では悪性線維性組織球腫の巨細胞型となっているが，軟部組織の巨細胞腫（giant cell tumor of soft parts）ともよばれる[3,9]。由来については明確ではないが，未分化間葉系起源が想定されている。紡錘形の腫瘍細胞とともに，特徴的な多核巨細胞の出現が認められる（**図26**）。多核巨細胞は20～30もの核を有することもある[1]。

独立円形細胞腫瘍

皮膚の独立円形細胞腫瘍として，**図27**に挙げる6つの腫瘍がみられる。組織球由来悪性腫瘍は細胞診では確定診断まではできないが，ほかの5つは典型的なものであれば確定診断が可能である。以下にそれらの特徴を述べる。

1. イヌの皮膚組織球腫

若齢犬（2歳以下）によくみられる良性腫瘍であるが，高齢のイヌでも少ないながら発生する。皮膚の抗原提示樹状細胞であるランゲルハンス細胞の増殖であることが明らかになっている[10]。肉眼的に特徴的な赤色無毛性ドーム状を呈する（**図28a～c**）。細胞学的に腫瘍細胞は円形～卵円形の核および淡明で比較的豊富な細胞質を有し，細胞質は辺縁に向かって"融解"したような形態をとる（**図28d**）。赤色無毛ドーム状を呈する時期には病巣の表皮直下が水腫に陥っており，それを反映して，腫瘍細胞の背景に水腫液がみられることがある。時間の経過した病変ではリンパ球の出現数も多くなり，発生年齢が若齢でない場合などは慢性肉芽腫性炎との鑑別が困難なこともある。また本腫瘍は短期間で急速に病巣が形成されてくるため腫瘍細胞に分裂像がみられることがあるが，悪性所見は認められない。

2. 皮膚リンパ腫

体表に複数の丘疹様病変を形成する。表皮向性があるものでは，皮膚病様に発赤したり，痂皮形成する（**図29a**）。表皮向性皮膚リンパ腫では針生検ではあまり細胞が得られないことが多いが，得られた腫瘍細胞は大型で多形の核および好塩基性細胞質を有してリンパ芽球様を呈する。背景にはlymphoglandular bodyも認められる（**図29b**）。lymphoglandular bodyはリンパ系細胞の細胞質の破片であり，リンパ組織の特徴的所見である[1]。リンパ系組織以外でのlymphoglandular bodyの出現は，その部位でのリンパ系細胞の増殖を示唆しており，リンパ腫の診断の助けとなる。

各論

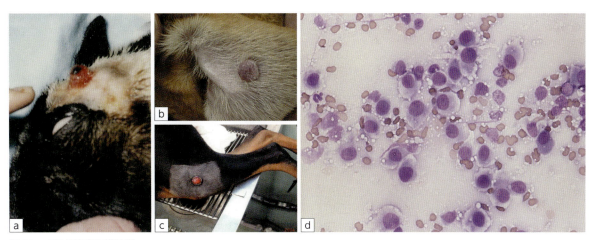

図28　イヌの皮膚組織球腫
　a～c：肉眼像。肉眼的には赤色，無毛，ドーム状。四肢，顔面は発生がよくみられる部位
　d：細胞像。細胞質は淡明～やや青色を呈するが，細胞の辺縁側の方が淡明になる。また，細胞の辺縁は融解したような形態を示す。分裂像が認められることがある。イヌ，顔面腫瘤，ヘマカラー染色，200倍

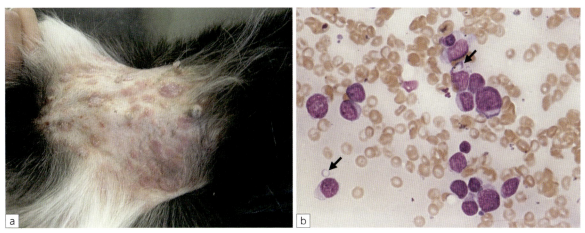

図29　皮膚リンパ腫
　a：肉眼像。表皮向性リンパ腫では赤色丘疹状で，痂皮の付着をみることもある多発性病変
　　（写真提供：岐阜大学　大場恵典先生）
　b：細胞像。細胞形態はリンパ芽球であるが，採取細胞が少ないことも多い。背景にはlymphoglandular bodyも散見する（矢印）。リンパ芽球が少数で，成熟リンパ球が非常に多い場合は慢性炎症や高分化型のリンパ腫などとの鑑別が必要である。対処療法での反応がみられないときは切除生検などで確定診断を行う。イヌ，皮膚丘疹，ライト・ギムザ染色，200倍

3. 皮膚形質細胞腫

　耳介，口唇および指間が好発部位である。腫瘍細胞は円形の核と好塩基性細胞質を有する。皮膚形質細胞腫の多くは良性であり，多くの腫瘍細胞では核が偏在して，核近傍にゴルジ野様の好酸性領域を有し，正常な形質細胞に形態的に類似する（図30）。巨核や二核，多核の腫瘍細胞が認められることも多く，また前述のlymphoglandular bodyの出現は認められないことなどからリンパ腫と区別できる。細胞質の辺縁に赤紫色の物質をまとうことがあり，これは不溶化した免疫グロブリンと考えられている（図31）。

4. 肥満細胞腫

　円形の核と豊富な細胞質を有する腫瘍細胞が採取される。腫瘍細胞の細胞質内には特徴的な赤紫色微細顆粒が認められ（図32），顆粒の量が多い場合は核の形態観察が困難となる。細胞質内微細顆粒の量が非常に少ない例もあり（図33～35），豊富な細胞質とほぼ中心部

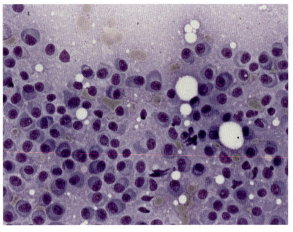

図30 皮膚形質細胞腫の細胞像①
核は濃染し，細胞質は広く好塩基性，核周囲あるいは近傍にピンク色の核周明庭(ゴルジ野)が存在する。二核の細胞も散見される。イヌ，指間部腫瘤，ライト・ギムザ染色，100倍

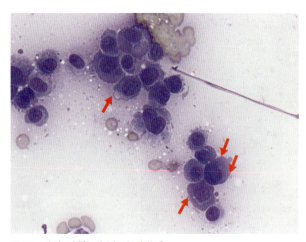

図31 皮膚形質細胞腫の細胞像②
細胞質辺縁に赤紫色の物質が付着する(矢印)

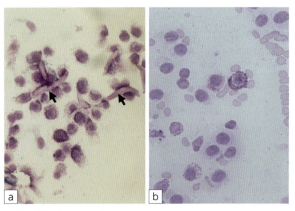

図32 肥満細胞腫の細胞像
a：細胞内に赤紫色の顆粒を多数含んだ細胞が塗抹される。硬い腫瘤では矢印で示すような膠原線維束が採取されることもある
b：顆粒の数にばらつきがみられる。a，bともに組織学的にグレードⅡと診断された。イヌ，皮下腫瘤，ヘマカラー染色，100倍

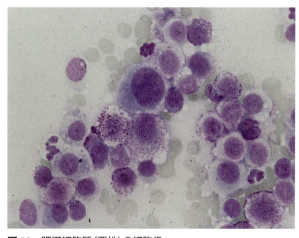

図33 肥満細胞腫(悪性)の細胞像
顆粒の数にばらつきがみられ，ほとんどないものも多数存在する。また，核の大小不同も著明である。イヌ，頸部皮下腫瘤，組織学的グレードⅢ，ヘマカラー染色，400倍

に位置する円形核を有する独立円形細胞が採取される場合は標本上を詳細に検索する必要がある。

ただし，染色法によって細胞内顆粒が染色されない症例も存在する。ロマノフスキータイプの染色法のうち，メイ・ギムザ染色は最も美しく感度よく染色される。したがって，迅速染色で細胞内顆粒が染まりにくい場合はメイ・ギムザ染色を行ってみる(図36)。フェレットでも細胞内顆粒が染まりにくい肥満細胞腫もある(図37)。好酸球の出現を伴うことが多いが，伴わない場合もある。また好酸球の出現の有無やその数は悪性度とは関係しない。

臨床の現場において肥満細胞腫はイヌやネコ，フェレットでよく認められるが，グレーディングシステムが存在するのはイヌのみである。しかしこのグレーディングは組織学的なものであり，細胞診ではグレードを確定することはできないため切除後の組織学的検査にてグレードを確定する必要がある。ネコの肥満細胞腫の多くは良性で(図38)完全切除により完治しうるが，一部の症例では多中心性に他部位に発生することがある。また「組織球型」や「多形型」(図39)とよばれるものも存在し[2]，多形型は悪性である。

各論

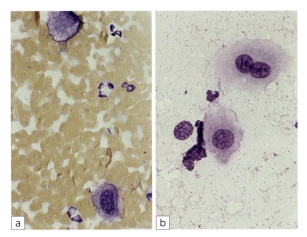

図34 肥満細胞腫（高悪性）の細胞像
細胞内顆粒が乏しく，非常に異型性が高い症例。診断は困難であるが，細胞内の顆粒をよく観察することが重要である。a，bとも同一腫瘍。イヌ，皮下腫瘤，ライト・ギムザ染色，300倍

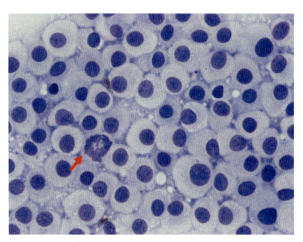

図35 肥満細胞腫の細胞像
細胞内の顆粒はほとんど染まらない。マクロファージとの鑑別が必要であるが，核が円形である点，多くの細胞で核がほぼ細胞の中心部に存在する点，細胞質内の空胞が小型・均質で，全体として細胞質が網目状を呈している点が鑑別点となる。マクロファージの場合，細胞質内に含まれる空胞は大小不同で，貪食物を含むことがある。矢印は分裂像を示す。組織学的にはグレードⅢであった。イヌ，体表腫瘤，ディフ・クイック染色，200倍

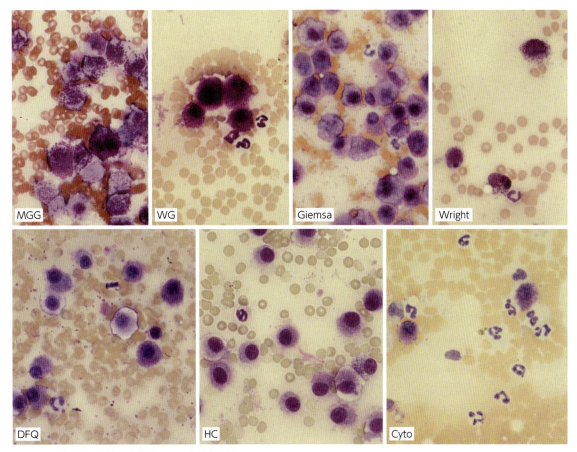

図36 肥満細胞腫顆粒の染色法による染色性の違い
MGG：メイ・ギムザ染色，WG：ライト・ギムザ染色，Giemsa：ギムザ単染色，Wright：ライト単染色，DFQ：ディフ・クイック染色，HC：ヘマカラー染色，Cyto：サイト・クイック染色
ディフ・クイック染色やヘマカラー染色では細胞内顆粒が不明瞭である。迅速染色でもサイト・クイック染色では細胞内顆粒が明瞭である。ライト・ギムザ染色，ギムザ単染色に比較して，ライト単染色やメイ・ギムザ染色は顆粒が明瞭に染色される。メイ・ギムザ染色が最も良好な染色性であった。以上の染色性の違いは症例にもよるが，メイ・ギムザ染色はどの症例についても美しく染色される。イヌ，肥満細胞腫，組織学的グレードⅡ，200倍

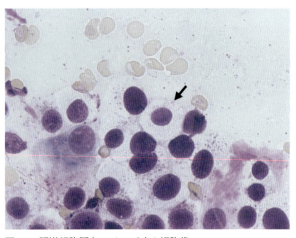

図37　肥満細胞腫（フェレット）の細胞像
フェレットの肥満細胞腫ではこのように顆粒が染まりづらい例がみられる。矢印で示した細胞は顆粒が染まらない肥満細胞の典型的な形態である。核は細胞の中央にあり，細胞質は豊富で小空胞が多数あることで細胞質が網目状に観察される。このような例ではメイ・ギムザ染色で顆粒が染色されることがあるが，迅速染色標本を染色しなおしても，顆粒は染色されない。染色成分がすでに流出しているためと思われる。400倍

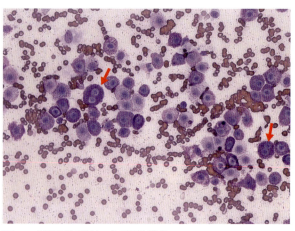

図38　肥満細胞腫（ネコ）の細胞像①
細胞質内に赤紫色の細顆粒を多数含む。二核の細胞もみられるが（矢印），全体としては細胞異型性は乏しく，悪性ではない

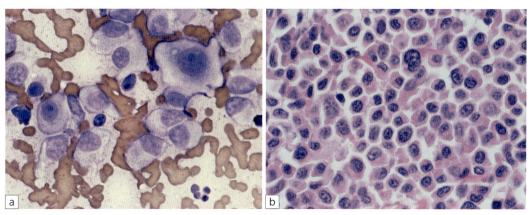

図39　肥満細胞腫（ネコ）の細胞像②
a：細胞質の量は様々で，不定形を呈し，細胞内顆粒は少ない。核小体も明瞭である。ネコ，耳介腫瘤，ディフ・クイック染色，200倍
b：aの組織像。核の大小不同が著明で細胞異型性が高い。多形型（pleomor-phic type）。本症例は，耳下リンパ節への転移が認められた。一般的にネコの皮膚肥満細胞腫は良性であるが，まれに悪性のものもあるので注意が必要である。HE染色，200倍

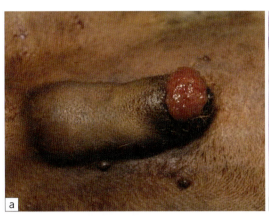 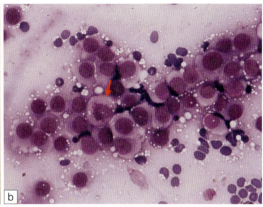

図40　イヌの可移植性性器肉腫
　a：肉眼像。包皮部，カリフラワー状の腫瘤。包皮内の陰茎にも腫瘤が多数存在していた
　b：細胞像。細胞形態は組織球様である。矢印は分裂像であり核所見は悪性を示す。細胞内の辺縁明瞭な小空胞に注目する。イヌ，メイ・ギムザ染色，400倍

5. イヌの可移植性性器肉腫

　近年，激減した腫瘍である。生殖器あるいは口唇などに多発性に発生する（**図40a**）。細胞学的に腫瘍細胞は類円形の核と淡明～青色の豊富な細胞質を有し，形態学的には組織球様である。さらに細胞質内には"パンチで開けたような"明瞭な空胞がみられる（**図40b**）。核小体は明瞭で，核染色質は粗造であり，悪性所見を示す。外科摘出より，抗がん剤（ビンクリスチン）によく反応する[11]。

6. 組織球系腫瘍（悪性）

　イヌでみられる。組織球性肉腫がよく知られるが，これはイヌ皮膚組織球腫の悪性化したものではない。由来としては骨髄起源樹状細胞であり，ランゲルハンス細胞ではない[10]。臨床動態は非常に悪い。皮膚にみられるものは，全身性の一端，あるいは皮膚原発のものがある[13]。

　細胞学的には高悪性像で，細胞質は広く，淡明，小空胞を容れることもしばしばである。また，多核巨細胞，巨核細胞出現もみられる。赤血球貪食像がみられることはまれである。組織球性肉腫に特異的な細胞学的特徴はなく，組織学的検査，さらには免疫染色による確定診断が必要とされる[12]。

まとめ

　皮膚腫瘍は上皮由来，非上皮由来，様々な腫瘍が発生するが，細胞形態と腫瘍が形成されている部位，皮膚での深さなどを考慮に入れると組織学的な診断に迫る診断が得られる。独立円形細胞腫瘍は典型的なものであれば確定診断が可能である。その後の処置（手術，化学療法など）を検討するうえでの情報を得るためにも，術前診断としての細胞診は必須である。

■参考文献

1) Diagnostic cytology and hematology of the dog and cat, 3rd ed. Cowell RL, Tyler RD, Meinkoth JH, et al, Eds. Mosby, MO. 2008.
2) Skin tumors of the dog and cat. Goldschmit MH, Shofer FS. 1998.
3) Tumors in domestic animals, 4th ed. Meuten DJ, Ed. Iowa State Press, IA. 2002.
4) Berrocal A, Vos JH, van den Ingh TS, et al. Canine perineal tumuors. *Zentralbl Veterinarmed A*, 36: 739-749, 1989.
5) Ross JT, Scavelli TD, Matthitheson DT. Patnaik, AK, et al. Adenocarcinoma of the apocrine glands of the anal sac in dogs: A review of 32 cases. *J Am Anim Hosp Assoc*, 27: 349-355, 1991.
6) Meuten DJ, Cooper BJ, Capen CC, et al. Hypercalcemia associated with an adenocarcinoma derived from the apocrine glands of the anal sac. *Vet Pathol*, 18: 454-471, 1981.
7) Rubin S, Shivaprasad HL. Hypercalcemia associated with an anal sac adenocarcinoma in the castrated male dog. *Compend Contin Educ Pract Vet*, 7: 348-352, 1985.
8) Hause WR, Stevenson S., Meuton D, et al. Pseudohype-parathyroidism associated with adenocarcinoma of anal sac origin in four dogs. *J Am Anim Hosp Assoc*, 17: 373-379, 1981.
9) Histological classification of mesenchymal tumor of skin and soft tissues of domestic animals. Hendrick MJ, Mahaffey EA, Moore MH, et al, Eds. AFIP, Washington, DC. 1998.

10) Skin diseases of the dog and cat, 2nd ed. Gross TL, Ihrke P, Walder EJ, et al Eds. Wiley-Blackwell, Oxford, UK. 2005.
11) Small animal clinical oncolog, 3rd ed. Withrow SJ, MacEwen EG. W.B. Saunders, PA. 2001.
12) Affolter VK, Moore PF. Localized and disseminated histiocytic sarcoma of dendritic cell origin in the dog. *Vet Pathol*. 39: 74-83, 2002.
13) Sakai H, Nakano H, Yamaguchi R, et al. Establishment of a new canine cell line (CCT) originated from a cutaneous malignant histiocytosis. *J Vet Med Sci*. 65: 731-735, 2003.

第12章

骨・筋肉および関節

はじめに

　硬組織である骨は緻密な細胞外基質とカルシウムの沈着からなる強固な組織を形成している。したがって，細胞の採取にはあまり適さない臓器であるが，腫瘍などの増殖性疾患には細胞学的検査が可能である。一方，関節は骨と骨を連結する袋状の構造の中に関節液を満たしており，関節の異常の多くは，この関節液に生化学的あるいは細胞学的に反映される。ゆえに細胞学的検査が非常に役立つ領域である。

骨・軟骨病変

　骨・軟骨ともにその組織に占める細胞の割合は少なく，細胞外物質である骨基質あるいは軟骨基質が多量に存在する。骨にはカルシウムが沈着し，正常骨に対しては針生検は不可能である。軟骨は穿刺可能であるが，組織成分はほとんど採取されないか，採取されても硬い塊のみで，圧扁が難しく，細胞学的検査には適さない。ただし，骨あるいは軟骨成分に対するコア生検をした組織片をスライドグラスに塗抹すると，少数の細胞が採取される。特に多核の大型細胞である破骨細胞は塗抹されやすい。以上の硬組織という特性上，融解性病変や増殖性病変が細胞学的検査の対象となる。

骨の正常構造

　骨細胞は骨基質内の骨小腔に存在する細胞(図1)であり，強固な骨基質で取り囲まれているために細胞診で観察する機会はほとんどない。一方，骨芽細胞は骨基質を産生する骨細胞より大型の細胞で，骨梁の辺縁に存在する(図1)。正常骨から得られることはほとんどないが，骨増生が活発な状態では採取されやすい。

　細胞学的には，核は類円形で偏在し，細胞質は広く，円形～多角形であり，好塩基性が強い(図2)。核近傍にはゴルジ野がみられることもある。増殖活性および基質合成活性が高い状態にあり，腫瘍細胞との鑑別が困難であることが多いが，核に悪性所見がないこと，それぞれの細胞の核／細胞質比(N/C比)は低く，大きさが均一でないことが悪性の骨芽細胞様腫瘍細胞と異なる。破骨細胞は複数(十数～数十個)の核を有する大型のアメーバ状細胞である。破骨細胞の核の大きさは均一で，細胞は全体的に暗調である(図2)。細胞質内に赤紫色の顆粒状物を少数認める。骨は石灰化しているので骨基質が細胞診で観察されることはない。ただし，骨増生あるいは骨肉腫などで未熟かつ石灰が沈着していない骨基質(類骨)は塗抹されうる。

　正常な軟骨細胞は軟骨基質内の軟骨小腔に存在している(図3)。骨に比較して，軟骨基質は軟らかいので，塗抹標本に採材されることがあるが，軟骨細胞は細胞周囲に軟骨基質があるので細胞質が認識しにくい(図4)。

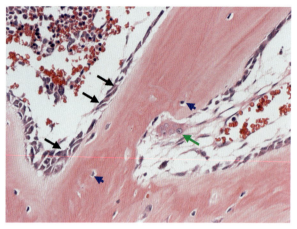

図1　骨組織
青矢印が骨細胞。桃色の骨基質に包埋される。黒矢印は骨芽細胞。骨梁を縁取るように配列し、骨基質を合成する。破骨細胞（緑矢印）は大型で多核の細胞で、骨の吸収を行う。イヌ、脱灰標本、HE染色、100倍

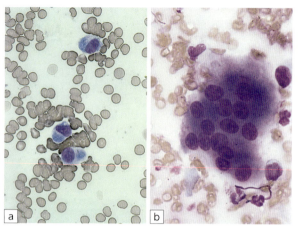

図2　骨芽細胞および破骨細胞の細胞像
a：骨芽細胞。扁在する卵円形の核と好塩基性の細胞質を有する
b：破骨細胞。多核の大型細胞で細胞質の好塩基性は強い。イヌ、ギムザ染色、200倍

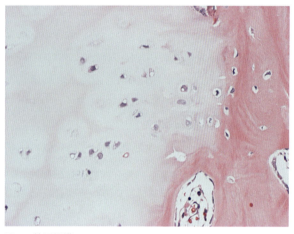

図3　軟骨組織
右側の桃色の部分は骨組織。軟骨基質内に包埋される細胞が軟骨細胞。イヌ、脱灰標本、HE染色、200倍

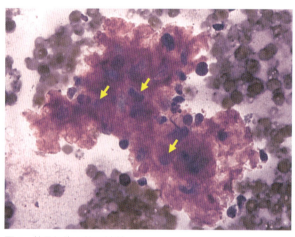

図4　軟骨細胞と軟骨基質
赤紫色の不定形物が軟骨基質。基質内に包埋される細胞（矢印）が軟骨細胞。イヌ、ギムザ染色、200倍

骨の腫瘍

1. 骨肉腫・軟骨肉腫

　骨に発生する腫瘍で最も多いものが骨肉腫であり[1]、次に多いのが軟骨肉腫である[1,2]。画像上で、腫瘍増殖部位は、骨の融解と少量の新生像がみられる。骨由来といっても正常な骨組織に比較すると、細胞成分は非常に多く、肉眼的には肉様あるいは脆弱な組織として病変部を占拠する（図5）。軟骨肉腫で軟骨基質の産生が豊富であると透明感を呈する弾性のある組織塊が確認できることもある。骨肉腫、軟骨肉腫ともに細胞外基質を産生する（図6, 7）が、細胞学的に骨基質と軟骨基質の鑑別は難しく、また、細胞形態も類似しており[2]、細胞学的に骨肉腫と軟骨肉腫を鑑別することは難しい[2,3]。

　典型的な骨芽細胞様の腫瘍細胞は、細胞質は多角〜紡錘形で、好塩基性から淡青色を呈する。核は偏在し、細胞質から突出したようにみえるものもある（図8）。基質産生が旺盛なものでは、細胞質内に赤紫色の産生基質が存在する（図9）。核小体は明瞭なものが複数個みられ、核染色質の粗造化も著明である。破骨細胞も散見される（図10）。細胞形態のみでは骨肉腫、軟

各論

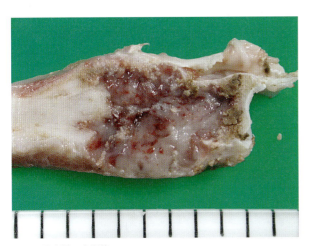

図5 骨肉腫の肉眼像
橈骨遠位端の骨破壊。中心部の出血を伴った部位が腫瘍増殖巣。このような部位からは針生検でも細胞が得やすい。イヌ，スケールは5mm

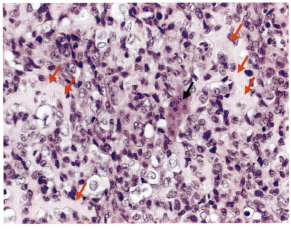

図6 肉腫の組織像
赤矢印で示す桃色不定形物質が類骨。この標本上では石灰化していないが，石灰化するものもある。黒矢印は破骨細胞。イヌ，HE染色，200倍

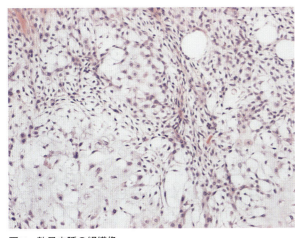

図7 軟骨肉腫の組織像
細胞間には弱好塩基性の軟骨基質が多量に認められる。イヌ，HE染色，75倍

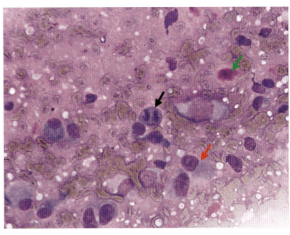

図8 骨肉腫の細胞像①
類円形の核と多角形～紡錘形の比較的豊富な細胞質を有する異型細胞が多数塗抹される。小型ではあるが明瞭な核小体を複数個有する。核が細胞から逸脱したような細胞もみられる（赤矢印）。緑矢印は細胞外基質（類骨）。分裂像も認められる（黒矢印）。イヌ，ギムザ染色，100倍

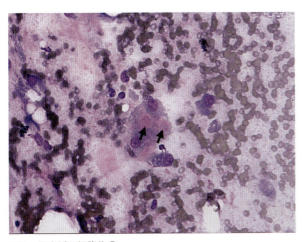

図9 骨肉腫の細胞像②
腫瘍細胞内に赤紫色の基質成分が貯留している（矢印）。イヌ，ギムザ染色，100倍

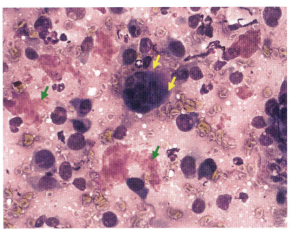

図10 骨肉腫の細胞像③
黄矢印は破骨細胞。緑矢印は細胞外基質。イヌ，ヘマカラー染色，100倍

12 骨・筋肉および関節

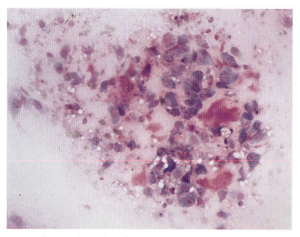

図11　軟骨肉腫の細胞像①
核は卵円形，細胞質は淡明で比較的豊富である。明瞭な核小体を有し，核の大小不同も高度である。細胞間には桃色の基質がみられるが，骨基質とは区別できない。イヌ，ヘマカラー染色，150倍

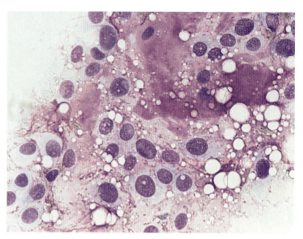

図12　軟骨肉腫の細胞像②
大小不同のみられる卵円形核の異型細胞が多数塗抹され，背景には桃色の粘液様基質が散見する。イヌ，ヘマカラー染色，200倍

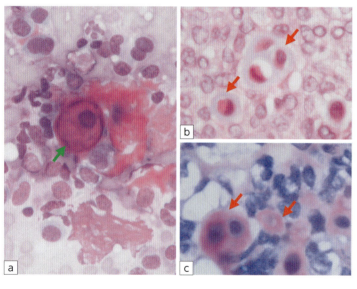

図13　軟骨肉腫の細胞像と組織像
a：細胞像。軟骨細胞様腫瘍細胞（緑矢印）は細胞周囲に赤紫色の軟骨基質をまとう。イヌ，ヘマカラー染色，200倍
b：同一検体の組織像。矢印が軟骨基質。内部に腫瘍細胞が存在する。HE染色，300倍
c：同組織標本のギムザ染色。細胞診標本と同様に軟骨基質が赤紫色に染まる（矢印）。ギムザ染色，300倍

骨肉腫ともに間葉系由来の悪性腫瘍，つまり肉腫としか判断できないことも多く，基質を発見することは骨軟骨系腫瘍と判断するうえで重要である。骨軟骨系腫瘍でみられる基質は，赤紫〜桃色，不定形の物質である（**図11**）。大きさは様々で，基質量が多い場合は細胞が基質内に包埋されることもある。軟骨系腫瘍では，基質が固体化せず，粘液状の背景としてみられることがあり（**図12**），このような例では粘液肉腫などとの鑑別が困難である。比較的分化した軟骨腫瘍成分では，軟骨小腔の形成がみられることがあるが，このような場合は，周囲に軟骨基質が存在するので，細胞全体が赤紫色に染色される（**図13**）。

2．骨の多小葉性腫瘍

骨の多小葉性腫瘍はイヌで報告が多いが，ネコでも報告されている[4]。いろいろな名称で診断されていたが，現在では混乱を避けるため，WHO分類では骨の多小葉性腫瘍とされている[5]。39例のイヌの報告ではすべて頭部に発生している[6]。X線および肉眼的に顆粒状に硬組織が密在し，様々な程度の石灰化（骨化）を呈する（**図14**）。

組織学的には骨組織，軟骨組織が結合組織によって

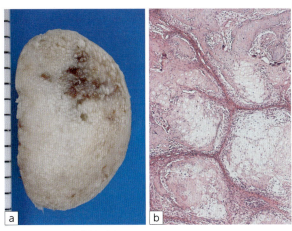

図14 骨の多小葉性腫瘍
　a：肉眼像。白色の顆粒状物が多数みられる硬い腫瘤である。スケールは5mm。イヌ
　b：組織像。線維性結合組織によって小葉状に区画された骨軟骨組織が存在する特異な組織像である。イヌ，HE染色，20倍

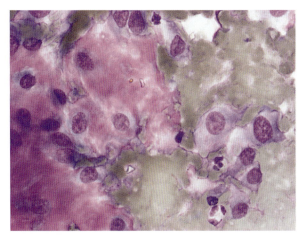

図15 骨の多小葉性腫瘍の細胞像
　左側の赤紫色の基質内に異型細胞が包埋される。細胞形態は骨肉腫，軟骨肉腫と区別できない。イヌ，ヘマカラー染色，200倍

小葉状に区画されて増殖している（**図14**）。硬い組織であるため針生検で細胞を得ることは難しいが，切除標本のスタンプなどの材料から細胞所見が得られる。塗抹標本上にみられる細胞は組織構成を反映して，骨および軟骨細胞，破骨細胞である。異型性は比較的高い（**図15**）。増殖は緩慢だが，転移することもある（完全切除例では25%，不完全切除例では75%）[6]。組織学的グレード（異型性，有糸分裂像数などから評価した悪性度。Ⅲの方がより悪性である）がⅢでは78%，Ⅱでは60%，Ⅰでは30%に転移がみられたとする報告がある。ただし，転移があっても腫瘍の増殖は緩慢であるので，12カ月以上の生存も報告されている[6]。細胞学的特徴に関する記載は乏しいので，予後と細胞学的所見の関係は明らかではないが，頭部における骨軟骨系細胞腫瘍の発生では鑑別診断として挙げる必要がある。

3. 形質細胞性骨髄腫

形質細胞由来の腫瘍である骨髄腫は，骨髄腔内を増殖の主な場所とする。多発性骨髄腫では複数の骨，あるいは内臓に増殖巣を形成する[4]。また，X線像では骨の融解像，いわゆるパンチアウト像が観察される[4]（**図16**）。骨孤立性形質細胞腫も骨髄に増殖巣を形成するが，骨破壊性病変がただひとつであり，ヒトでは椎骨に多いとされる[7]（**図17**）。イヌやネコでも椎骨での報告がなされている[8,9]。

腫瘍細胞は形質細胞様であり，よく分化していることが多い。細胞質は好塩基性〜淡明で，核は濃染し，ヘテロクロマチンが豊富である。核周囲あるいは近傍に淡明〜桃色の領域（ゴルジ野）を認める（**図16，17**）。細胞の辺縁に桃色の細胞外基質様の物質をまとうことがある。これは免疫グロブリンであり，細胞外基質との鑑別を要する。形質細胞でみられる像は火焔細胞 flame cell とも称され，細胞質の一部に，比較的均質な物質として認められる[10]（**図16**）。一方で，類骨などの細胞外基質はやや線維状を呈したり，不定形の塊状にみられることが多い。骨髄として採材した場合，正常な骨髄での形質細胞の割合は総有核細胞の2%以下と少なく，骨髄腫の場合，形質細胞が多数出現する[11]。

4. そのほかの腫瘍

骨に原発する腫瘍として，骨巨細胞腫，血管肉腫などが挙げられる。

骨巨細胞腫は同義語として破骨細胞腫という診断名がまだ存在するように，骨の未分化間葉系細胞が破骨細胞様に分化したものと考えられている[5]。細胞学的には，大型で形態的に均一な類円形核を多数容れる破骨細胞様の細胞が多数採取され，そのほかに単核の細胞も出現する。核形態は多核化した細胞，単核の細胞ともに類似している。単核の細胞は骨軟骨系悪性腫瘍

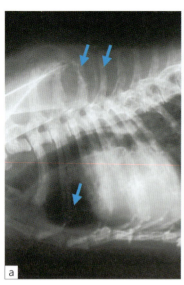
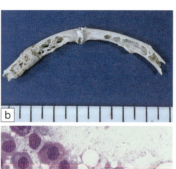
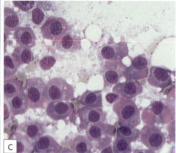

図16 多発性骨髄腫
a：X線像。棘突起や肋骨に虫食い状の骨吸収像がみられる（矢印）。イヌ
b：同検体の肋骨の骨標本。円形〜不規則形に骨吸収がみられる。スケールは5mm
c：細胞像。円形核と好塩基性の豊富な細胞質を有した独立円形細胞が多数得られる。細胞質内には桃色の分泌物が貯留している。大小不同などの異型性は乏しい。ギムザ染色，100倍

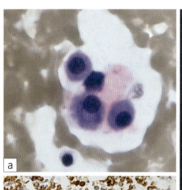
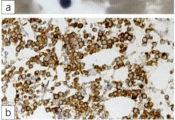
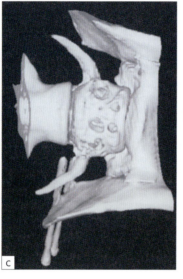

図17 骨孤立性形質細胞腫
a：細胞像。細胞は形質細胞様で，細胞周囲に桃色の分泌物が認められる。類骨などの細胞外基質は線維状を呈することが多いが，形質細胞の産生する分泌物は比較的均質。ただし，それらの鑑別は難しいことも多い。イヌ，ヘマカラー染色，200倍
b：組織標本での免疫グロブリンλ軽鎖免疫染色。形質細胞に免疫グロブリンのモノクローナルな産生が認められ，腫瘍性増殖と判断される。10倍
c：病変部CT像。最後腰椎の骨吸収像
（画像提供：岐阜大学　丸尾幸嗣先生）

との鑑別のポイントで，骨軟骨系悪性腫瘍では，単核の細胞の細胞質は好塩基性で，核形態もより不規則である。一方で，骨巨細胞腫の単核細胞は類円形のスムーズな核で，悪性所見に乏しい。骨巨細胞腫はX線検査において特徴的な"soap bubble"状の骨融解像を示す[4]。

そのほかの肉腫は軟部組織に発生する肉腫の所見と同様である。

さらに，様々な腫瘍が骨へ転移する。内臓原発の場合，跛行などの症状で骨異常部の細胞診によって，骨転移が先に発見されることも少なくない。このような場合には，全身の精査が必要となる（図18）。

筋肉の正常構造

骨格筋は横紋筋からなり，HE染色では好酸性に赤く染まる太い線維状構造物である。その名前のとおり，縦断面では明瞭な横紋が観察される。細胞診標本では，筋肉そのものは濃青色に染まり，横紋も明瞭に観察される。細長い核が筋線維の表面にごく少数付着している（図19）。

通常，骨格筋の異常に対して細胞学的検査が行われることはほとんどない。筋肉の異常は萎縮性病変が多く，細胞学的に評価しにくい。

まれに，再生性の合胞体状の横紋筋が得られること

各論

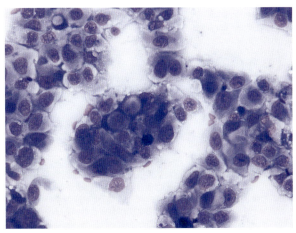

図18　イヌの移行上皮癌の骨転移
第12〜13胸椎の融解部からの針生検。組織学的には移行上皮癌であった。ヘマカラー染色，400倍

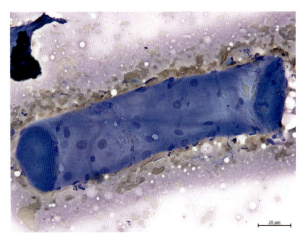

図19　正常な横紋筋断片
皮下組織やより深部への針生検で偶発的に採取されることがある

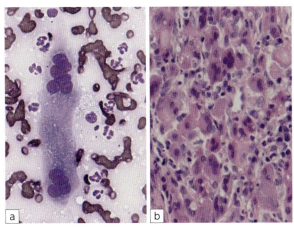

図20　再生横紋筋
a：合胞体化した多核細胞がみられる。重なるように密在する核には大小不同はみられない
b：炎症などによる骨格筋の傷害と再生

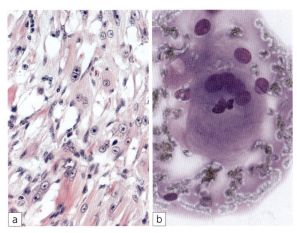

図21　横紋筋肉腫
a：組織像。核小体明瞭な核と好酸性の豊富な細胞質を有する横紋筋様腫瘍細胞が束状に増殖する。イヌ，臀部皮下，HE染色，100倍
b：同一標本の細胞像。細胞質は濃青色で豊富で，核は複数存在し，数珠状に連鎖して配列する。細胞質内には淡明な線維状構造で筋線維が認められる。ギムザ染色，200倍

がある（図20）。腫瘍細胞のようにみえるが，核の大小不動はなく，好中球などの炎症細胞が同時に塗抹されることが多い（図20）。

筋肉の腫瘍

　骨格筋内に発生する腫瘍は軟部組織腫瘍であり，臓器の特異性はないが，骨格筋由来腫瘍として，横紋筋肉腫がある。まれな腫瘍であり，その分化度によって細胞学的特徴も様々である。分化度の高い例では組織学的に好酸性の豊富な細胞質を有し，横紋が観察される。多核化し，核が一列に配列するものもみられ，横紋筋の再生像を想起させる巨細胞形成もみられる（図21）。細胞学的にも組織所見と同様に，複数の核が数珠状に連鎖して存在する巨細胞が出現する。細胞質は好塩基性でかなり豊富で，細胞質内に線維状構造が観察される（図21）。一方，分化度の低い例では横紋は明瞭に観察されないため，細胞学的には「肉腫」以上の詳細な診断はできず，独立円形細胞腫瘍様を呈する場合もある（図22）。このような場合は，組織学的，さらには免疫組織化学的な検索が必要である（図23）。

　横紋筋肉腫は，必ずしも骨格筋内に発生するとは限

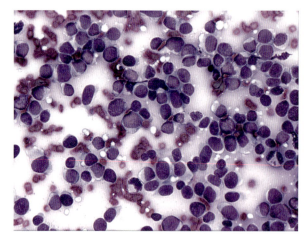

図22　顎顔面部横紋筋肉腫
腫瘍細胞は赤血球の1.5〜3倍の大きさで，少量で淡明〜淡青色の細胞質と不明瞭な核小体を容れた類円形核を有し，細胞同士の接着をほとんど認めない独立円形細胞様を呈した。有糸分裂像も多数認められた。図18の細胞像とは，まったく異なる。細胞学的には，リンパ腫などの独立円形細胞腫瘍との鑑別が必要となる。ヘマカラー染色，イヌ，200倍

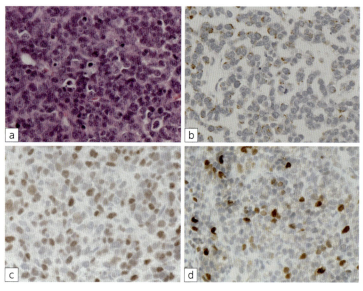

図23　図22の組織像と免疫染色
a：HE染色。細胞質の乏しい，濃染する小型円形核を有する腫瘍細胞が充実性に増殖する。分裂像は多い
b：デスミン免疫染色。筋原性細胞の細胞骨格であるデスミンが陽性
c：MyoD免疫染色。横紋筋分化転写因子であるMyoDが陽性
d：ミオジェニン免疫染色。一部の腫瘍細胞に，MyoD同様に横紋筋分化転写因子であるミオジェニンが陽性を示す。50倍

らず，骨格筋と関連のない臓器(膀胱など)にも発生する。発生段階の未分化間葉系細胞が由来と考えられ，若齢動物に発生する(第20章を参照)。

また，特殊な横紋筋由来腫瘍として，イヌの喉頭部に発生する喉頭横紋筋腫が報告されている[12〜14]。喉頭横紋筋腫は喉頭の側腹部に発生するまれな良性腫瘍である。細胞学的には円形の核と中等量〜豊富な細胞質を有する腫瘍細胞が孤在性あるいは集塊状に塗抹される(図24)。細胞質は顆粒状あるいは泡沫状を呈する。核の大小不同は乏しいが，多核化した細胞がまれにみられる。本腫瘍は，良性腫瘍であるが，確定診断には組織学的検査，さらに特殊染色，免疫染色を組み合わせる必要がある。

関節の正常構造

関節は骨と骨が可動性に連結してできた構造で，内部には腔が存在する関節包とよばれる嚢状構造を呈する。腔内には少量の粘稠な関節液(滑液)を容れる。名前のとおり，関節液は関節面の潤滑油として働くほか，関節軟骨への栄養源としての意義も高い[15]。関節内面は滑膜という特殊な組織で覆われている。滑膜は2種類の細胞が存在し，関節面に接する部位には単層から2〜3層の表層細胞層が存在する(図25)。電子顕微鏡的にはマクロファージに類似し，表面に絨毛様突起を有するA細胞(M細胞)と粗面小胞体を多数有するB細胞(F細胞)が存在する[16]。

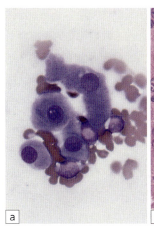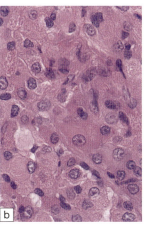

図 24　喉頭横紋筋腫
　a：喉頭蓋～気管壁腫瘤の針生検細胞像。円形で，細胞のほぼ中央に位置した核と顆粒状の豊富な細胞質を有する腫瘍細胞が散在する。イヌ，ヘマカラー染色
　b：好酸性で広く，顆粒状を呈する細胞質が充実性に増殖する

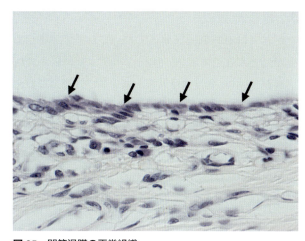

図 25　関節滑膜の正常組織
　矢印は滑膜上皮。この中に A 細胞と B 細胞があるが光学顕微鏡では区別できない。イヌ，HE 染色，100 倍

関節液の採取

　5 mL 程度の注射器と 20～22G の注射針を用意するが，関節腔が狭い箇所では 25G 針が有用である[17]。関節内を損傷しないように動物を保定し，必要があれば鎮静・麻酔をかける。穿刺部位を消毒し，針を刺入する。関節穿刺部位についてはほかの成書を参考にされたい[18]。穿刺のポイントは関節を少し動かすと，ややくぼむので分かりやすくなる[17]。関節液が増量していれば，ピストンを少し引くと液体が容易に吸引される。もし，少ししか吸引できない場合は，関節液の増量はない。吸引後，陰圧を解除してから針を抜く。膝関節からは比較的多く採取されるが，手根あるいは足根関節からはわずかにしか得られない[17]。

　吸引した関節液は細胞学的検査用に EDTA チューブに容れ，微生物培養が必要な場合は培養用無菌容器にも採取する。また，ムチン凝集法用にはヘパリンチューブに取り分ける[17]。正常な関節液は凝固しないが，血液の混入，関節内出血や炎症による蛋白質の滲出が多い場合は凝固する[17]。正常な関節液には凝固因子は含まれていないが，時間経過（数時間）とともにゲル化する（揺変性 thixotropism）[3]。凝固とは異なる現象なので注意が必要である。

　関節液は量，色調，透明度および浮遊物などの肉眼所見も重要であるので，性状を観察する。採取した関節液は細胞数の計測，総蛋白質量の測定を行う。時間が経過すると，核濃縮やマクロファージ内に人工的な空胞が生じる[17]ので，採材後すぐに塗抹作製したものが細胞診検査には適している。

関節液の性状

1. 粘稠度

　正常な関節液は非常に粘稠度が高く，塗抹時に糸を引くほどである。この高い粘稠度は関節液に多量に含まれるヒアルロン酸による[17]。滑膜細胞の傷害によってヒアルロン酸産生が低下したり，白血球や細菌によってヒアルロン酸が分解されると粘稠度が低下する[19]。

2. 量と色

　正常量は少量であり，0.5 mL 以下である[3,17]。炎症などの異常によって増量する。正常な関節液は無色透明であるが，関節液が血様である場合，関節内出血を疑う。ただし，穿刺時の血液混入との鑑別が必要である[17]。血液の混入では穿刺吸引の開始時は血液のない液で，血液が混入する瞬間がみえることがあるので，吸引時に注意して観察する[17]。過去に関節内出血があった関節液では赤血球が破綻し，血様というより黄褐色を呈する[3,17]。

3. 有核細胞数

正常では有核細胞成分は3,000/μL以下で，単核細胞がほとんどである（95％以上）[3,17,19]。そのほかに好中球が5〜10％程度含まれる。基本的には血球計算盤を用いて計数する。特に細胞数が低い関節液ではマニュアルで計測した方が正確とされる[17]。ただし，自動血球計算機との有意差はないとする報告もあり，自動血球計算機の活用も有効である[17]。前述のとおり，関節液はヒアルロン酸により粘稠度が高い状態にあり，正確な細胞計数がしにくいことがある。このような場合，ヒアルロニダーゼ処理を行う（サンプル1 mLに対してヒアルロニダーゼを0.2 mg加え，37℃，5〜10分放置）[20]。透明度があるサンプルでは細胞数は低いものと考えられ，希釈なしで計数するが，混濁した液では数倍に希釈すると計数しやすい。

4. ムチン凝集法

ムチン凝集法はヒアルロン酸の高分子化の程度と量を半定量的に評価する方法である[17]。EDTAはこの方法を阻害するので，前述のとおり，ヘパリンチューブに採取した関節液を用いる[3,17]。2〜5％酢酸水と未希釈関節液を1：4で混和する[17]。関節液が多量に採取された場合は，試験管内で行うと判定しやすい。正常であれば混合物は凝集し，白色のムチン塊が形成される。ムチン塊が形成されないか，されても脆い塊状物であればヒアルロン酸の質・量の低下が考えられる。

5. 蛋白質濃度

正常では蛋白質濃度は低く，2.5 g/dL以下である[3,17]。レフレクトメーター（屈折計）を用いて測定できるが，正確には生化学的測定を行う[3,17]。炎症時に蛋白質濃度の上昇がみられる。

関節液の細胞像からみた関節の異常

関節液の異常がみられる関節疾患は① 関節内出血，② 変形性関節症，③ 関節炎の3つに大別される。これらの疾患時の関節液性状は**表**に，診断の流れを**図26**に示す。診断のポイントとして，まず肉眼像をもとに血様とそうでないものに分ける。次に塗抹標本上で構成細胞の比率から，変形性関節症と炎症に区別する。より詳細な鑑別はそれぞれに特異的な細胞や病原体が検出できれば疾患の特定が可能であるが，そうでない場合は発生状況，細菌培養などの，ほかの検査結果と併せて診断する。

1. 関節内出血

関節穿刺によって，急性であれば血様，過去の古い出血であれば黄褐色の関節液が得られる。前述したとおり，血液の混入には注意する。血液の混入の場合，塗抹標本上に多数の赤血球のほかに，血小板が認められる。出血は炎症を惹起するので好中球の増数がみられ，赤血球貪食像，ヘマトイジン結晶の貪食像も観察されることがある[3,17]。炎症や変形性関節症に付随する関節内出血は，真の関節内出血に比較してその程度は弱い[14]。

2. 変形性関節症

変形性関節症（骨関節症）は構造異常を伴う関節軟骨の変形性疾患である。この病態は骨軟骨症，股関節形成異常，外傷などに続発する[3]。細胞像は単核細胞の増加であり，好中球の増加はみられないか微増する程度である（**図27**）。単核細胞の10％以上が著明な空胞を容れたり，貪食像を示す[17]。もし，関節軟骨の傷害が高度であると，軟骨細胞や破骨細胞が出現する[14]。

3. 関節炎

関節の炎症は，病原体による感染性のものと非感染性のものがある。関節液は混濁し，粘稠度が低下し，ムチン凝集法でもムチン塊の形成が低下する[3,17,19]。関節炎の典型像は塗抹標本上での好中球の増加である（**図28**）。

細菌，真菌が感染性関節症の原因となる。細菌性化膿性炎では細胞数は著増する。変性好中球の出現は細菌感染の証拠となるが，関節液では変性好中球は観察しにくい。また，急性あるいは重度の細菌感染がある場合は，細菌貪食した好中球がみられることがあるが，細菌は関節滑膜組織内に存在していることが多く，細菌菌体が観察されないことが多いので，免疫関連関節炎との鑑別のためにも関節液の細菌培養が推奨

表　関節液性状による分類

	量(mL)	透明度／色調	粘稠度	TP (g/dL)	TNCC (個/μL)	構成細胞
正常	<0.5	透明／無色	高	<2.5	<3,000	単核細胞<95% 好中球<10%
出血	正常～増加	血様	減少		2,500～3,000	好中球など (血液由来細胞)
変形性関節症	正常～増加	透明／無色	高～やや低	<2.5	<5,000	単核細胞<95% 好中球<10%
関節炎	正常～増加	様々	様々 (低下傾向)	>2.5	著増	好中球など (疾患，病原体による)

TP：総蛋白質，TNCC：総有核細胞数
(文献 3，17，19 を元に作成)

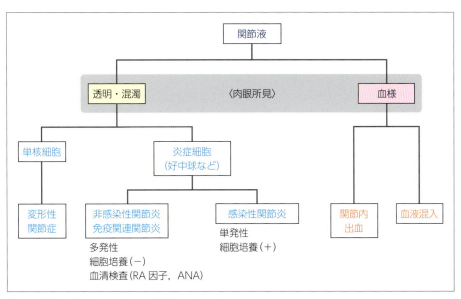

図 26　関節液性状をもとにした診断のフローチャート
肉眼所見も重要である．塗抹される細胞の主体が単核細胞か，炎症細胞(好中球)かで大きく分かれる．関節炎が感染性かどうかは細胞学的には難しい場合も多いので，培養検査も必要である

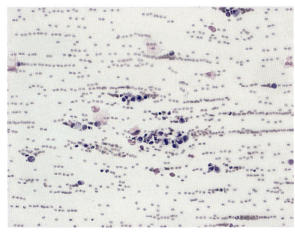

図 27　関節液　変形性関節症　左膝関節
単核細胞の増加がある．背景の赤血球は塗抹方向に配列するwindrowing(粘稠な液体の塗抹標本で，細胞が塗抹方向に配列すること)が認められる．イヌ，ギムザ染色，50 倍

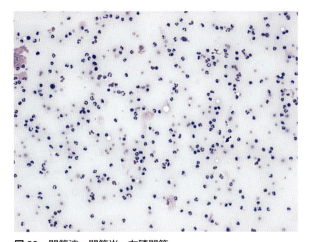

図 28　関節液　関節炎　右膝関節
多数の好中球を認める．滑液の粘稠度が低くなるので，windrowing は不明瞭となる．イヌ，ギムザ染色，50 倍

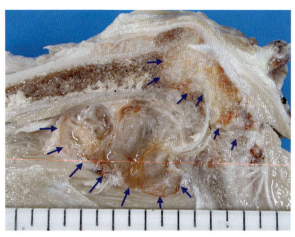

図29　滑膜細胞肉腫の肉眼像
腫瘍の増殖（矢印）によって，関節構造が破壊され，一部腫瘍の増殖が関節外にも拡がっている。イヌ，肩関節

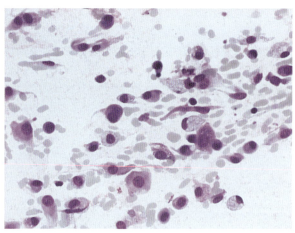

図30　滑膜細胞肉腫の細胞像
粘液成分を背景に類円形核と紡錘形〜円形の細胞質を有する異型間葉系細胞が多数塗抹されている。イヌ，ギムザ染色，100倍

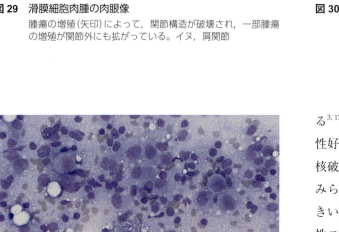

図31　関節における組織球性肉腫
大型で，細胞質が広い独立円形細胞が散見される。細胞質内には，小空胞が多数みられる。核も大きく，その形態は不整である。イヌ，関節腫瘍，ヘマカラー染色，200倍

される[3, 17]。

　非感染性のものとして免疫関連多発性関節炎が挙げられる[3, 17]。リウマチ様関節炎（イヌの慢性関節性リウマチ）は非感染性びらん性多発性関節炎の重要なものである[21]。特発性多発性関節炎，全身性エリテマトーデス[22]，多発性関節炎／多発性筋炎症候群[23]は非感染性非びらん性関節炎に含まれる。そのほかに動物種特異的関節炎（ネコの慢性進行性多発性関節炎）などが挙げられる[19]。免疫関連関節炎では病変は複数の関節に発生し，感染性のものは一般的に単一の関節で発生する[3, 17]。関節液の塗抹では，免疫関連関節炎では非変性好中球が著増する[3, 17]。ragocyte（紫色の大小不同の核破砕物を貪食した好中球。免疫関連多発性関節炎でみられることがある）[17]やLE細胞（好酸性で比較的大きい滴状物を容れた好中球。非常にまれであるが全身性エリテマトーデスでみられる）[17]が観察されることがあり，それぞれの免疫関連関節炎の診断に有用である。

関節の腫瘍

1. 滑膜細胞肉腫

　滑膜由来の悪性腫瘍である。滑膜細胞肉腫は関節内外に増殖し，関節あるいは骨に対して侵襲性が高い（図29）。細胞像は紡錘形細胞を主体とした典型的な肉腫である（図30）。細胞質には空胞を多数容れ，泡沫状を呈するマクロファージ様細胞も混ずる。背景には粘液が認められることも多い。細胞所見のみでは確定できないが，X線所見と併せて診断する。

2. 組織球性肉腫

　滑膜の組織球性肉腫の発生がイヌでみられる[24]。細胞学的特徴は他部位と同様，悪性の独立円形細胞腫瘍であり，大小の空胞を細胞質内に容れる（図31）。関節の組織球性肉腫は他部位のものと同様に悪性度が高

く，予後不良である[24,25]。

まとめ

骨・軟骨組織は細胞学的検査の対象とはなり難いが，融解性病変や増殖性病変では有用である。関節疾患は関節症か関節炎か，また感染性か非感染性かで治療も異なるので，細胞像と発生状況（単発，多発），細菌培養，血清検査などを併せて診断しなければならない。

■参考文献

1) Dernell AS, Ehrhart NP, Straw RC, et al. Tumors of the skeletal system. In: Small animal clinical oncology, 4th ed. Withrow SJ, MacEwen EG, Eds. W. B. Saunders, PA, 2007. pp540-582.
2) Mahaffey EA. Cytology of the Musculoskeletal system. In: Diagnostic cytology and hematology of the dog and cat, 2nd ed. Cowell RL, Tyler RD, Meinkoth JH, Eds. Mosby, MO, 1999. pp120-124.
3) Fisher DJ. Musculoskeletal system. In: Atlas of canine and feline cytology, 3rd ed. Raskin RE, Meyer DJ, Eds. WB Saunders, PA, 2015. pp309-324.
4) Thompson KG, Pool RR. Tumors of bone. In: Tumors in domestic animals. 4th ed. Meuten DJ, Ed. Iowa State Press, IA, 2002. pp245-317.
5) Histological classification of bone and joint tumors of domestic animals. Slayter MV, Boosinger TR, Pool RR, et al. Eds. AFIP, Washington, DC, 1994.
6) Dernell WS, Straw RC, Cooper MF, et al. Multilobular osteochondrosarocma in 39 dogs: 1979-1993. *J Am Anim Hosp Assoc*. 34: 11-18, 1998.
7) 村上博和．形質細胞腫瘍．新WHO分類による白血病・リンパ系腫瘍の病態学．森 茂郎監修．中外医学社．2004, pp131-156.
8) Rusbridge C, Wheeler SJ, Lamb CR, et al. Vertebral plasma cell tumors in 8 dogs. *J Vet Intern Med*. 13: 126-133, 1999.
9) Mellor PJ, Polton GA, Brearley M, et al. Solitary plasmacytoma of bone in two successfully treated cats. *J Feline Med Surg*. 9: 72-77, 2007.
10) Lumsden JH, Baker R. The lymphatic system. In: Color atlas of cytology of the dog and cat. Lumsden JH, Baker R, Eds. Mosby, MO. 2000. pp71-94.
11) Harvey JW. Atlas of Veterinary hematology. WB Saunders, PA, 2001.
12) Dunbar MD, Ginn P, Winter M, et al. Laryngeal rhabdomyoma in a dog. *Vet Clin Pathol*. 41: 590-593, 2012. doi: 10.1111/j.1939-165x.2012.00484.x
13) Meuten DJ, Calderwood Mays MB, Dillman RC, et al. Canine laryngeal rhabdomyoma. *Vet Pathol*. 22: 533-539, 1985.
14) Liggett AD, Weiss R, Thomas KL. Canine laryngopharyngeal rhabdomyoma resembling an oncocytoma: light microscopic, ultrastructural and comparative studies. *Vet Pathol*. 22: 526-532, 1985.
15) 藤田恒夫，藤田尚男．標準組織学 総論．第5版．医学書院．2015.
16) 動物病理学各論，第3版．日本獣医病理学会編．文永堂出版．2013.
17) Parry BW. Synovial fluid. In: Diagnostic cytology and hematology of the dog and cat, 2nd ed. Cowell RL, Tyler RD, Meinkoth JH, Eds. Mosby, MO, 1999. pp104-119.
18) Rochat MC. Arthrocentesis and arthroscopy. In: Textbook of veterinary internal medicine 6th ed. Ettinger SJ, Feldman EC, Eds. Elsevier Saunders, MO. 2005. pp276-279.
19) MacWilliam PS, Friedrichs KR. Laboratory evaluation and interpretation of synovial fluid. *Vet Clin North Am Small Anim Pract*. 33: 153-178. 2003.
20) 稲垣清剛．カラー版 ポケットマニュアル穿刺液細胞．医歯薬出版．2002.
21) Bennet D. Immune-based erosive inflammatory joint disease of dog: canine rheumatoid arthritis. 1. Clinical, radiological and laboratory investigations. *J Small Anim Pract*. 28: 779-797, 1987.
22) Benne D. Immune-based erosive inflammatory joint disease of dog: canine rheumatoid arthritis. 1. Canine syetemic lupus erythematosus. *J Small Anim Pract*. 28: 871-889, 1987.
23) Bennet D. Immune-based erosive inflammatory joint disease of dog: canine rheumatoid arthritis. 2. Polyarthritis/polymyositis syndrome. *J Small Anim Pract*. 28: 909-928, 1987.
24) Craig LE, Julian ME, Ferracone JD. The diagnosis and prognosis of synovial tumors in dogs: 35 cases. *Vet Pathol*. 39: 66-73, 2002.
25) Pool RR, Thompson KG. Tumors of joints, In: Tumors in domestic animals, 4th ed. Meuten DJ, Eds. Iowa State Press, Ames, IA, 2002. pp199-244.

第13章

リンパ節

はじめに

　日常の診療において，リンパ節の腫大に遭遇する機会は多い。その原因は反応性過形成，炎症，リンパ節原発性腫瘍あるいは転移性腫瘍など多彩で，治療方針を決定するためにも，リンパ節腫大の原因を明らかにすることは必須である。腫大したリンパ節の病態を明らかにする方法のひとつとして，低侵襲的かつ迅速な診断が可能な細胞診はきわめて有用であり，日常的に行われている。特にリンパ腫は細胞学的にも診断しやすく，病型によっては確定診断が可能である。また，細胞内構造が詳細に観察できる細胞診は，細胞形態や病原体の観察に関しては組織学的検査を凌駕することもある。一方で，細胞診の短所として組織構築が把握できない点が挙げられ，細胞診の長所と短所を理解し，常にこれらに留意しつつ細胞診を行う必要がある。本章ではリンパ節の細胞診の注意点，細胞像の解釈，腫瘍性病変と非腫瘍性病変の鑑別を中心にリンパ節病変の細胞診について解説する。

採材，塗抹および染色の注意点

1. 採材

　リンパ節の大きさは部位や動物によって様々であるが，正常より腫大したリンパ節あるいは触知可能になったリンパ節が針生検の対象となる。

(1) 体表リンパ節

　体表リンパ節は触知によって，その腫大を確認でき，口腔内の抗原刺激を恒常的に受けている下顎リンパ節も常に触知可能である[1]。膝窩リンパ節，肩前リンパ節は健康時には触知されないが，腫大すると触知可能になる。全身性リンパ節腫大の場合，常に過形成を呈している下顎リンパ節を針生検の対象とするより，膝窩リンパ節や肩前リンパ節の方が，診断的意義が高いとされる。下顎リンパ節は下顎腺の頭腹側に存在する(図1)。近傍に下顎腺があるため，下顎腺が穿刺されることがあるが，リンパ節の細胞像とはまったく異なる(図2)。ただし，腫大したリンパ節と間違って穿刺したのではなく，本当に下顎腺が腫大していることがあるので，唾液腺そのものに腫瘍や炎症がないか，塗抹標本を詳細に観察すべきである。膝窩リンパ節はリンパ節周囲に脂肪組織が存在するため，膝窩リンパ節から採取された塗抹標本にはリンパ系細胞のほかに，様々な程度に脂肪滴あるいは脂肪細胞が認められる。これらの体表リンパ節では，腫大したリンパ節を指先で把握して23あるいは22Gの注射針を刺入し，そのまま少し針を引き，方向を変えて刺入という操作を数回行う[2]。多くの場合，シリンジの装着は必要なく，非吸引針生検で十分な細胞が得られる。

(2) 腹腔内・胸腔内リンパ節

　腹腔内リンパ節のうち，体腔深部で体壁に固定された腰骨下リンパ節などは触知できないが，単純X線検査やCT検査などの画像検査で腫大を発見できるこ

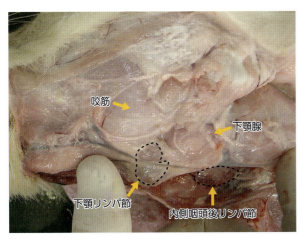

図1　頭頸部体表リンパ節の位置
下顎リンパ節は下顎腺の頭腹側にある。頸部頭側には内側咽喉頭後リンパ節が存在する。下顎リンパ節は顔面下半分を支配領域とし，内側咽喉頭後リンパ節は頭部，咽喉頭が支配領域である。イヌ

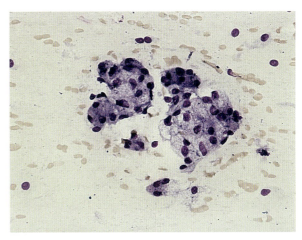

図2　下顎腺の細胞像
塗抹細胞数は少なく，細胞質が泡沫状の上皮様細胞が集塊状に採取される。背景には粘液が塗抹され，赤血球が塗抹方向に整列するように配列する。イヌ，ヘマカラー染色，200倍

とが多い。腸間膜リンパ節などの特定の内臓付属リンパ節は触知できることもあるが，可動性なのでほかの臓器の腫瘤との鑑別が困難な場合も多い。このような場合は，画像検査などを加味して判断する。また，胸腔内リンパ節も触知できないので，画像検査をもとに判断することとなる。内臓のリンパ節に対しては，超音波ガイド下で行う針生検も安全かつ正確である。詳細は第3章を参照されたい。

(3) 採材時の注意点

リンパ節が非常に大きく腫大している場合は中心部が壊死あるいは出血している可能性があるため，ほかに腫大したリンパ節がある場合は，あまり大きく腫大していないリンパ節を生検する。大きく腫大し，壊死が予想されるリンパ節から採材しなければならない場合は，中心部を避けて穿刺する[1]。また，全身性のリンパ節腫大では，できる限り複数個所のリンパ節を採材する。リンパ節は非常に細胞密度が高い組織なので，細胞は得やすい。特に体表のリンパ節など，針生検で何回も針を刺入すれば，多く得られる。しかし，超音波ガイド下での体腔内リンパ節の場合は穿刺する回数も限られるので，少数の細胞しか得られないことも多い。

2. 塗抹・染色

リンパ球，特に大型リンパ球は非常に脆弱なので，塗抹する際はやさしく行う。スライドグラスに吸引物を滴下し，もう1枚のスライドグラスを載せて，スライドグラスを両方に引く。この際，スライドグラス同士を押し付けず，水平にスライドグラスを引く。針先や綿棒などでの塗抹は細胞が容易に破壊されるため厳禁である（図3）。また，塗抹が厚いと染色あるいは洗浄時に皺ができ，そこから剥離する（図4）。細胞の剥離は標本観察が不可能になるだけでなく，染色液も汚染されるので注意が必要である。厚い塗抹は細胞が剥離しやすいだけではなく，染色が不十分になりやすい（図5）。リンパ節の塗抹標本は細胞が多数塗抹されるので，乾燥，固定および染色時間は1.5～2倍程度長くする。特に迅速染色の場合，濃紫色の染色液の出し入れは20～30回程度行い，十分に染色する。通常の血液塗抹標本の染色と同じ回数の出し入れだと塗抹部の辺縁だけが染色され，中心部の染色は不十分となる。

正常リンパ節の構造と構成細胞

1. リンパ性器官の分類

リンパ性器官は，リンパ球の分化・成熟過程から，中枢組織（第一次リンパ性器官）と末梢組織（第二次リンパ性器官）に大別される。第一次リンパ性器官は骨

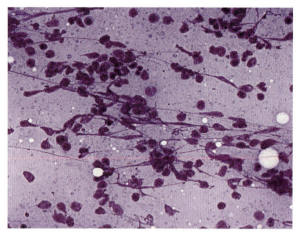

図3 リンパ節塗抹標本の人工的変化①
核が塗抹方向に糸状に引き伸ばされている(核線)。また,多くの細胞は裸核化している。イヌ,リンパ節,ヘマカラー染色,200倍

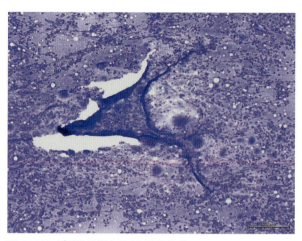

図4 リンパ節塗抹標本の人工的変化②
塗抹が厚いために,染色中にはがれてしまった例

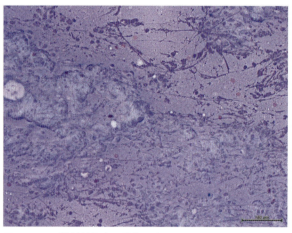

図5 リンパ節塗抹標本の染色不良
塗抹が厚いために,塗抹中心部が十分に染色されず,細胞像が不明瞭である

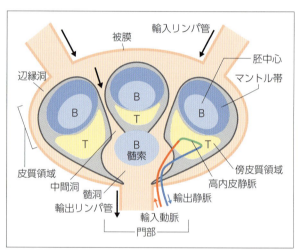

図6 リンパ節の模式図
リンパは輸入リンパ管からリンパ節表層の辺縁洞に流入し,中間洞,髄洞を経て門部の輸出リンパ管から流出する。皮質にはB細胞が主体を占めるリンパ濾胞が多数認められる。抗原刺激によりリンパ節が活性化するとリンパ濾胞内に胚中心が形成される。皮質近傍にはT細胞が主体を占める傍皮質領域が存在する。髄質はB細胞や形質細胞が主体の髄索がみられる
(文献4を元に作成)

髄,胸腺に代表され,鳥類ではファブリキウス嚢が含まれる。第二次リンパ性器官はリンパ節,脾臓,扁桃,パイエル板,皮膚,粘膜関連リンパ組織(mucosa-associated lymphoid tissue, MALT)などである[3,4]。

2. リンパ節の基本構造

この中でリンパ節は哺乳類にみられる免疫器官で,リンパ管の途中に存在し全身に分布する。リンパ管を流れてくる異物や細菌などの病原体に対する濾過装置をなし,食べこみ作用や抗体産生によって防衛する[3]。

リンパ節の基本構造の模式図を図6に示す。リンパ節は線維性結合組織からなる被膜に覆われ,表面に輸入リンパ管が開口する。また,リンパ節には門という凹んだ部分が存在し,輸出リンパ管,血管が出入する。リンパ節の内部は被膜に近い側が皮質,リンパ節中心部から門部にかけての髄質に分けられ,肉眼的には表面側のやや白色の部分が皮質で,中心部の赤色～褐色を呈する部分が髄質である(図7)。膠原線維を主

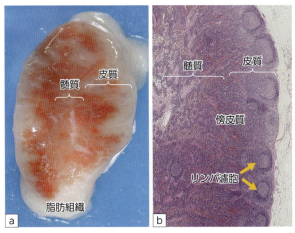

図7　正常なリンパ節
　a：リンパ節の割面。肉眼的にもリンパ節の層状構造が確認される
　b：リンパ節の組織像　大型リンパ球はリンパ濾胞に多数存在する。イヌ，HE染色，10倍

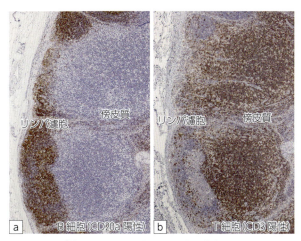

図8　リンパ節におけるB細胞とT細胞の分布
　a：CD20免疫染色。CD20はB細胞に発現する。リンパ濾胞が陽性(茶色)を呈し，B細胞から成り立っていることが分かる
　b：CD3免疫染色。CD3はT細胞に発現する。傍皮質領域の細胞が陽性を呈し，傍濾胞領域はT細胞が存在する領域であることが分かる。イヌ，リンパ節，50倍

	好中球との比較	核小体	細胞質
小型リンパ球 (成熟リンパ球)	小さい	なし	ほとんどない
中型リンパ球 (前リンパ球)	同じ	不明瞭	あり
大型リンパ球 (リンパ芽球)	大きい	あり	あり
形質細胞	小さい	なし	豊富，ゴルジ野あり

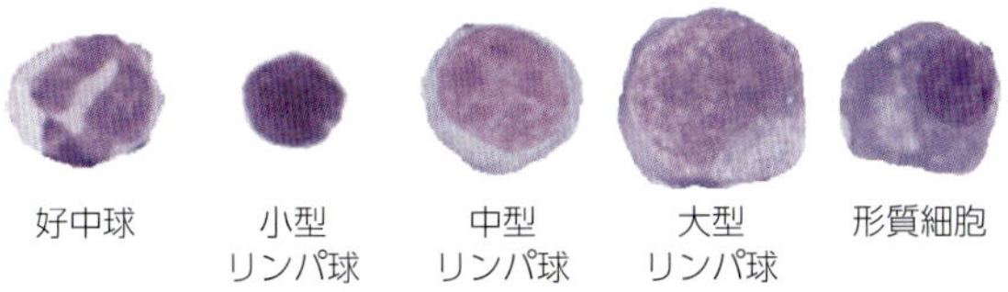

図9　リンパ系細胞の鑑別
　好中球を"ものさし"として，リンパ系細胞を区別する。核小体の有無も中型リンパ球と大型リンパ球の区別のポイントとなる

体とする被膜と梁柱で形成された骨組みの中に，実質であるリンパ組織を容れた構造で，リンパ組織は細網線維の網工によって支持されている。皮質は皮質小節というリンパ球が球状に密在した構造(リンパ濾胞)が占め，髄質は髄索というリンパ組織で構成されている。これらのリンパ球が密集する構造(髄)は，非常に繊細な細網線維の網工によって支持されている。

　細胞成分としては，構造を構成する細網細胞のほかに，抗原提示を行う樹状細胞などが存在する。抗原刺激を受けると，リンパ濾胞内に核が淡明で大型のリンパ球の集簇である胚中心が形成される。

　被膜と髄の間をぬうようにリンパの流路であるリンパ洞が存在し(**図6**)，被膜直下の辺縁洞から中間洞，髄洞を経て輸出リンパ管に集約される。リンパ洞は細網細胞やマクロファージが散在する疎な領域である。皮質のリンパ濾胞はB細胞が占め，濾胞の髄質側には傍皮質領域というT細胞が主体の領域が認められる(**図8**)。傍皮質領域には高内皮静脈という内皮細胞の丈が高く，内皮細胞間に広い隙間が形成される特殊な静脈が存在し，この血管を介して，血中リンパ球が髄に侵入する。髄質の髄索にはB細胞および形質細胞が多数存在する[5]。

3. リンパ系細胞の分類

　リンパ系細胞は，機能的にB細胞，T細胞，NK細胞，形質細胞などに区別されるが，細胞形態のみではB細胞，T細胞およびNK細胞の区別は不可能である。形質細胞はB細胞が抗体産生細胞に特化した細胞で，形態的には明確に区別可能である。

　リンパ球は，類円形核とごく少量の強い塩基性〜淡明な細胞質を有する円形細胞である(**図9**)。核の大きさによって，小型，中型および大型リンパ球に区別される。塗抹標本上での大きさの尺度として，赤血球や好中球を用いる[6]。

正常なリンパ節から得た塗抹標本では，小型のよく分化した成熟リンパ球が全体の90％ほどを占める一方，中型～大型のリンパ球は全体の5～10％と少ない[1,2]。

(1) 小型リンパ球

小型リンパ球の核は好中球より小型で，赤血球と同程度～1.5倍以下，核染色質は濃染し，核小体は認められない。核／細胞質比(N/C比)は高く，核の周囲に非常に狭い好塩基性の細胞質が車軸状にみえる程度か，ほとんど確認できないこともある[2]。

(2) 中型・大型リンパ球

中型および大型リンパ球は，核の大きさが好中球と同程度～より大きく，赤血球の1.5～3倍程度で，最大4倍ほどになる。核染色質は小型リンパ球に比べて淡明で，核小体も明瞭化し，複数個存在する場合もある。細胞質は小型リンパ球より多い[6]。

(3) 形質細胞

形質細胞は，円形で，小型リンパ球と同程度の大きさで，非常に濃染する核を有する。細胞質は広く(核の1.5～2倍)，好塩基性が強く，核近傍に淡明～やや桃色のゴルジ野を有する。

(4) Lymphoglandular body

腫大したリンパ節では，好塩基性の大小不同な円形構造物をみることがある。これはlymphoglandular bodyとよばれるリンパ系細胞の細胞質の断片で(図10)，特にリンパ腫でその数が増すことが多い。Lymphoglandular bodyは正常なリンパ節の塗抹でも少数認められるが，反応性過形成やリンパ腫ではより高頻度に出現する[6]。これは壊れやすい未熟なリンパ球が増加するためで，lymphoglandular bodyが多数認められる標本はリンパ球が増殖している部位から得られた材料であると分かる[1]。

(5) リンパ系細胞を区別する際の注意点

リンパ系細胞は物理的作用に弱く，容易に壊れることは前述したが，リンパ系細胞を区別する際は，壊れ

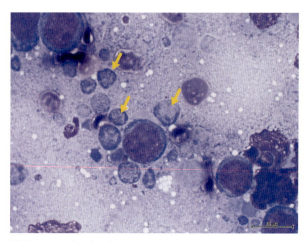

図10 Lymphoglandular body
背景に存在する大小の灰青色の円形構造物(矢印)がlymphoglandular bodyである。これは壊れやすい未熟なリンパ球の細胞質断片であり，反応性過形成やリンパ腫など幼若リンパ球が増加する場合に高頻度に出現する。イヌ，リンパ腫，ギムザ染色，400倍

た細胞には注意が必要である。細胞質が破壊消失し，裸核化した細胞は，細胞核が腫大し，核小体が強調されるために，悪性腫瘍細胞と混同されやすい。リンパ系細胞はもともと細胞質の量は多くないので，注意深く細胞質があるかどうかを観察する。また，核染色質が網目状になり，核小体が浮き出たような状態になっているのも裸核化細胞の特徴である。幼弱化したリンパ球は成熟したものより，脆弱であるために裸核化しやすく，裸核化細胞が多い場合は，幼若リンパ球が多いと考えられるとする記載もあるが[6]，経験則であり，人工的変化を起こした細胞を対象としているので，参考所見程度に考えるべきである。

4. リンパ節内のリンパ系以外の細胞

リンパ節にはリンパ系細胞のほかに，マクロファージ，リンパ節の支持組織の構成成分である細網細胞，好中球などの顆粒球や肥満細胞が存在する(図11)。マクロファージは広い細胞質を有する大型の円形細胞で，細胞質内に大小の空胞や顆粒状の食食物を含むことがある。正常なリンパ節では，これらの細胞の数は全体の1％以下とされる[1]。細網細胞は大型リンパ球よりも大型で，不定型で広く，淡明な細胞質と卵円形～長円形で明るい核を有する，いわゆる組織球様細胞である。これらの細胞には免疫学的には抗原提示能

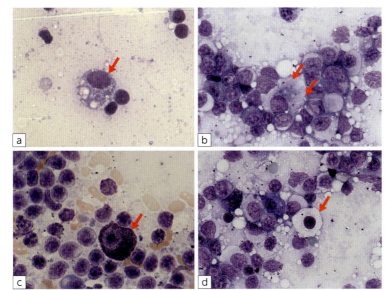

図11 リンパ節のリンパ系細胞以外の細胞
a：マクロファージ(矢印)。細胞質内に大小不同な空胞を有する
b：細網細胞(矢印)。細胞質は淡明，不定形で豊富である。少数の貪食物を認める
c：通常の肥満細胞(矢印)。細胞内には赤紫色の細顆粒が充満する
d：脱顆粒した肥満細胞(矢印)。細胞質内は小空胞が充満し，網目状を呈する。イヌ，ギムザ染色，200倍

表1 針生検，スタンプ細胞診および組織学的検査の比較

	針生検	スタンプ	組織学的検査
採取	容易	煩雑	煩雑
侵襲性	低い	高い	高い
一般染色	ギムザ	ギムザ	HE
人工的変化	弱い	弱い	強い
特殊染色の適用	難	難	容易
組織構造の観察	不明	不明瞭	明瞭
細胞構造の観察	明瞭	明瞭	不明瞭
病原体の観察	容易	容易	やや難

リンパ節の針生検細胞診と組織学的検査の相違

　針生検による細胞学的検査，摘出リンパ節のスタンプ標本による細胞学的検査および組織学的検査の長所，短所を比較した(表1)。針生検では，細針によってリンパ節内から細胞を収集し，スライドグラスに塗抹するので，細胞同士の位置関係はまったく不明となる。摘出リンパ節のスタンプ標本による細胞学的検査は，リンパ節を摘出し，スライドグラスに捺印，乾燥後にギムザ染色などを施す。おおよその位置関係は反映されるので，注意深く観察すれば，ある程度の細胞間の位置は把握できる。細胞個々の形態は非常に明確であり，針生検やスタンプなどの細胞診の方が詳細に観察可能である。特に細胞質の所見は明瞭であり，空胞，顆粒などが観察できる。細菌，真菌，細胞内顆粒などは特殊染色を施さなくても，容易に観察できる(図12)。組織学的検査では，どの細胞がどこに存在するか，あるいはどこで増殖するかなどの位置情報，リンパ節の構造は保たれているかなどの構造情報を明らかにできる。

　リンパ節を穿刺し，スライドグラス上に細胞が塗抹されている細胞診標本からは，リンパ節の組織構造の情報は読み取れない。つまり，個々の細胞はリンパ節のどこの構造に由来しているか知ることができず，均

を有する樹状細胞など重要な細胞が含まれるが，現段階では細胞診断学的意義は明らかでない。ヒトのリンパ節の針生検では，胚中心が採取された際にみられる濾胞樹状細胞単位として，リンパ腫と過形成の鑑別に有用とされているが[6]，獣医学領域ではこれらを論じた研究はなされていない。肥満細胞は脱顆粒し，マクロファージに類似したものもよくみられる(図11)。脱顆粒した肥満細胞は貪食物がなく，細胞内の空胞が小型で，均一で，細胞質が全体として網目状にみえる点がマクロファージと異なる。まれに，巨核球や顆粒球系の幼弱な細胞が認められることがあり，これらの細胞の存在は髄外造血を示す。このほかの細胞が検出される場合や上記の細胞が増数する場合は異常所見となる。

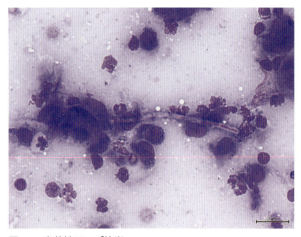

図12 真菌性リンパ節炎
壊死成分を背景に不規則に分岐した菌糸が増殖する。菌種は不明。イヌ，ギムザ染色，200倍

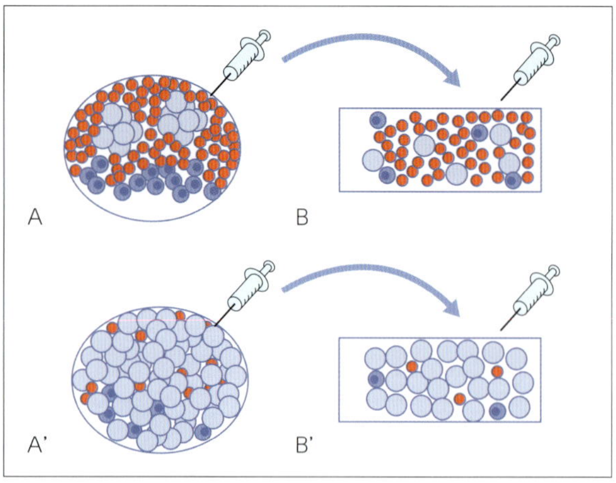

図13 リンパ節の細胞診の考え方
左側（AとA'）はリンパ節の割面模式図である。Aでは様々な細胞が特定の部位に局在し，組織構造を作っている。一方，A'では，特定の細胞が多数を占めて，組織構造がはっきりしない。これらのリンパ節から針生検にて細胞を採取し，スライドグラスに塗抹すると，各々の細胞がどこに存在したかという，局在に関する情報はなくなり，単純に各細胞の構成比率のみの情報になる

質に塗抹された状態である（**図13**）。この点は塗抹標本に共通したことであるが，ことさらリンパ節の細胞診では非常に重要な点であり，診断のうえで構成細胞の比率が重要となる。リンパ節の針生検における細胞診で分かることを以下にまとめる[1]。

① 感染症の診断（病原体の検出）
② 過形成性リンパ節腫大や特殊な状態の診断（若齢ネコのリンパ節過形成など）
③ 転移性病変の診断および原発巣の推測
④ リンパ腫の診断
⑤ 悪性腫瘍の場合，ステージングや化学療法の評価
⑥ 外科的対処ができない部位や外科的処置が不適当な動物に対する検査
など

さらにクローナリティ検査の採材もできる。
　当然，すべての病態が完全に細胞診で診断できるわけではない。細胞診の長所と短所を正しく理解しつつ検査を行い，必要に応じて，ほかの検査法と組み合わせることが重要である。

細胞診による腫瘍性病変と非腫瘍性病変の鑑別と限界

1．リンパ系細胞が主体の場合

　腫瘍化したリンパ球と腫瘍化しておらず反応性に増殖するリンパ球は，一部の例外を除き，細胞学的に区別できない。さらに前述のように細胞診は詳細な細胞形態の観察には適するが，細胞同士の関係，特に組織構造を知るのは難しい。
　リンパ腫の場合，リンパ節が腫瘍化したリンパ球の増殖によって，固有の組織構造が破壊されるが，これは細胞学的には知ることができない。したがって，細胞診によるリンパ腫の診断は，組織学的診断とは別の独自の診断基準が必要となる。リンパ節腫大の細胞診のフローチャートを**図14**に示す。
　基本的な考え方として，塗抹標本上のリンパ系細胞における大型リンパ球の占める割合が挙げられる。反応性過形成では大型リンパ球は15〜25％である[1]。これらの大型リンパ球は胚中心に由来するものである（**図15**）。形質細胞も増加するが，その割合は様々である（〜10％）[1]。塗抹される有核細胞には，リンパ系細胞以外の白血球やマクロファージなども認められ，大小様々な細胞が塗抹される。一方，リンパ腫では，腫

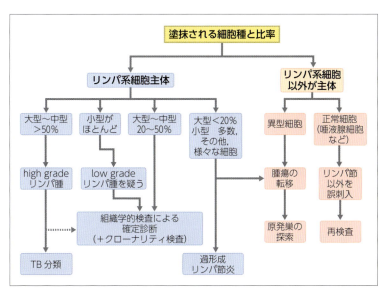

図14　細胞像からのリンパ節の腫瘍性変化と非腫瘍性変化の鑑別

塗抹されている細胞種と比率に注目する。小型リンパ球が主体の場合や大型リンパ球が20～50％の範囲，つまり，やや多いような例では細胞診のみでの診断は困難であり，確定診断に組織学的検査やクローナリティ検査を組み合わせる。塗抹されている有核細胞がリンパ球以外の場合で，異型細胞が認められるときは腫瘍の転移が考えられる。正常細胞が得られ，かつリンパ系細胞がほとんど得られていないときは，リンパ節以外の臓器を誤刺入した可能性が高い。

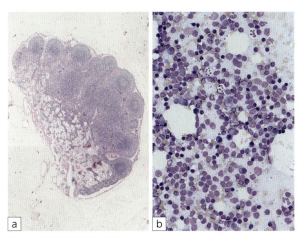

図15　過形成性リンパ節
a：組織像，HE染色
b：細胞像，ギムザ染色。組織標本では，皮質に胚中心の明瞭なリンパ濾胞が散在する。細胞診では，様々な細胞が認められるが，小型リンパ球が主体である

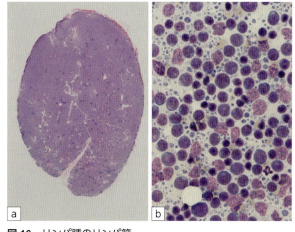

図16　リンパ腫のリンパ節
a：組織像，HE染色
b：細胞像，ギムザ染色。組織標本では，リンパ節の固有組織構造は認められず，腫瘍細胞のび漫性増殖によって充満している。細胞診では，好中球より大型のリンパ球が半数以上を占める

瘍細胞がリンパ節の固有の組織構造を破壊しつつ増殖している（図16）。したがって，増殖状態にあるリンパ球が多数塗抹されることとなる。大型リンパ球が占める割合が50％以上である場合，細胞学的にリンパ腫と診断される[1]。ただし，この基準で診断できるリンパ腫は後述するhigh gradeのリンパ腫であり，low gradeのリンパ腫の診断は困難である。low gradeのリンパ腫では，塗抹される有核細胞のほとんどは小型のリンパ球によって占められる（図17）。反応性過形成やリンパ節炎では前述のように様々な細胞がみられるが，low gradeリンパ腫では，それらと比較しても均

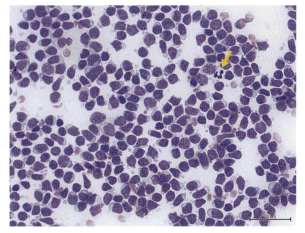

図17　Low gradeリンパ腫の細胞像
好中球（矢印）と同程度のリンパ球がほとんどである。大型リンパ球もほとんど認められない

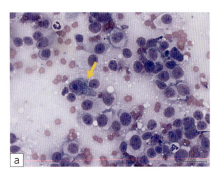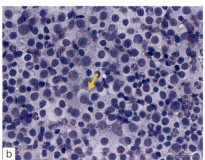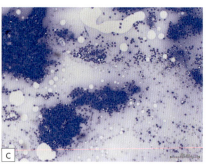

図18 転移性腫瘍
a：悪性メラノーマの下顎リンパ節転移。矢印はメラニン顆粒を含む腫瘍細胞
b：皮膚肥満細胞腫の肩前リンパ節転移。腫瘍細胞は全体的に顆粒が少ない。矢印は顆粒を含む腫瘍細胞。好酸球も多い
c：肛門嚢アポクリン腺癌の腸骨下リンパ節転移。上皮性腫瘍細胞塊が散見する。背景の円形核は裸核化した腫瘍細胞の核で、リンパ系細胞より大きく、細胞質は認められない

一に小型リンパ球が認められる。また，high grade リンパ腫は核分裂像が頻繁に認められるが，low grade リンパ腫ではその数は少ない。このような特徴は確かに過形成などとは異なるものの，low grade リンパ腫は小型リンパ球が主体であるため，確定診断を得るにはリンパ節の組織構築の破壊の有無を確認しなければならず，組織学的検査が必要となる。PCR 法による抗原受容体遺伝子の再構成のクローナリティ検査も，low grade リンパ腫と過形成の鑑別において補助的な検査として有用である。

2. リンパ系細胞以外が主体の場合

腫瘍性変化には，リンパ系腫瘍のほかに転移性腫瘍があり，転移性腫瘍がリンパ節で増殖している場合，小型リンパ球などのリンパ系細胞と転移性腫瘍細胞が混在して観察される。ただ，臨床的にリンパ節腫大が明確なときは腫瘍細胞の増殖がリンパ節を置換してしまっていることも少なくない。そのようなときはほとんどリンパ系細胞が認められない（**図18**）。リンパ系細胞がみられないそのほかの例として，リンパ節近傍器官あるいは組織への誤刺入がある。特に下顎リンパ節検査時の下顎腺（**図2**），膝窩リンパ節検査時の周囲脂肪組織，体腔内リンパ節検査時の周辺臓器への誤刺入はよくある。

非腫瘍性病変の細胞像

1. 反応性過形成

反応性過形成は，リンパ節支配領域の炎症に反応してリンパ節が活性化されることで起こる。そのため，リンパ濾胞が炎症性刺激によって腫大増生し，二次濾胞の形成が著明となる[7]。また，髄索において多数の形質細胞が認められる。細胞学的には正常なリンパ節の構成細胞と同様の細胞で構成されるが，二次濾胞で大型リンパ球が顕著に増殖しているため，大型リンパ球の割合が増加している。低～中倍での細胞像では，塗抹されている細胞の大きさは不均一である（**図19**）。反応性過形成の場合，前述のとおり，大型リンパ球の割合は，通常15～25％以下である[1,2]（**図20**）。また，髄索での形質細胞の増加を反映し，形質細胞も5～10％まで増加することもある[1]。マクロファージ，好中球，好酸球および肥満細胞の増加も軽度に認められるが，その割合はリンパ節炎に比べて低い。

2. リンパ節炎

リンパ節内で炎症が起きている状態をリンパ節炎とよぶ。過形成は支配領域の炎症に対する反応性変化で，いわば戦場の最前線に兵隊や武器を送り込んでいる支援基地の活動が活発になった状態である。一方，リンパ節炎はこの支援基地の中に敵が流れ込んで，基地そのものが戦場と化してしまった状態である。したがって，一般的にはリンパ節炎の方が過形成に比較して重篤である。

各論

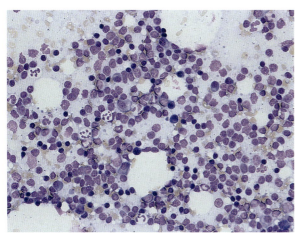

図19　反応性過形成
細胞の大きさ，染色性は様々で，不均一な細胞集団として塗抹される．イヌ，下顎リンパ節，ギムザ染色，200倍

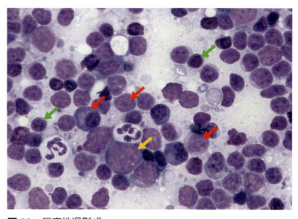

図20　反応性過形成
好中球を基準に，大型リンパ球（黄矢印），中型リンパ球（赤矢印），小型リンパ球（緑矢印）が区別される．赤矢印は形質細胞を示す．イヌ，膝窩リンパ節，ヘマカラー染色，400倍

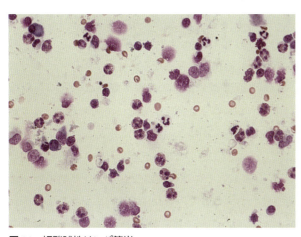

図21　好酸球性リンパ節炎
多数の好酸球を認める．イヌ，膝窩リンパ節，ギムザ染色，200倍

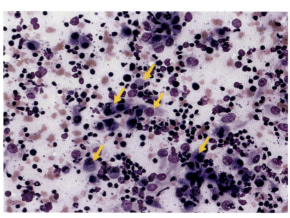

図22　組織球性（肉芽腫性）リンパ節炎
矢印で示す組織球が増加している．イヌ，膝窩リンパ節，ギムザ染色，200倍

　リンパ節炎は，リンパ節内に出現する主要な炎症性細胞の種類によって分類される[2]．好中球が有核細胞の5%より多い場合，好中球性リンパ節炎とよばれる[2]．好中球性リンパ節炎は細菌感染，免疫介在性状態あるいは腫瘍性病変に伴って起こる．細菌感染がある場合には変性好中球が認められる[2]．好酸球が3%より多い場合，好酸球性リンパ節炎とよばれる[2]（図21）．好酸球性リンパ節炎はノミアレルギー，ネコ好酸球性皮膚疾患，好酸球増多症候群，肥満細胞腫における腫瘍随伴症候群に伴って起こる．マクロファージや組織球の増加がみられる場合，組織球性リンパ節炎（図22）あるいはマクロファージと好中球が増加する化膿性肉芽腫性リンパ節炎に分類される[1,2]．組織球性リンパ節炎あるいは化膿性肉芽腫性リンパ節炎は全身性真菌感染や非定型抗酸菌症が原因で，類上皮細胞や多核巨細胞が出現することもある．

リンパ腫の分類

1. 分類の歴史

　医学領域のリンパ腫の分類は，1893年にHodgkinが"ホジキン病"を記載したときからはじまったとされる[4]．これから現在までの約170年間のうち，最初の130年間は純粋な形態学的分類が主体であったが，

1970年代の免疫学の急速な発展を受けて，リンパ腫分類が劇的に変化する。つまり，リンパ腫に対し，T細胞，B細胞およびNK細胞の区別が行われるようになり，形態のみでなくT細胞，B細胞およびNK細胞の区別を加味した分類法が多数作られた。これらの様々な分類を集約する形で，国際協調的に1982年にWorking Formulation（WF）分類が作られた。Kiel分類（1974年）は上記の分類とは別系統の分類で，T細胞とB細胞の区別を重視した免疫学を基礎としたものであり，Kiel大学のLannertが中心となって確立された。このKiel分類は新Kiel分類（1992年）を経て，REAL分類（1994年）のもととなり，最終的に2001年に新WHO分類（旧WHO分類は1976年）が提唱され，現在にいたっている[4]。

2. 獣医学領域への応用の試み

獣医学領域では，動物のリンパ腫の症例を集めて分類を作製していくというわけでなく，その時代にあった医学領域のリンパ腫の分類を動物のリンパ腫に適用するという形がほとんどである。CarterらのWF分類によるイヌのリンパ腫の分類[8]，WF分類によるネコのリンパ腫の分類[5]が試みられ，近年では，新Kiel分類によるイヌのリンパ腫の分類[9,10,11]や新WHO分類によるイヌおよびネコのリンパ腫の分類[12,13]などがなされている。ヒトの分類を動物の分類に適用することは比較腫瘍学的に有用性があるが，当然のことながらイヌやネコ固有のものもあり，さらにいろいろなウイルスに起因するものもあるので，必ずしもひとつの分類がすべての動物種に最適というわけではない。

現段階では伴侶動物のリンパ腫に対して，新WHO分類と新Kiel分類がよく用いられている。以下にそれぞれの分類を解説する。

新WHO分類

1. 獣医学領域での新WHO分類の適応

動物では，ヒトの造血器系腫瘍の新WHO分類をもとに動物の新WHO分類が提唱されている。新WHO分類の基本となるリンパ系腫瘍の形態観察は，病理組織学的観察によるものである。リンパ系腫瘍の新WHO分類はリンパ球の分化発生学的段階を基礎に，疾患単位として細分化されており，ヒトの新WHO分類には細胞形態学のみならず，臨床，免疫表現型，遺伝子的特徴が盛り込まれている。つまり，顕微鏡的に観察された細胞の形態学的分類というより，疾患単位のリストである。ゆえに，ひとつの疾患概念ができあがれば，更新しやすいという利点がある。動物の新WHO分類は，ほかの動物の組織学的分類と同様にヒトの新WHO分類をもとに作成されているので，ヒトの分類と対応させることが容易で，比較腫瘍学的観点から有用性が高いと思われる。ただ，現在の伴侶動物獣医学の現状では，ヒトの新WHO分類と正確に対応させるための抗体，染色体・遺伝子解析情報が十分でなく，臨床経過が不十分な場合は適用が難しい。さらに予後や治療反応の予測に対する動物の新WHO分類の価値がまだ明確ではなく，今後さらなる情報の蓄積が必要となる。

新WHO分類では，造血器系腫瘍はリンパ系細胞に由来する腫瘍と骨髄球系細胞に由来する腫瘍に大別される。さらにリンパ系腫瘍はB細胞性リンパ系腫瘍とT細胞性およびNK細胞性リンパ系腫瘍に分類される（表2）。その他の腫瘍や良性リンパ増殖性疾患も含まれる。ヒトでみられるリンパ系腫瘍およびそれらに類似した病態の多くが動物の新WHO分類でも設定されているが，ホジキン病は伴侶動物を含めた動物においてその存在は明確でなく，その他の腫瘍の中にホジキン様リンパ腫が設定されているのみである。

2. B細胞性リンパ系腫瘍

B細胞性リンパ系腫瘍は，前駆B細胞腫瘍と成熟B細胞性腫瘍に大別される。前駆B細胞性腫瘍にはB細胞性リンパ芽球性白血病／リンパ腫のみが含まれる。成熟B細胞性腫瘍には細胞分化の程度などによって多くの病態が含まれる。小型のよく成熟したリンパ球様腫瘍細胞を主体としたB細胞性小リンパ球性リンパ腫（図23）は，低悪性度の腫瘍であり，しばしば慢性炎症との鑑別が問題となる。濾胞性リンパ腫は，リンパ節のリンパ濾胞から由来する特徴的な濾胞構造を呈する腫瘍である（図23）。濾胞胚中心に由来する濾胞胚中心細胞性リンパ腫，リンパ濾胞マントル層

表2 動物のリンパ系腫瘍の新WHO分類

B細胞性リンパ系腫瘍	T細胞およびNK細胞性リンパ系腫瘍
前駆B細胞性腫瘍 　B細胞性リンパ芽球性白血病／リンパ腫	前駆T細胞性腫瘍 　T細胞性リンパ芽球性白血病／リンパ腫
成熟B細胞性腫瘍 　B細胞性慢性リンパ球性白血病／小リンパ球性リンパ腫 　B細胞性慢性リンパ球性リンパ腫，中間型 　リンパ形質細胞性リンパ腫 　濾胞性リンパ腫 　　マントル細胞性リンパ腫 　　濾胞性リンパ腫 grade Ⅰ 　　濾胞性リンパ腫 grade Ⅱ 　　濾胞性リンパ腫 grade Ⅲ 　　節性辺縁帯リンパ腫 　　脾臓辺縁帯リンパ腫 　　粘膜関連リンパ組織の節外性辺縁帯リンパ腫（MALTリンパ腫） 　ヘアリー細胞白血病 　形質細胞性腫瘍 　　低悪性度形質細胞腫 　　未分化形質細胞腫 　　形質細胞性骨髄腫 　大細胞性リンパ腫 　　T細胞豊富型B細胞性リンパ腫 　　大細胞性免疫芽球性リンパ腫 　　び漫性大細胞性B細胞性リンパ腫 　　胸腺B細胞性リンパ腫 　　血管内大細胞性B細胞性リンパ腫 　バーキット型リンパ腫 　　高-grade B細胞性リンパ腫，バーキット型	成熟T細胞性／NK細胞性腫瘍 　大顆粒性リンパ増殖性疾患（LGL） 　　T細胞性慢性リンパ球性白血病 　　T細胞性LGLリンパ腫／白血病 　　NK細胞性慢性リンパ球性白血病 　皮膚T細胞性腫瘍 　　皮膚上皮向性リンパ腫（CEL） 　　CEL，菌状息肉腫型 　　CEL，パジェット様細網症型 　　皮膚非上皮向性リンパ腫 　節外性／末梢性T細胞性リンパ腫（PTCL） 　　PTCL，混合リンパ球型 　　PTCL，混合炎症型 　成人T細胞様リンパ腫／白血病 　血管免疫芽球型T細胞性リンパ腫 　血管中心性リンパ腫 　腸管T細胞性リンパ腫 　未分化大細胞型リンパ腫

（文献12を元に作成）

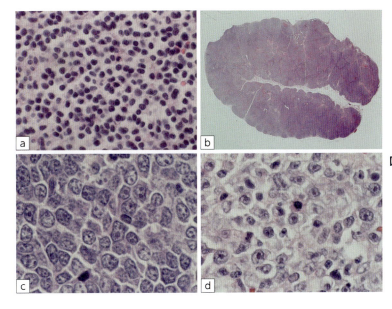

図23 新WHO分類によるB細胞性リンパ腫
a：B細胞性小リンパ球性リンパ腫，小型で濃染する小型リンパ球が主体。慢性炎症との鑑別が問題となる
b：濾胞性リンパ腫，腫瘍細胞は大小の濾胞を形成しつつ，増殖する
c：び漫性大細胞性B細胞性リンパ腫，複数の核小体を有する大型リンパ球が増殖する
d：大細胞性免疫芽球性リンパ腫，大型リンパ球であるが，核の中心部に大型で，明瞭な核小体をひとつ含む

に由来するマントル細胞性リンパ腫，辺縁帯から由来する濾胞辺縁帯リンパ腫が存在する。濾胞辺帯リンパ腫はリンパ節に発生する節性，リンパ節外に発生するものとして粘膜関連リンパ組織の節外性辺縁帯リンパ腫（MALT lymphoma）が区別される。

B細胞系列で最も分化が進んだ形質細胞に由来する形質細胞性腫瘍は，骨髄に発生する形質細胞性骨髄腫，骨髄外に発生する形質細胞腫が存在する。多発性

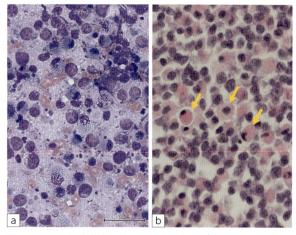

図24 Mott細胞分化を伴うB細胞性リンパ腫
 a：塗抹標本。細胞質内に多数の淡明〜淡青色の滴状物を多数含むMott細胞様細胞が多数塗抹される
 b：HE染色組織標本。矢印で示す細胞がMott細胞様細胞。細胞質内の滴状物は好酸性を示す。この腫瘍は新WHO分類では未分類である。イヌ，200倍

の形質細胞性骨髄腫は多発性骨髄腫とよばれ，比較的分化した形質細胞様の腫瘍細胞の増殖からなり，イヌおよびネコでヒトと非常に類似した病態を示す。形質細胞腫は皮膚や消化管などに発生し，その臨床動態から低悪性度形質細胞腫と未分化形質細胞腫に細分類される。大細胞性B細胞性リンパ腫は小型リンパ球の核の2倍以上の大きさの核を有する大きなB細胞性リンパ球様腫瘍細胞の増殖からなり，増殖活性は高く，び漫性の増殖を示す。腫瘍細胞の形態から，び漫性大細胞性B細胞性リンパ腫(**図23**)，大細胞性免疫芽球性リンパ腫(**図23**)に分類され，さらに増殖様式や発生部位からT細胞豊富型B細胞性リンパ腫，胸腺B細胞性リンパ腫，血管内大細胞性B細胞性リンパ腫に分類される。

　比較的若齢のイヌで，特異な細胞形態を示す成熟B細胞性リンパ腫の報告が相次いでなされ，これらのB細胞性リンパ腫では，Mott細胞とよばれる細胞質内にPAS陽性滴状物を複数個含む腫瘍細胞が混在する[14, 15](B-cell lymphoma with Mott cell differentiation，**図24**)。また，本病型はネコでも報告されている[16]。本リンパ腫は，免疫表現型より細胞質内滴状物は免疫グロブリンであり，イヌの例ではクローナリティ解析からもB細胞由来とされているが，現在の新WHO分類では未分類である。

3. T細胞性およびNK細胞性リンパ系腫瘍

　T細胞性およびNK細胞性リンパ系腫瘍も，B細胞性腫瘍と同様に前駆T細胞性腫瘍と成熟T細胞性腫瘍に大別される。前駆T細胞性腫瘍にはT細胞性リンパ芽球性白血病／リンパ腫のみが含まれ，急速に進行する腫瘍である。成熟T細胞性腫瘍として，まず，大顆粒性リンパ球増殖性疾患が挙げられる。細胞質内にアズール好性粗大顆粒を含むリンパ球様腫瘍細胞の増殖である(**図25**)。皮膚に発生する上皮向性リンパ腫は成熟T細胞性腫瘍に分類され，表皮および粘膜で増殖し，最終的に慢性白血病期に進行する菌状息肉腫型(**図25**)と，ほとんどの腫瘍細胞が基底膜上の表皮層で増殖するパジェット様細胞症型が認められる。後者はγ/δT細胞に由来するとされる。このほかに，ヒトの新WHO分類では末梢性T細胞性リンパ腫のうち，非特異型に分類されるものに，T領域リンパ腫がある。動物の新WHO分類では明確なカテゴリーが存在しないが，リンパ節における低悪性度T細胞性リンパ腫として認められる。

新Kiel分類

　獣医学領域でのリンパ腫の分類として，近年頻用されているのが新Kiel分類である。この分類は個々の細胞形態と免疫表現型によって分類するもので，もともとは病理組織学的分類基準であるが細胞診標本にも応用可能とされている[2]。細胞診とクローナリティ検査や免疫染色を組み合わせて分類する方法である。原則的に，細胞形態に関しては，腫瘍性リンパ系細胞の大きさをもとに中型〜大型のものはhigh grade，小型のものはlow gradeに大別し，B細胞性high grade，B細胞性low grade，T細胞性high gradeおよびT細胞性low gradeの4カテゴリーに区別する(**図26**)。細胞形態の分類は，核形態，核小体，細胞質の量と染色性によってなされる(**表3**，**図27**)[2, 17]。新Kiel分類は基本的に新WHO分類に包含されているので，完全ではないが，ある程度相互の対応が可能である(**表4，5**)。以下に新Kiel分類での各腫瘍の特徴を示す[2, 11, 17]。

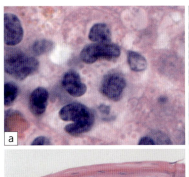
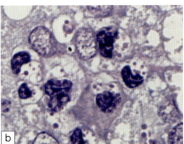
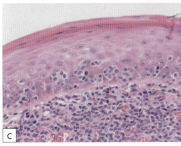
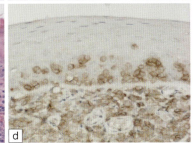

図25　新WHO分類によるT細胞性リンパ腫
a：大顆粒性リンパ腫のHE染色組織像　細胞質内に好酸性の顆粒を含むが，HE染色では明瞭でない
b：aの組織ギムザ染色像　細胞質内にピンク色に染まるアズール好性顆粒が認められる
c：上皮向性皮膚リンパ腫　腫瘍細胞が表皮内に浸潤する
d：cの連続切片のCD3染色像。表皮内の腫瘍細胞は真皮の腫瘍細胞と同じくCD3陽性のT細胞性である

新Kiel分類（Updated Kiel Classification）	
B細胞性 low grade	T細胞性 low grade
B細胞性 high grade	T細胞性 high grade

図26　新Kiel分類におけるリンパ腫の分類の考え方
B細胞とT細胞，グレードによって，4つのカテゴリーに区別する。さらにこのカテゴリーの中に細分類が存在する

表3　新Kiel分類における細胞形態の観察

観察項目	特徴
細胞（核）の大きさ	小型：赤血球の1〜1.5倍（好中球より小さい） 中型：赤血球の2〜2.5倍（好中球と同じ） 大型：赤血球の3倍以上（好中球より大きい）
核形態	円形（round）：丸く，切れ込み（indentation），陥凹（convolution）はない 不規則円形（irregularly round）：まれな切れ込みあるいは陥凹 陥凹状（convoluted）：いくつかの深い切れ込み 切れ込み状（clefted）：ひとつの深い切れ込み
核の細胞質内での位置	中心 vs 偏在
核小体の数，大きさ，可視性，位置	単一 vs 複数 大型 vs 小型 不明瞭：観察できない，あるいはかろうじて観察できる 明瞭：容易に観察できる 核の中心 vs 辺縁
細胞質の量と色	少量：核の辺縁にわずかにみられる中等量：少量と豊富の中間 豊富：核の大きさの2倍程度 淡明：不染あるいは弱好塩基性中等度：淡明と強好塩基性の中間 強好塩基性：紺青かそれ以上に濃染
ゴルジ野と細胞質内の顆粒の有無	
有糸分裂像指数	対物レンズ40倍で5視野における個数 低：0〜1 中：2〜3 高：3より多い
Gradeの判定	low grade：低有糸分裂像指数，小型の腫瘍細胞 high grade：中〜高有糸分裂像指数，中型〜大型の腫瘍細胞

（文献10，17を元に作成）

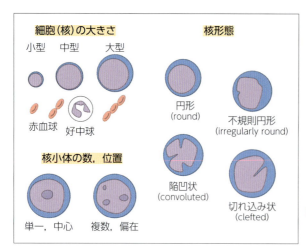

図27 新 Kiel 分類における細胞形態の観察ポイント
細胞質(核)の大きさ，核形態および核小体の数と位置をもとに分類する

表4 B 細胞性腫瘍の新 Kiel 分類と新 WHO 分類の対応

新 Kiel 分類	新 WHO
リンパ芽球性*	前駆 B 細胞性リンパ芽球性リンパ腫／白血病
	成熟 B 細胞性腫瘍
High grade 　胚中心芽細胞性，単一形態性* 　　濾胞性 　　び漫性 　胚中心芽細胞性，多形態性* 　免疫芽細胞性* 　未分化大型細胞性(未分化／縦隔)* 　バーキット型 　形質細胞様 　小細胞性，その他	濾胞性リンパ腫 grade Ⅲ び漫性大細胞性 B 細胞性リンパ腫 び漫性大細胞性 B 細胞性リンパ腫 び漫性大細胞性 B 細胞性リンパ腫 胸腺 B 細胞性リンパ腫(び漫性大細胞性 B 細胞性リンパ腫) バーキット型リンパ腫 該当なし マントル細胞性リンパ腫
Low grade 　小リンパ球性* 　前リンパ球性* 　リンパ形質細胞性 　辺縁帯 　胚中心細胞様* 　胚中心芽細胞性−胚中心細胞性	B 細胞性慢性リンパ球性白血病／小型リンパ球性リンパ腫 リンパ形質細胞性リンパ腫 辺縁帯リンパ腫(節性，節外性，脾臓) 濾胞性リンパ腫 grade Ⅰ／Ⅱ

＊：細胞学的な診断基準が報告されており，細胞診で診断可能あるいは疑うことが可能なもの
(文献 10 を元に作成)

表5 T 細胞性腫瘍の新 Kiel 分類と新 WHO 分類の対応

新 Kiel 分類	新 WHO
リンパ芽球性*	前駆 T 細胞性リンパ芽球性リンパ腫／白血病
	成熟 T 細胞性および NK 細胞性腫瘍
High grade 　多形型，混合性* 　多形型，大細胞性* 　免疫芽球性* 　形質細胞様 　侵攻性大顆粒性*	末梢 T 細胞性リンパ腫，非特定型 末梢 T 細胞性リンパ腫，非特定型 末梢 T 細胞性リンパ腫，非特定型 末梢 T 細胞性リンパ腫，非特定型 腸管症型 T 細胞リンパ腫あるいは NK 細胞性白血病あるいは節外性，鼻型
Low grade 　前リンパ球性* 　多形型，小細胞性* 　小淡明細胞性(T 領域*)	T 細胞性慢性リンパ球性白血病／前リンパ球性白血病 末梢 T 細胞性リンパ腫，非特定型 末梢 T 細胞性リンパ腫，非特定型
未分類 皮膚リンパ腫 　皮膚 T 細胞性 Low grade* 　皮膚 T 細胞性 High grade*	未分類 菌状息肉腫／セザリー症候群 皮膚 T 細胞リンパ腫
Null 細胞性腫瘍	NK 細胞性白血病

＊：細胞学的な診断基準が報告されており，細胞診で診断可能あるいは疑うことが可能なもの
(文献 10 を元に作成)

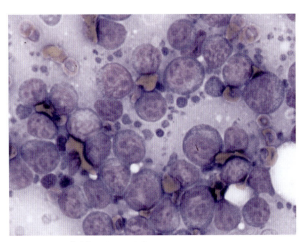

図28 リンパ腫（High grade）
胚中心芽細胞性 centroblastic type，単一形態性サブタイプ monomorphous subtype。大型の円形の核と繊細な核染色質で，核辺縁側に2〜4個の明瞭な核小体を有し，好塩基性の中等量の細胞質を有する。イヌ，浅頚リンパ節，ギムザ染色，400倍

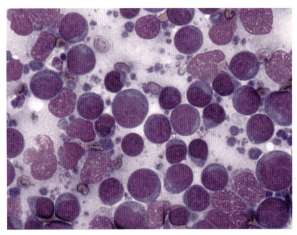

図29 リンパ腫（High grade）
胚中心芽細胞性 centroblastic type，多形態性サブタイプ polymorphous subtype。単一形態性サブタイプ monomorphous subtype に比較して，腫瘍細胞に大小不同がみられる。イヌ，肩前リンパ節，ギムザ染色，400倍

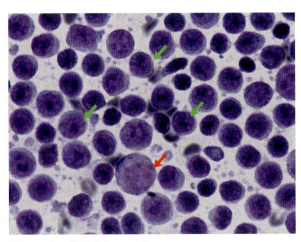

図30 リンパ腫（High grade）
胚中心芽細胞性 centroblastic type，多形態性サブタイプ polymorphous subtype。胚中心細胞様芽球 centrocytoid と MMC。胚中心細胞様芽球（赤矢印）は，大型の胚中心芽細胞と小型の胚中心細胞の中間のサイズの細胞で，2〜5個の小型核小体を含み，細胞質は狭く弱好塩基性。MMC（緑矢印）は，同様に中型の細胞で，大型の明瞭な核小体を有する。イヌ，リンパ節，ギムザ染色，400倍

1. B細胞性 high grade

(1) 胚中心芽細胞性 centroblastic

　胚中心芽細胞（centroblast）の単一形態性サブタイプ（monomorphic subtype）は60％以上が胚中心芽細胞である。胚中心芽細胞は円形核，繊細な核染色質，2〜4つの核膜近傍の核辺縁に位置する明瞭な核小体を有し，細胞質は少量〜中等量で，好塩基性を呈する（図28）。

　多形態性サブタイプ（polymorphic subtype，図29）は免疫芽細胞が＜20％，小型リンパ芽球細胞が＜80％，イヌではヒトにはない特殊な大核小体中型細胞（macronucleated medium-sized cell〔MMC〕）が＜20％，中心芽細胞が20〜50％のものである。免疫芽細胞 immunoblast は好塩基性の広い細胞質と赤血球の3倍以上の大きさの核を有する。核の中心には大型で明瞭な核小体が観察される。MMC は弱好塩基性の細胞質を中等量有する小型〜中型のリンパ球で，繊細な核染色質と非常に明瞭な核小体を有する特徴的な細胞である（図30）[11]。胚中心芽細胞性に分類されるものは，新 WHO 分類では濾胞性リンパ腫 grade III あるいはび漫性大細胞性 B 細胞性リンパ腫に相当する。

(2) 免疫芽細胞性

　前述免疫芽細胞が80％以上のもの，その他，MMC が＜10％，胚中心芽細胞が＜10％，小型リンパ芽球が＜10％のもの[11]，新 WHO 分類でび漫性大細胞性 B 細胞性リンパ腫に相当するものである（図31）。

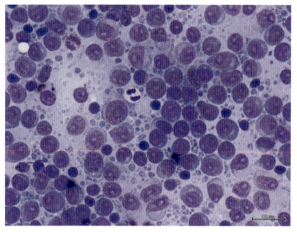

図31 リンパ腫(High grade)
免疫芽球性 immunoblastic type。核の大型な細胞で，細胞質は好塩基性で胚中心芽細胞 centroblast に比較してより豊富である。核内には明瞭かつ大型の核小体をひとつ認められる。イヌ，膝窩リンパ節，ギムザ染色，400 倍

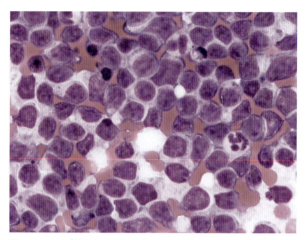

図32 リンパ腫(High grade)
リンパ芽球性 lymphoblastic。中型のリンパ球からなる。大型から中型の円形の核と小型の核小体を複数含む腫瘍細胞からなる。イヌ，膝窩リンパ節，ギムザ染色，400 倍

(3) リンパ芽球性

骨髄の前駆 B 細胞に由来し，リンパ節に急速に波及する。臨床的にも非常に進行性である。比較的小型の芽球で，核は赤血球の 1.5〜2 倍程度，核小体は複数であるが，不明瞭で，細胞質は狭く弱好塩基性を呈する小型〜中型リンパ球が主体である[2]（**図32**）。

(4) 未分化大細胞性[17]／未分化・縦隔性[2, 11]

縦隔部に発生し，胸腺の髄質の B 細胞から発生するとされる。大型の未分化細胞からなり，形態的には組織球様，つまり核辺縁は不整で，弱好塩基性の広い細胞質で，空胞を含むこともある。分裂像も多数認められるが，化学療法によって長期生存が可能とされる[2]。

2. T 細胞性 high grade

(1) 多形性大型・中型細胞性[2, 17]

末梢 T 細胞性リンパ腫のカテゴリーにおいて，この型が最も多い。この分類に含まれるものは核の多形性が高い中型あるいは大型リンパ球，またはこれらの混合した細胞像である。核形態は特徴的で，核の一部に不規則な多数の切れ込みを有する凹みを有する，いわゆる脳回様を呈する。核小体は大きく，様々な形態を示し，数もまちまちである。細胞質は中等量で，やや好塩基性である。

(2) 多形性，大細胞性

不規則な核と淡明な細胞質を有する大型細胞からなり，組織球様を呈する[17]（**図33**）。

(3) 免疫芽球性

免疫芽球が 90 % 以上を占める。B 細胞性のものとの鑑別はできない。

(4) リンパ芽球性

細胞学的には赤血球の 1.5〜2.5 倍程度の小型〜中型リンパ球で，核は円形あるいは陥凹を有し，小型で不明瞭である。細胞質は少量で，有糸分裂像は多い[2]。

3. B 細胞性 low grade[2]

小リンパ球・前リンパ球性は小型リンパ球が主体である。辺縁帯性は比較的多いが，あまり認識されていない B 細胞性リンパ腫である。胚中心周囲の辺縁帯に由来するリンパ腫である。細胞学的には未熟で，ひとつの明瞭な核小体を有する中型リンパ球と単球様リンパ球の小型と中型リンパ球の混在として認められる。しかし，確定診断には組織学的検査が必要である。

胚中心細胞様型は，大型の胚中心芽細胞と小型の胚中心細胞の中間のサイズの細胞で，小型核小体を 2〜5 個含み，細胞質は狭く弱好塩基性のもので，この細胞が 30 % 以上を占める。イヌにおいては，MMC も

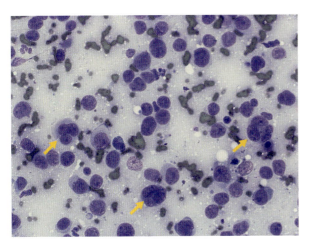

図33　リンパ腫（High garade）
未分化大細胞性 large-cell anaplastic type．核形態は不整で，多核化もみられる（矢印）．広く好塩基性の細胞質を有する．ネコ，鼡径リンパ節，ギムザ染色，300倍

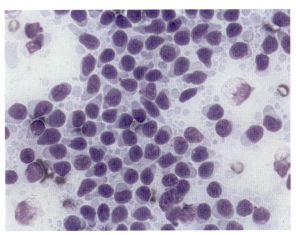

図34　リンパ腫（Low garade）
多形成小細胞性 pleomorphic small．同様に中型のリンパ球からなる．細胞質の一端が伸張し，"手鏡"状を呈する．核小体は不明瞭．イヌ，下顎リンパ節，ヘマカラー染色，400倍

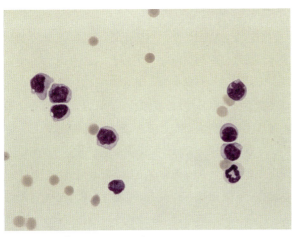

図35　リンパ腫（Low garade）
多形成小細胞性 pleomorphic small．核に不規則な切れ込みを有する．核小体は不明瞭．イヌ，下顎リンパ節，ヘマカラー染色，400倍

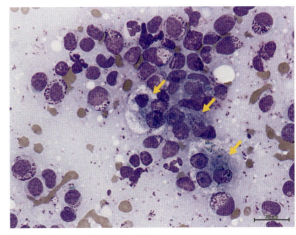

図36　顆粒リンパ球性リンパ腫
針生検，ギムザ染色，400倍

含まれる．この細胞は辺縁帯に由来するものと考えられている[10]．胚中心細胞様は増殖活性が低く，low grade に分類されるが，Raskin らは，このタイプは臨床的にステージⅣあるいはⅤで発見されることが多い点や腫瘍細胞の大きさが大きい点より，high grade の方がより適切であるとしている[2]．

4．T 細胞性 low grade

Low grade の T 細胞性リンパ腫は low grade の B 細胞性リンパ腫より頻繁にみられる．手鏡状，つまり細胞質の一端が伸長した形態をした小淡明細胞性（図34），多形性小細胞性（図35），菌状息肉腫様および小型脳回様が含まれる．

顆粒リンパ球（granular lymphocyte）由来の顆粒リンパ球性リンパ腫は，細胞質内にアズール顆粒を含む中型リンパ球様の成熟した腫瘍細胞からなる（図36）．ヒトの新 Kiel 分類ではリストに含まれないが，動物では形態的に low grade の T 細胞性リンパ腫に分類される[19]．本腫瘍はネコの消化管に発生することが多く，腫瘍細胞のパーフォリン様活性などで粘膜傷害を示す．また肝臓への転移もみられ，抗がん剤への反応は乏しく，予後不良である[19]（図37）．

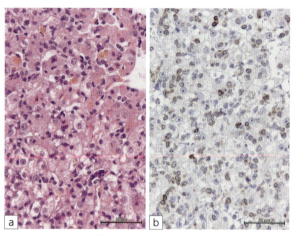

図37　顆粒リンパ球性リンパ腫
図36の肝組織とCD3免疫染色
a：HE染色　腫瘍細胞は炎症細胞のように肝細胞間に浸潤する
b：浸潤する腫瘍細胞はCD3陽性（茶色）のT細胞由来である。ネコ，肝臓，100倍

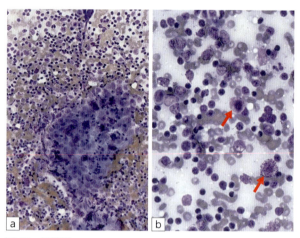

図38　胸腺腫
a：中央に存在する細胞塊は胸腺上皮に由来する腫瘍細胞
b：小型の成熟リンパ球が主体で，肥満細胞が散在する（矢印）。イヌ，ヘマカラー染色，50倍（左），100倍（右）

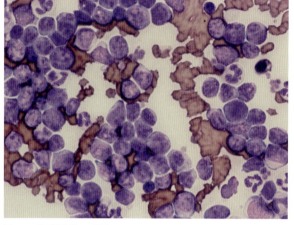

図39　胸腺型リンパ腫
好中球より大型のリンパ球系腫瘍細胞が塗抹される。この症例は胸水にも腫瘍細胞が出現していた。ネコ，ヘマカラー染色，400倍

前述したがlow gradeのリンパ腫は細胞学的検査のみでは確定診断はできない。免疫染色を含む組織学的検査やクローナリティ検査と併せて診断される。

胸腔内リンパ腫（縦隔，胸腺）および胸腺腫

胸腺腫は胸腺の細網構造を形成する胸腺上皮細胞に由来する上皮性腫瘍である。悪性化すると悪性胸腺腫（胸腺癌）となるが，リンパ系腫瘍である胸腺型リンパ腫とは異なる。胸腺腫はサブタイプによって混在するリンパ球の程度が異なる。細胞学的には成熟リンパ球が多数塗抹される中に，紡錘形〜多角形で，互いに緩く接着する細胞塊がみられる（**図38**）。胸腺腫では，このような細胞成分のほかに肥満細胞が散見されることが多い（**図38**）。上皮成分が主体となる場合は，リンパ球はほとんど塗抹されず，肺腫瘍との鑑別が困難になる。このような例では，針生検を行った腫瘤が，前縦隔部に存在し，肺組織と連続性がないことをCT画像などで確認する必要がある。

胸腺型リンパ腫は胸腺を舞台としたリンパ球の腫瘍で，FeLV陽性若齢ネコでよくみられる前胸部腫瘍である。細胞像は一般的なリンパ腫と同様である。（**図39**）。胸腺型リンパ腫は化学療法によく反応する一方で，胸腺腫は化学療法の反応はよくない[18]。

転移性病変

リンパ節はリンパ中の異物を捕獲し，排除する器官であるため，リンパ中を流れる腫瘍細胞が捕獲され，転移性病変が形成される。リンパ節転移の発生率は腫瘍の種類により異なるが，上皮性腫瘍は腫瘍細胞が大型で，細胞塊を形成していることが多いため，リンパ

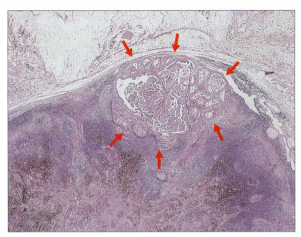

図40 乳腺腺癌のリンパ節転移
管腔構造を呈する腫瘍細胞の増殖がリンパ節の辺縁洞内に認められる（矢印）。イヌ，鼠径リンパ節，HE染色，10倍

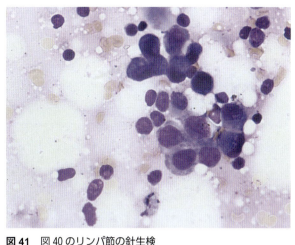

図41 図40のリンパ節の針生検
接着性を有する異型細胞塊が塗抹される。異型細胞はリンパ系細胞に比較して細胞質が広く，集塊状をなしている。イヌ，鼠径リンパ節，ヘマカラー染色，300倍

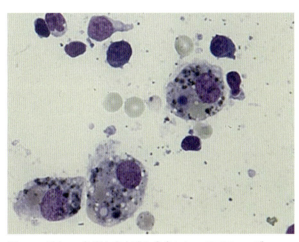

図42 メラニン色素と赤血球を貪食したマクロファージ
貪食されるメラニン色素は，メラノサイトのものより粗大で，大きさは不均一である。イヌ，膝窩リンパ節，ヘマカラー染色，400倍

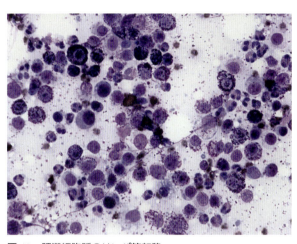

図43 肥満細胞腫のリンパ節転移
肥満細胞のほかに，好酸球も塗抹されている。背景には逸脱した肥満細胞の顆粒が多数みられる。イヌ，肩前リンパ節，ヘマカラー染色，200倍

節で捕獲されやすい（**図40**）[1,2]。細胞学的には，転移性腫瘍細胞はリンパ節を構成している細胞と形態的に異なることから容易に識別される[2]（**図41**）。しかしながら，メラニン顆粒を貪食したマクロファージはメラニンを持つ腫瘍細胞と混同しやすいため，メラノーマの診断には注意が必要である（**図42**）。一般に，マクロファージが貪食したメラニン顆粒は凝集され，通常のメラニン顆粒に比べて，大型で均一な大きさである。肥満細胞は正常なリンパ節では，通常1スライドあたり6個以下である[2]。これらの細胞は顆粒を豊富に持つよく分化した肥満細胞である。そのため，6個より多くの肥満細胞が認められたり，顆粒の乏しい肥満細胞が認められたりした場合，肥満細胞腫の転移を考慮する必要がある[1,2]（**図43**）。

まとめ

細胞診によるリンパ節の検査で，容易かつ迅速に診断ができる症例も多い。しかし，すべての症例が細胞診で診断できるわけではなく，細胞診の特性，リンパ節の構造をよく理解して，使用すべきである。High gradeリンパ腫は細胞診標本によって確定診断が可能

であるが，low grade リンパ腫では，細胞学的検査には限界があり，組織学的検査やクローナリティ検査と併せて確定診断を目指す。

　伴侶動物のリンパ腫の分類は新 Kiel 分類と新 WHO 分類が使われる。ともに B 細胞，T 細胞の区別がベースとなるが，新 Kiel 分類は個々の細胞形態による分類なので，細胞診にも応用可能である。一方，新 WHO 分類は組織構造や発生臓器などの病理組織学的特徴をもとに分類した疾患リストであるので，細胞診での適用は限界がある。両分類ともに今後，予後や治療反応性などの臨床的な情報がさらに蓄積されていけば，さらに有用性が高まっていくであろう。

■参考文献

1) Valenciano AC, Cowell RL. Cowell and Tyler's diagnostic cytology and hematology of the dog and cat, 4th ed. Saunders, PA. 2014.
2) Raskin RE, Meyer DJ. Canine and feline cytology-a color atlas and interpretation guide, 3rd ed. Saunders, PA. 2015.
3) 藤田尚男，藤田恒夫．標準組織学各論，第4版．医学書院．2010.
4) リンパ腫アトラス，改訂・改題第4版．森茂郎監修．文光堂．2014.
5) 獣医組織学，第6版．日本獣医解剖学会編．学窓社．2014.
6) 細根　勝，前田昭太郎，片山博徳ほか．リンパ節．病理と臨床 20, 301-315, 臨時増刊号．文光堂．2002.
7) 動物病理学各論，第2版．日本獣医病理学会編．文永堂出版．2010.
8) Carter RF, Valli VE, Lumsden JH. The cytology, histology and prevalence of cell types in canine lymphoma classified according to the National Cancer Institute Working Formulation. *Can J Vet Res*. 50: 154-164, 1986.
9) Fourney-Fleury C, Magnol JP, Chabanne L, et al. Growth fractions in canine non-Hodgkin's lymphomas as determined in situ by the expression of the Ki-67 antigen. *J Comp Pathol*. 117: 61-72. 1997.
10) Ponce F, Magnol JP, Ledieu D, et al. Prognostic significance of morphological subtypes in canine malignant lymphomas during chemotherapy. *Vet J*. 167: 158-166. 2004.
11) Ponce F, Marchal T, Magnol JP, et al. A morphological study of 608 cases of canine malignant lymphoma in France with a focus on comparative similarities between canine and human lymphoma morphology. *Vet Pathol*. 47: 414-433. 2010. doi: 10.1177/0300985810363902
12) Valli VE. Histopathological classification of hematopoietic tumors of domestic animal. AFIP, Washington DC. 2002.
13) Vezzali E, Parodi AL, Marcato PS, et al. Histopathologic classification of 171 cases of canine and feline non-Hodgkin lymphoma according to the WHO. *Vet Comp Oncol*. 8: 38-49. 2010. doi: 10.1111/j.1476-5829.2009.00201.x
14) Kodama A., Sakai H, Kobayashi K, et al. B-cell intestinal lymphoma with Mott cell differentiation in a 1-year-old miniature Dachshund. *Vet Clin Pathol*. 37: 409-415. 2008. doi: 10.1111/j.1939-165X.2008.00067.x
15) Stacy NI, Nabity MB, Hackendahl N, et al. B-cell lymphoma with Mott cell differentiation in two young adult dogs. *Vet Clin Pathol*. 38: 113-120. 2008. doi: 10.1111/j.1939-165X.2008.00101.x
16) Kanehara T, Matsui N, Murakami M, et al. B-cell lymphoma with Mott cell differentiation in a cat. *Vet Clin Pathol*. 45: 356-360. 2016. doi: 10.1111/vcp.12343
17) 石田卓夫．新 Kiel 分類．*Joncol*. 5: 14-22. 2008.
18) Kisseberth WC. Miscelleneous tumors. In: Small animal clinical oncology, 4th ed. Withrow SJ, Vail DM eds. Saunders, MO, 2007. pp785-823.
19) Chino J, Fujino, Kobayashi T, et al. Cytomorphological and Immunological Classification of Feline lymphomas: Clinicopathological Features of 76 Cases. *J Vet Med Sci*. 75: 701-707, 2013.

第14章

脾臓

はじめに

　脾臓は免疫応答に関与するリンパ組織であるとともに，循環血液を浄化する濾過組織でもある。また，状況によっては造血の場となり，血液の補給臓器としても働く。このように多様な機能を有する点から，脾臓の病態も様々である。したがって，細胞学的に情報が得られれば，生前診断としての有効性は高い。腹腔内臓器であり，さらに血液を多く含む点で針生検の対象としては躊躇してしまうことも多いが，超音波ガイドを用いたりすることで，安全かつ正確な針生検が可能になる。また，脾臓摘出した場合においても腫瘍割面のスタンプ塗抹標本を作製し細胞診を実施することで，腫瘍性あるいは非腫瘍性病変の診断を下すことが可能であり，組織学的検査の結果が判明する前に罹患動物における予後予測や治療方針を決定できる場合もある。また，脾臓には全身疾患の一端として病変が形成されることも多いので，脾臓摘出後の処置を考えるうえで，早期の診断が重要となる。

　このような点を踏まえ，本章では脾臓の細胞診断について，合併症とその対応，標本の作製，脾臓の肉眼所見も含めて解説する。

正常組織・構造構成細胞および機能

　脾臓は古代ギリシャのGalenosによって「神秘に満ちた臓器」と称され，長らくその機能に明確な答えがみいだされなかった臓器であった。しかし，いくつかの解剖学的な謎を残しながらも，現在では，免疫系，循環系および造血系臓器として，その神秘のベールは取り除かれている[1]。脾臓は生体内で最大の末梢リンパ装置であるが，門脈循環系と動脈系の間に介在するユニークな臓器である[1]。免疫学的に重要な機能を果たす臓器であるとともに，血小板や赤血球の貯蔵，ヘモグロビン産生に用いられる鉄の貯蔵，網状赤血球の成熟化，老朽した赤血球，白血球，血小板，病原体などの外来性異物を貪食・破壊する場になるほか，髄外造血などの機能を果たす(図1)。

　図2に脾臓の組織学的構造を示す。脾臓の最外層には厚い被膜が存在し，被膜は膠原線維，弾性線維，平滑筋細胞で構成され，脾臓実質に伸長して脾柱とよばれる支柱として実質を支えている。実質は赤い部位を赤脾髄，白味を帯びた斑点状の部位を白脾髄とよび，それを支持する骨組みとして細網線維と細網細胞で形成される網目状の骨組みから構成されている。白脾髄は脾臓全体に分布しており，脾リンパ小節ともよばれ，リンパ性動脈周囲鞘で動脈周囲の網目状構造に，主にリンパ系細胞が密に集まり網目を充填することによって形成されている。赤脾髄は脾洞とよばれる特殊な毛細血管網とその間の脾索からなり，赤血球，白血

```
脾臓の機能

赤脾髄
  造血・解血機能(髄外造血，溶血)
  血液貯留機能

白脾髄
  単核食細胞系機能(filtration)
  免疫機能(全身性)
```

図1 脾臓の機能
循環器系，造血器系さらに免疫系としての機能がある

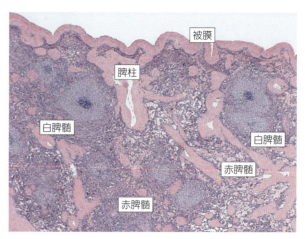

図2 脾臓の組織学的構造
血管網と細網細胞からなる赤脾髄とリンパ系細胞からなる白脾髄が存在する。イヌ，脾臓，HE染色，5倍

球，血小板，形質細胞，マクロファージなどが存在する[1,2]。

採材と標本作製

1. 針生検の合併症とその対応

脾臓の孤立性病変については，組織学的検査と細胞診の一致率が61.3％とそれほど高くないことや[3]ほとんどのケースで脾臓摘出が治療となることから，針生検を行わずに脾臓摘出による切除生検を推奨している獣医師も多い。しかしながら，脾臓の腫瘍はきわめて予後が悪いものが多く，飼い主が手術を希望しない場合も少なくない。そのような場合，針生検を行うことで開腹前に診断できれば，その時点で手術を行うかどうか，さらに飼い主と相談することができる。

脾臓に対する針生検での合併症の報告は少なく，32例の検討では合併症は観察されていない[3]。我々も現在まで特に合併症は経験しておらず，肝臓や腎臓と比較して針生検の合併症のリスクは高くないと思われる。しかしながら，最も考慮すべき合併症は出血であることから，生検を行う前にCBC，血液生化学検査，血液凝固能スクリーニング検査を行うべきである。特に血管肉腫が疑われる場合は，DICを併発している場合がある。最も注意を要するのは血小板減少症であり[4]，その場合は合併症のリスクが非常に高くなるため，生検を中止した方がよい。生検終了後は，数時間後に超音波検査によって腹腔内出血の有無を確認する。

すでに腹腔内に出血が疑われる，あるいは認められる場合には生検を行わず，原則としてすぐに輸血などで一般状態を改善した後，脾臓摘出を行うべきである。

2. 吸引塗抹の標本作製

針生検によって細胞を吸引しスライドグラスに吹き付けた後，組織片が混在していれば，スカッシュ法で塗抹を作製する。一方，血液成分が多い場合には血液塗抹と同じように作製するが，細胞成分が少ないことが予想される透明度の高い液体の場合，ラインスメアー法も活用できる。詳細は第4章を参照されたい。

3. スタンプ標本の作製

脾臓は血液を貯留するという機能を有しているので，割面は血液成分に富んでいることがほとんどである。割面を作製した後，余分な血液成分をペーパータオルなどで除去してから軽くスタンプする。除去せずに，そのままスタンプすると，多量の血液が塗抹され，乾燥も遅く，細胞の伸展も不十分となる。腫瘍が充実性の場合は，割面をメスなどで軽く擦過してスタンプすれば，観察するのに十分な細胞数を得ることが可能である。また，肉眼的に色調，硬度および構造にバリエーションがある場合，それぞれの部位でスタンプすべきである。血管肉腫は壊死している場合が多

各論

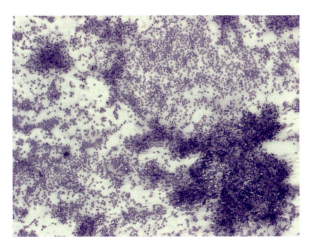

図3　正常な脾臓の針生検の細胞像
多数のリンパ系細胞が塗抹される。右下の細胞塊は紡錘形細胞からなる赤脾髄成分である。イヌ，脾臓，ヘマカラー染色，25倍

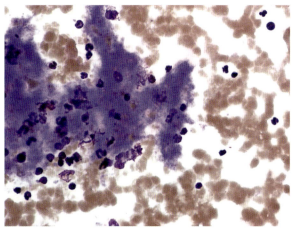

図4　血小板塊
血小板は血管外に放出された場合，ごく短時間で吸収される。したがって，塗抹標本上に血小板が存在する場合は血液の混入を示す。イヌ，脾臓，メイ・ギムザ染色，200倍

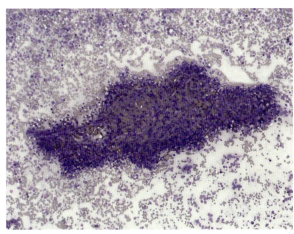

図5　赤脾髄の細胞像
紡錘形細胞の集塊。細胞間のオレンジ色の成分は赤血球で，多数の赤血球を含んだ網目状の細胞塊である。イヌ，脾臓，ヘマカラー染色，25倍

く，臨床的に血管肉腫を疑い，かつ肉眼的に構造の違いがある場合，それぞれの部位からスタンプ標本を作製することをお勧めする。

正常な細胞像

　脾臓の構造は赤脾髄が存在し，血液を多量に含むことを除くとリンパ節構造と類似しており，塗抹標本もリンパ節塗抹標本と類似している（図3）。血液成分，赤脾髄および白脾髄からなるため，標本は非常に細胞成分に富み，さらにその背景は必然的に血液成分により占められていることが多く，血小板凝集塊を（図4）含むこともある。また，有核赤血球や巨核球がみられることもある。

　血液成分に加え赤脾髄を構成する網目状成分が塗抹されると，正確に脾臓を吸引したことの証明ともなる（図5）。それらは塗抹上では細胞間に赤血球が介在した間葉系細胞の集塊としてみられ，成熟した形質細胞，肥満細胞やヘモジデリン塊，毛細血管も混じる。マクロファージや肥満細胞は塗抹全体に散在している。

　白脾髄は組織学的にリンパ濾胞から構成され，塗抹標本にも反映される。標本上では多数のリンパ球が散在しており，塊状となって塗抹されることも少なくない。成熟リンパ球が優位に現れるが，脾臓では胚中心を有するリンパ濾胞が多数みられることから，吸引部位によっては中型〜大型の前リンパ球やリンパ芽球が多く現れることもある（図6）。リンパ球の鑑別については第13章を参照されたい。

　また，莢組織に由来する成分は，成熟リンパ球を混ずる卵円形核を有する紡錘形細胞の集塊としてみられる（図7）。有核細胞成分が豊富な白脾髄と，血液を多量に含む赤脾髄が混在しているので，スタンプ標本ではスタンプされる場所によって細胞像は異なる。特に白脾髄のリンパ濾胞が採取されていれば，リンパ芽球を混じたリンパ球成分が多数みられる。また，正常な

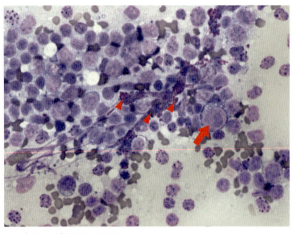

図6 リンパ濾胞の細胞像
リンパ系細胞が塗抹される。矢印のような核小体明瞭な大型リンパ球も混じるが，多くは小型の成熟リンパ球である。矢頭で示すピンク色の不定形物質は超音波検査用のジェルである。イヌ，脾臓，ヘマカラー染色，200倍

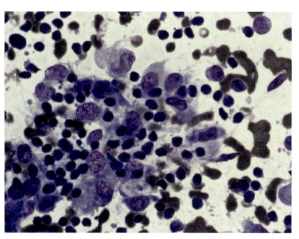

図7 莢組織の細胞像
成熟リンパ球を混じた紡錘形細胞塊。これらの紡錘形細胞は細胞質が広く，組織球様である。イヌ，脾臓，200倍

脾臓の針生検ではほとんどの例で血液が混入するため，背景に多数の赤血球，白血球および血小板が観察される[5]。

脾臓病変の細胞像

脾臓の病変で，脾臓全体が腫大した場合（巨脾）や脾臓に腫瘤がみられる場合，さらには超音波検査で不均一である場合などが針生検の対象となる。細胞診に共通することだが，萎縮性病変は針生検の対象とはなりにくい。したがって，脾臓の腫大あるいは腫瘤や巣状病変を形成するような病態について述べる。

非腫瘍性病変

非腫瘍性病変には脾炎，血腫，出血性，梗塞，髄外造血，結節性過形成などが挙げられる。

1. 脾炎

脾臓において炎症が起きている場合，好中球などの炎症細胞の増加がみられる。炎症細胞の種類は原因によって異なる。ただし，血液の混入が必至である脾臓の針生検では，末梢血中で白血球増多がある場合はそれが反映されるので，必ず末梢血液像と比較しなければならない。肉芽腫性炎症では，マクロファージあるいは組織球の増加がみられる。全身性の真菌性，原虫性疾患で引き起こされる場合がある（図8）。

2. 血腫および出血性梗塞

局所の循環障害として血腫と梗塞が挙げられる。脾臓の血腫はイヌで頻繁にみられる脾臓の結節性腫大である[6]。また，梗塞もよくみられる局所性循環障害である。病理発生は異なるものの，ともに表面では肉眼的に暗赤色の腫大した限局性病変として認識され，ときに図9のように大型の腫瘤を形成する。病変の内部は血液様塊を示す。細胞学的検査において，標本上で末梢血の血液塗抹のように血液成分が認められるが，血小板成分が認められないこと，ヘマトイジン結晶（図10）の出現などは出血性病変を示唆する所見である。ヘモジデリン貪食マクロファージあるいは黄褐色色素を貪食したマクロファージ（図11）は陳旧な出血でみられるが，脾臓の場合，常に赤血球の破壊が行われているので，その存在が必ずしも出血性病変の存在を示すものではない。ただし，血管肉腫では，増殖巣内に大型の出血巣が混在していることが多く，異型細胞が出現しないことも少なくない。特に針生検のときは注意が必要である。血管肉腫については後述する。

出血巣が時間経過すると，図12のような表面が退色した斑を有する小結節となる。これは鉄沈着結節とよばれ，ヘモジデリンを含むマクロファージの集積と

各論

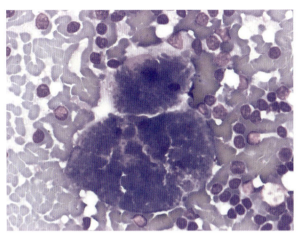

図8 *Cytauxzoon felis* を含み巨大化したマクロファージ
末梢血赤血球において *Cytauxzoon felis* の感染がみられたネコの腫大した脾臓のスタンプ標本。多数のシゾントがマクロファージ内で増殖する。米国，オクラホマ州で認められた症例。ネコ，脾臓，ライト・ギムザ染色，200倍

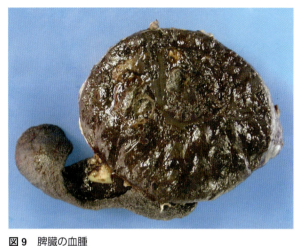

図9 脾臓の血腫
この症例のように，かなり大型の腫瘤を形成する場合もある。大きさの点で血管肉腫との鑑別はできない。イヌ

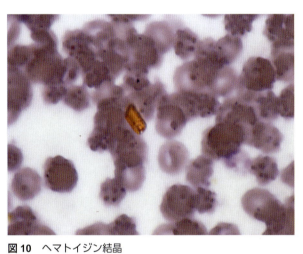

図10 ヘマトイジン結晶
ひし形の黄金色の結晶で，赤血球破綻に由来するヘモグロビンから，鉄が遊離して，ヘマトイジンとなり結晶化したもの。組織ビリルビンともいわれる。イヌ，脾血腫，ヘマカラー染色，400倍

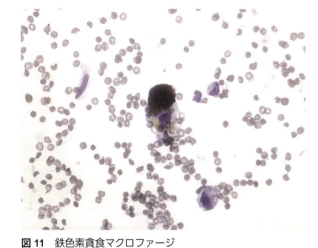

図11 鉄色素貪食マクロファージ
血腫などの病変には，このような赤血球に由来する黄褐色あるいは緑褐色色素を貪食したマクロファージが観察される。ただし，脾臓自体は老廃した赤血球を破壊しているので，これらの鉄色素貪食マクロファージが存在することのみで，血腫や出血性梗塞の診断はできない。イヌ，脾血腫，ヘマカラー染色，100倍

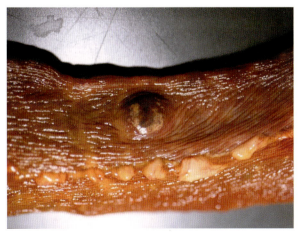

図12 鉄沈着結節
表面に退色した斑を有する病変。脾臓辺縁や脾門部付近に存在することが多い

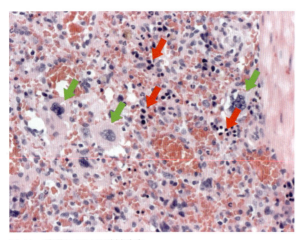

図 13　脾臓における髄外造血
大型の細胞（緑矢印）が巨核球。核が濃染する小型の細胞（赤矢印）が赤血球系細胞。脾臓における髄外造血は赤血球系造血が亢進することが多い。イヌ，脾臓腫瘤，HE 染色，100 倍

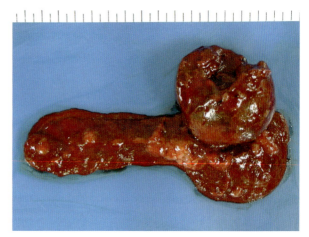

図 14　骨髄脂肪腫
肉眼的には腫瘤状を呈し，ほかの病変とは区別しにくい

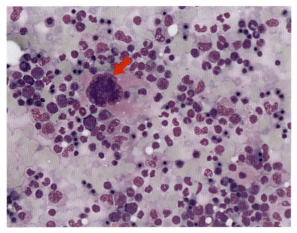

図 15　脾臓における髄外造血の細胞像
図 13 と同様に様々な分化程度の造血細胞が塗抹される。矢印は巨核球で，大型で分葉状を呈する核を有する。イヌ，脾臓腫瘤，ヘマカラー染色，200 倍

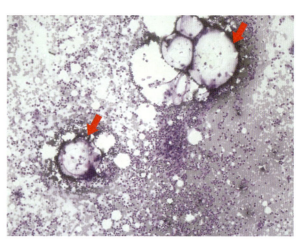

図 16　骨髄脂肪腫の細胞像
図 14 の腫瘤部の細胞像である。背景の小型細胞は造血系細胞であり，矢印で示す脂肪細胞が塗抹される。イヌ，ヘマカラー染色，25 倍

結合組織の増生からなる[7]。

3. 髄外造血および骨髄脂肪腫

髄外造血は骨髄以外で造血が進展することである。血液成分の産生が損なわれるほどの重度の骨髄疾患や，慢性溶血性貧血に罹患したイヌ，ネコでよくみられる。特に脾臓は髄外造血することが多く（**図 13**），腫瘍や反応性過形成に随伴する場合もあるが，髄外造血時には脾腫となって現れる[5]。また，髄外造血は血腫，梗塞および血管系腫瘍の周囲にみられる場合がある。骨髄脂肪腫は，様々な量の髄外造血成分を伴う脂肪組織の巣状の良性増殖である[8]（**図 14**）。脾臓にみられるほか，肝臓や副腎にも発生する。

細胞学的には，髄外造血，骨髄脂肪腫ともに様々な成熟段階の造血細胞が採取される（**図 15，16**）。骨髄脂肪腫ではこれらの造血細胞のほかに脂肪細胞塊が採取され，骨髄塗抹のような標本となる（**図 16**）。脾臓において髄外造血が起こることが念頭にないと，巨核球を悪性腫瘍細胞と見誤る可能性があるので注意が必要である（**図 15**）。

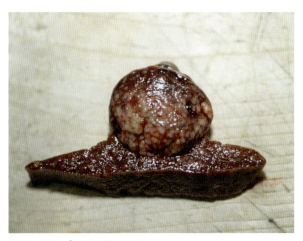

図 17 リンパ性結節性過形成
脾臓表面に腫瘤状に突出する。割面では白色濾胞状構造が多数みられる

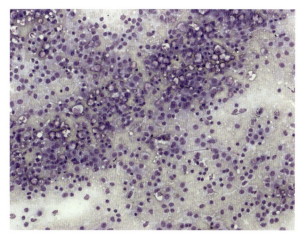

図 18 リンパ性結節性過形成の細胞像
多数のリンパ球系細胞が塗抹される。大型で核の淡明な大型リンパ球も混じる。イヌ，ヘマカラー染色，75 倍

4. リンパ性結節性過形成

リンパ性結節性過形成は高齢のイヌにおいてよく認められる病変で，単発性あるいは多発性に膨隆してみられる[9]（図 17）。主にリンパ球から構成され，多数のリンパ濾胞の集合体から形成されることが多い（図 18）。針生検で採材された場合，リンパ球系腫瘍との鑑別が困難なことがあるが，形質細胞を混じる点，成熟リンパ球，リンパ芽球，肥満細胞，マクロファージなどが混在する点より区別する[10]。

腫瘍性病変

脾臓には上皮成分は存在しないので，原発する腫瘍は非上皮性腫瘍である。よって，上皮性腫瘍成分が採取される場合は転移病巣である。

非上皮性腫瘍のうち，造血器系腫瘍であるリンパ系腫瘍，肥満細胞腫，形質細胞性腫瘍，骨髄球腫瘍などの発生が多い[11]。非造血器系非上皮性腫瘍では，血管系腫瘍，特に血管肉腫が多く，そのほかは線維肉腫，未分化肉腫，平滑筋肉腫，脂肪肉腫，骨肉腫などが報告されている[12, 13]。

造血器系腫瘍

1. リンパ腫／リンパ性白血病

脾臓におけるリンパ系腫瘍は，脾臓原発のリンパ腫，多中心性リンパ腫の脾臓病変あるいはリンパ性白血病の脾臓への波及が考えられる[14]。画像上あるいは肉眼的には，腫瘤形成がなされる場合より，脾臓全体が腫大する場合の方が多い（図 19，20）。細胞学的には，異型リンパ球の均一な出現が診断のポイントとなるが（図 21，22），リンパ性結節性過形成などとの鑑別が困難な例もある[14]。また，原発性のものか，白血病なのかは，脾臓のみの検索では判断できず，他部位のリンパ節の腫大や，末梢血および骨髄での腫瘍性リンパ球の出現を確認する必要がある[14]。

脾臓原発のリンパ腫においても低悪性度に分類されるものが発生する[15]。これらはリンパ節と同様に細胞学的に診断を下すのは困難であるので，組織学的検査が必要である（図 23）。

2. 肥満細胞腫（ネコ）

ネコにおいて脾臓の肥満細胞腫がよくみられる。内臓型肥満細胞腫として，消化管に発生したものも含め，転移しやすく，予後はよくない。肝臓への転移が最も多い。1/3 程度に，肥満細胞あるいは好酸球を多く含む腹水あるいは胸水の貯留がみられる[16]。末梢血中に肥満細胞が出現している場合は転移が起きている

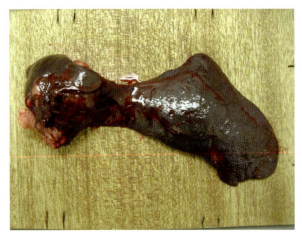

図19　白血病
白血病あるいはリンパ腫ではこのように脾臓全体が腫大することが多い。イヌ

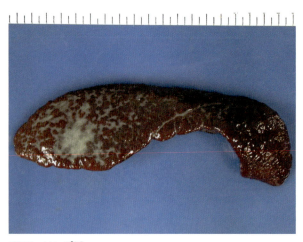

図20　リンパ腫
図19と同様に脾臓全体が腫大し，硬度を増している。ネコ

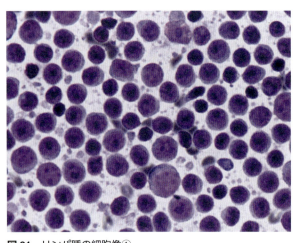

図21　リンパ腫の細胞像①
細胞に若干の大小不同を認めるが，明瞭な核小体を有しているのが分かる。イヌ，脾臓，ヘマカラー染色，200倍

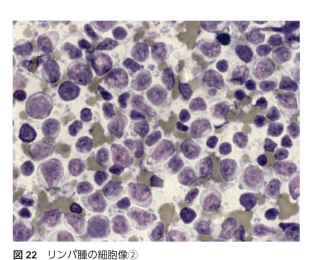

図22　リンパ腫の細胞像②
図20の細胞像である。塗抹される細胞はほとんどが核小体明瞭な大型リンパ球である。ネコ，脾臓，ヘマカラー染色，200倍

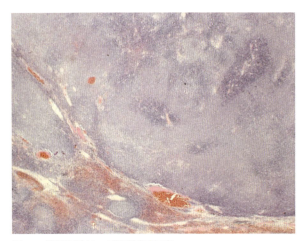

図23　脾臓原発リンパ腫（低悪性度）
小型〜中型の比較的分化したリンパ球からなる。このような低悪性度リンパ腫はリンパ性結節性過形成との鑑別が困難である。イヌ，脾臓腫瘤，HE染色，5倍

可能性が高い[16]。脾臓は全体が腫大し，多くの例で硬度を増す（**図24**）。

細胞学的には皮膚にみられる肥満細胞腫の細胞と同様である（**図25**）。顆粒の量は細胞の分化度によって異なる。肥満細胞は脾臓にもともと存在し，さらに過形成で増加することがあるので，腫瘍との鑑別が難しい例もある[16]。

3. 形質細胞性腫瘍

多発性骨髄腫は脾臓にも病変を形成することが多い。出現細胞は比較的分化した形質細胞である。通常は，血液所見におけるTPの上昇やX線検査における

各論

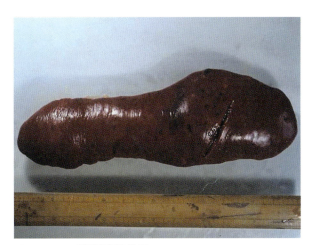

図24　ネコの脾臓肥満細胞腫
脾臓全体が腫大し，硬度を増す

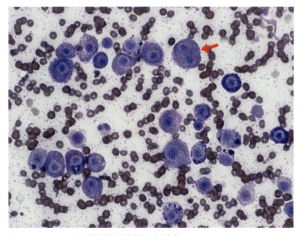

図25　ネコの脾臓肥満細胞腫の細胞像
細胞質内に多数の赤紫色の細顆粒を含む。二核の細胞もみられる（矢印）。ヘマカラー染色，200倍

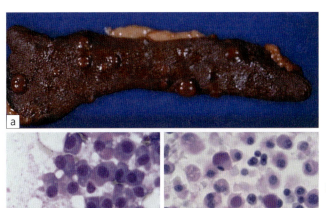

図26　多発性骨髄腫の脾臓と形態
a：脾臓は腫大し，大小の結節が散在する
b：異型性は乏しい形質細胞である。細胞辺縁にはピンク色の分泌物（免疫グロブリン）を纏う。aのギムザ染色，200倍
c：細胞質内にはPAS陽性分泌物（赤色）を容れる。aのPAS染色組織標本，400倍

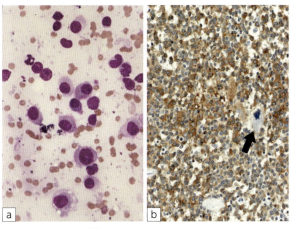

図27　脾臓原発形質細胞腫
a：円形核と豊富な細胞質を有する独立円形細胞が多数塗抹される。ネコ，ヘマカラー染色，200倍
b：免疫グロブリンλ軽鎖の免疫染色。ほとんどの細胞の細胞質が茶色に陽性を呈する。矢印は巨核球で，免疫グロブリンλ軽鎖陰性である。50倍

骨病変にて診断されることが多い。脾臓は全体が腫大し，また，大小の腫瘤が形成される（図26）。脾臓に原発する形質細胞腫もあり，イヌでは腫瘤状を呈することが多いが，ネコではび漫性に脾臓全体に広がって脾腫としてみられることが多い[17]。ネコでは異型性が乏しい，よく分化した形質細胞である（図27）。

非造血器系腫瘍

1. 血管肉腫

血管内皮由来の悪性腫瘍であり，侵襲性や転移能が高い腫瘍である（図28）。岐阜大学において1996年から2006年までの，イヌにおける脾臓に発生する腫瘍

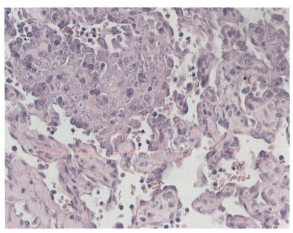

図28 血管肉腫の組織像
腫瘍細胞は卵円形〜長円形の核を有し，結合組織に密着し，不規則な裂隙を形成しつつ増殖する。裂隙内には赤血球を容れる。HE染色，100倍

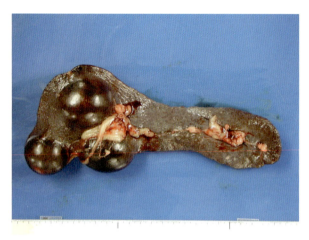

図29 血管肉腫①
脾臓表面に突出するように腫瘤が形成されている

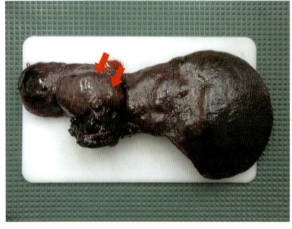

図30 血管肉腫②
脾臓全体が腫大し，さらに矢印で示す部位で腫瘤が形成されている

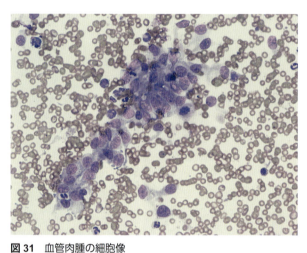

図31 血管肉腫の細胞像
複数の明瞭な核小体を有する卵円形核と，紡錘形で広い細胞質を持つ異型細胞が多数塗抹される。細胞同士の接着はゆるく，肉腫様細胞である。イヌ，脾臓腫瘤，ヘマカラー染色，200倍

状病変432例のうち，血管肉腫は最も発生率が高く，全体の57.9％を占めていた[18]。ネコでは血管肉腫自体の発生が少なく，脾臓での発生も多くはない[19]。臨床的に，腫瘍部分の被膜の破綻による腹腔内出血によって，虚脱状態になることも少なくない。肉眼的あるいは画像上，様々な大きさの腫瘤状病変を形成する（図29，30）。ただし，血腫や出血性梗塞でも大型の腫瘤状病変を形成し，血管肉腫であっても，小型の場合がある。血管肉腫では40％が腹腔内出血を呈するのに対し，血腫や出血性梗塞では腹腔内出血はみられず，血管肉腫の被膜内への浸潤増殖が出血の原因と考えられる[18]。

細胞は紡錘形の細胞形態と卵円形〜紡錘形の核を呈する間葉系細胞である。細胞質は比較的多く，好塩基性も高い（図31）。ただし，細胞形態から血管肉腫と断定することは困難である。また，腫瘤内には血液が満たされている場合も多く，異型細胞が出ていないからといって，血管肉腫を否定できない。

各論

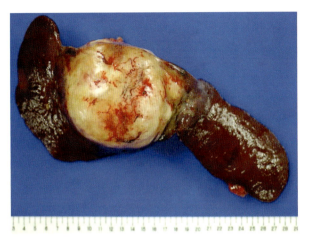

図32 線維組織球性結節（グレードⅢ）
血管系腫瘍や血腫などと異なり，白色腫瘤であることも多い

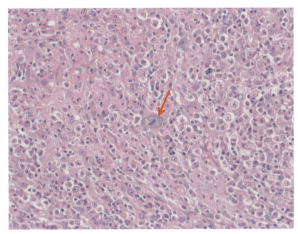

図33 線維組織球性結節（グレードⅢ）の組織像
卵円形〜紡錘形の核を有する腫瘍細胞がび漫性に増殖する。矢印で示す巨大な核を有する腫瘍細胞も混在する。また，リンパ球，好酸球などの炎症細胞浸潤も強い。イヌ，脾臓腫瘤，HE染色，100倍

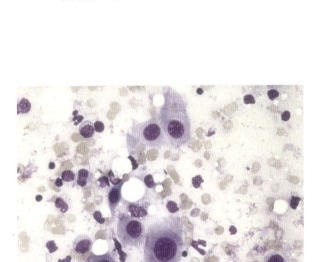

図34 線維組織球性結節（グレードⅢ）の細胞像
図32の細胞像である。細胞像は様々であるが，紡錘形細胞であり，核の大小不同など異型性は高い。イヌ，脾臓腫瘤，ヘマカラー染色，200倍

2. 線維組織球性結節

Spangerらによって報告された病変であり，紡錘形細胞成分と組織球成分からなる腫瘤状病変である[20]（図32）。リンパ球成分の比率により，グレード分類されており，グレードⅢ（リンパ球の混在が39％以下）は悪性腫瘍と解釈される。腫瘍を構成する細胞は紡錘形細胞，組織球系細胞，リンパ球などの炎症細胞と非常に多様性がある[20]（図33）。この組織像を反映して，細胞像も多彩である。Spangerらは，好酸球の浸潤が98例中92例に認められ，スタンプ標本でも，明瞭かつ多数みられる細胞であると報告している[20]。そのほかの成分も線維組織球性結節に特異的な成分ではなく，細胞学的に確定診断するのは困難である。しかし，グレードⅢでは異型肉腫細胞が出現するため，肉腫の診断は可能である（図34）。

この病変の由来については，免疫組織学的にも一定の染色性が得られず，明らかになっていない。グレードⅠの病変ではリンパ球成分が多く，リンパ性結節性過形成との鑑別は非常に困難である。したがって，本病変の発生母地がこのような結節性過形成である可能性が考えられている。

予後は，グレードⅢでは脾臓摘出12カ月後の生存率は32％であり，14例では肝臓などに転移がみられた[20]。

3. 組織球性肉腫

組織球性肉腫は骨髄起源の樹状細胞由来と考えられている悪性腫瘍である。イヌで多く報告されているが，ネコでも少数報告がある[21]。脾臓は組織球性肉腫の好発部位であり，特に播種性組織球性肉腫では，ほとんどの例で脾臓に増殖巣が認められる[22]。肉眼的には，大きな腫瘤が形成されるというより，脾臓全体の腫大と大小の結節が脾臓全体に存在する場合が多い（図35）。

細胞学的には，細胞質が広く，淡明で不定形の大型

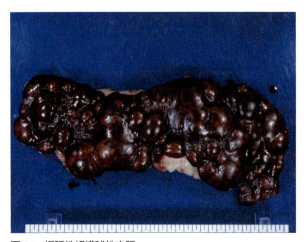

図35 播種性組織球性肉腫
脾臓全体が腫大し，大小の腫瘤が密在する

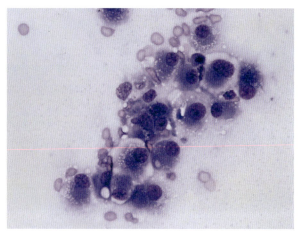

図36 播種性組織球性肉腫の細胞像
図35の細胞像である．細胞質が広く淡明な独立円形細胞が多数塗抹される．細胞質内に小空胞を多数容れている．イヌ，ヘマカラー染色，200倍

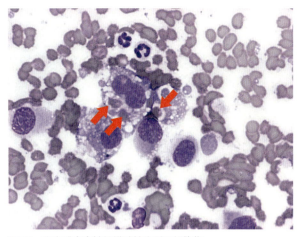

図37 赤血球貪食性組織球性肉腫の細胞像
図36と同様な細胞が多数みられ，赤血球を貪食している（矢印）．イヌ，ヘマカラー染色，200倍

の独立細胞が多数塗抹される（図36）．細胞質内は小空胞が様々な量認められる．核の大小不同，多核化，巨核化などが観察され，異型性はかなり高度である．分裂像も散見する．

細胞内に赤血球が貪食される例があり，赤血球貪食性組織球性肉腫とよばれる[21]（図37）．この腫瘍細胞は通常の組織球性肉腫では発現がみられないCD11dが陽性を示し，樹状細胞というよりマクロファージの表現型を示している．臨床的に再生性貧血がみられることが多いが，予後も通常の組織球性肉腫と同様に不良である[23]．

そのほかの腫瘍

そのほかの腫瘍としては，線維肉腫，未分化肉腫，平滑筋肉腫，脂肪肉腫，骨肉腫などが報告されているが[12]，その細胞像は，一般的な肉腫像を示す．それぞれの腫瘍の特徴は脾臓においても同じである．上皮性異型細胞が採取された場合，転移の可能性が高い．

まとめ

脾臓の腫大あるいは腫瘤状病変は，画像あるいは触診で確認でき，合併症も少なく，針生検の対象にもしやすい．ただし，異型細胞が採取されない場合は，否定できないことも多い．例えば，血管肉腫は多量の出血を伴うことが多く，異型細胞が採取しにくいこともある．リンパ系細胞が採取された場合，芽球比率を鑑別のポイントとする．ただし，高分化型のリンパ腫も存在するので，注意が必要である．

■参考文献
1) 名倉　宏．脾臓．組織学〜組織化学的アプローチ〜．小川和朗，齊藤多久馬，永田哲士，安田健次郎編．朝倉書店．1996，pp58-63．
2) 藤田尚男，藤田恒夫．標準組織学各論．第4版．医学書院．2010．
3) Ballegeer EA, Forrest LJ, Dickinso, RM, et al. Correlation of ultrasonographic appearance of lesions and cytologic and histologic diagnoses in splenic aspirates from dogs and cats: 32 cases (2002-2005). J Am Vet Med Assoc. 230: 690-696. 2007.

4) Bigge LA, Brown DJ, Penninck DG. Correlation between coagulation profile findings and bleeding complications after ultrasound-guided biopsies: 434 cases (1993-1996). *J Am Anim Hosp Assoc*. 37: 228-233. 2001.
5) MacWilliams PS. The splenic parenchyma. In: Diagnostic cytology and hematology of the dog and cat. 2nd ed. Cowel, RL, Tyler RD, Meinkoth JH, Eds. Mosby, MO, 1999. pp97-103.
6) Jones TC, Hunt RD, King NW. Veterinary Pathology, 6th ed. Lippincott, Baltimore, MD. 1997.
7) 動物病理カラーアトラス. 日本獣医病理学会編. 文永堂出版. 2007.
8) Valli VE. Normal and benign reactive hematopoietic tissue. In: Veterinary comparative hematopathology. Wiley Blackwell, Oxford, UK. 2007. pp9-117.
9) Jacobs RM, Messick JB, Valli VE. Tumors of the hemolymphatic system. In: Tumors in domestic animals, 4th ed. Meuten DJ Ed. Wiley-Blackwell, IA, 2002, pp119-198.
10) Raskin RE. Lymphoid system. In: Atlas of canine and feline cytology. Raskin RE, Meyer DJ, Eds. WB Saunders, PA, 2001. pp313-324.
11) Thrall MA. Diagnostic cytology in clinical oncology. In: Small animal cinical oncology, 4th ed. Withrow SJ, Vail DM, Eds. Saunders, MO. 2007. pp112-133.
12) Wiestein MJ, Carpenter JL, Schunk CJ. Nonangiogenic and nonlymphomatous sarcomas of the canine spleen: 57 cases (1975-1987). *J Am Vet Med Assoc*. 195: 784-788. 1989.
13) Spanger WL, Culbertson, MR, Kass PH. Primary mesenchymal (nonangiomayous/nonlymphomatous) neoplasms ocuring in the canine spleen: anatomic classification, immunohistochemistry, and mitotic activity correlated with patient survival. *Vet Pathol*. 31: 37-47, 1994.
14) Christopher MM. Cytology of the spleen. *Vet Clin North Am Small Anim Pract*. 33: 135-152. 2003.
15) Valli VE. Histological classification of hematopoietic tumors of domestic animals. Valli VE, Jacobs RM, Parodi AL, et al, Eds. AFIP, Washington, DC. 2002.
16) Thamm DH, Vail DM. Mast cell tumors. In: Small animal cinical oncology, 4th ed. Withrow SJ, Vail DM, Eds. Saunders, MO. 2007. pp402-424.
17) Valli VE. B-cell neoplasms. In: Veterinary comparative hematopathology. Wiley-Blackwell, Oxford, UK. 2007. pp119-273.
18) 村上麻美, 児玉篤史, 酒井洋樹ほか. イヌの脾臓における腫瘤状病変の病理学的検索. 平成18年度中部獣医師会連合大会講演要旨集. 2006, p73.
19) Morrison WB. Blood vascular lymphatic and splenic cancer. In: Cancer in dog and cats, 2nd ed. Morrison WB Ed. Teton NewMedia, Jackson, WY. 2002. pp679-688.
20) Spanger WL, Kass PH. Pathologic and prognostic characteristics of splenomegary in dog due to fibrohistiocytic nodules: 98 cases. *Vet Pathol*. 35: 488-498. 1998.
21) Valli VE. Histiocytes. In: Veterinary comparative hematopathology. Wiley-Blackwell Oxford, UK. 2007. pp505-521.
22) Afforter VK, Moore PF. Localized and disseminated histiocytic sarcoma of dendritic cell origin in dogs. *Vet Pathol*. 39: 74-83. 2002.
23) Moore PF, Affolter VK, Vernau W. Canine hemophagocytic histiocytic sarcoma: A proliferative disorder of CD11d+ macrophages. *Vet Pathol*. 43: 632-645. 2006.

第15章

消化管・膵臓

はじめに

　消化管は栄養分を吸収する場であり，さらにその吸収を効率的に行うために，機械的あるいは酵素的，さらには微生物の力を借りて，食物を消化する働きを有する。消化器系の異常は多いが，細胞診の対象としては「入り口」である口腔，「出口」である肛門から直腸と，アプローチしやすい箇所が多いと思われる。しかし近年，超音波検査やCTなどを駆使することで，腹腔内の病変を細胞診の対象とする機会も多くなってきた。本章では口腔を中心に，腹腔内腫瘍として認識される消化管の病変を交えて，解説したい。

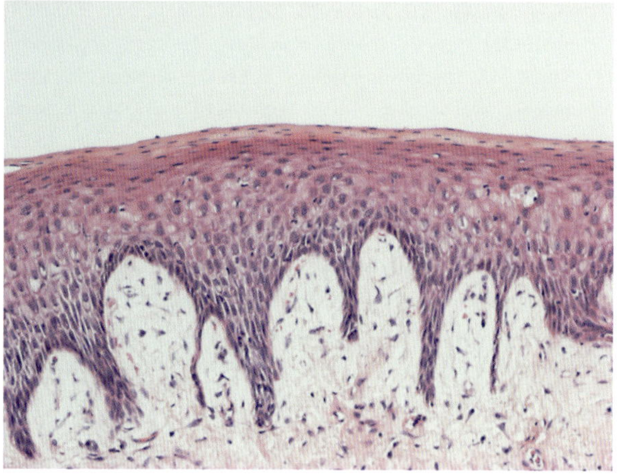

図1　口腔粘膜
口腔粘膜上皮は非角化重層扁平上皮である。最外層(最上層)の細胞にも核が残存している。イヌ，口腔，HE染色，100倍

消化管の構造

　消化管は筒状あるいは袋状の臓器である。最内層，つまり内容と接する部分には粘膜が存在し，その外側には筋層がみられ，胃以下の腹腔消化管には最外層に漿膜(臓側腹膜)が存在する。

　粘膜構造は消化管の部位によって異なる。口腔，咽頭および食道は非角化重層扁平上皮で覆われる(**図1**)。胃は部位によって，粘膜上皮の形態が異なる。噴門部には噴門腺を含む粘膜，幽門部は幽門腺を含む粘膜によって覆われ，胃の全体を占める胃底部には胃固有腺がみられる(**図2a，b**)。小腸は絨毛と陰窩，大腸は陰窩のみが存在する(**図2c，d**)。肛門は口腔と同様に，非角化重層扁平上皮で覆われる部分から角化重層扁平上皮へ移行する[1]。消化管粘膜の最内層には粘膜上皮が存在する。扁平上皮以外の粘膜上皮の基本形は単層の円柱上皮である。上皮細胞は直接内容に接するのではなく，上皮細胞の表面には厚い粘液層が存在する。粘液は粘膜上皮で産生されるほかに，各部位の固有の粘液腺からも分泌される。

　消化管には様々な腺が開口する。唾液腺，肝臓，膵臓などが大きな分泌腺である。唾液腺は唾液を分泌する腺で，大唾液腺として，耳下腺，下顎腺および舌下腺，そのほかに小唾液腺として口唇腺，口蓋腺，頰骨腺，頰腺および舌腺が存在する[1]。大唾液腺は機能的には消化器系であるが，臨床的には頭頸部に存在する皮下の腺として捉えられることが多い。肝臓は様々な機能を有するが，胆管を介して，胆汁を分泌する点より，ひとつの腺組織と捉えることができる。肝臓につ

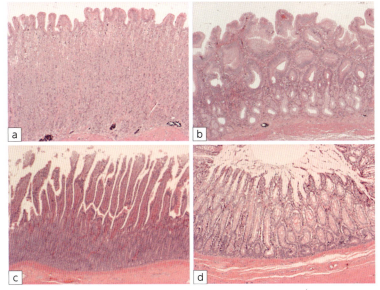

図2 胃，小腸および大腸の粘膜
a：胃底部。胃底部は，塩酸を分泌する壁細胞，ペプシノゲンを産生する主細胞，粘液を産生する表層粘液細胞や副細胞などにより構成される
b：幽門部。粘膜固有層に粘液を豊富に容れた幽門腺が存在する
c：空腸。小腸は内腔側に絨毛構造が突出し，その下層に陰窩が認められる
d：結腸。大腸では絨毛は存在せず，陰窩のみであり，表面には多量の粘液がみられる
すべてイヌ，HE染色，20倍

いての詳細は次章で述べる。膵臓は消化酵素を分泌する外分泌腺と，インスリンなどのホルモンを産生するランゲルハンス島からなる。

採材

前述のように消化管は中空構造で，臓器そのものの実質はその消化管壁であり，他臓器に比較して臓器実質は非常に少ない。したがって，肥厚した部位あるいは腫瘤状病変が針生検の対象となる。また粘膜の異常は，粘膜擦過により知ることができる。

口腔内病変では，潰瘍も対象となるが，細菌感染しやすいので細胞像の解釈には注意が必要である。潰瘍表面には高度に細菌感染した壊死組織が付着しているので，これらを除去して擦過あるいはスタンプしなければならない。直腸では，擦過標本が細胞診検体として提出されることが多いが，胃腸の表面には厚い粘液層が存在するので，粘膜上皮成分まで塗抹されることは少ない。内視鏡採材検体は非常に小さいので，スタンプは不可能である。切除生検などによってスタンプ可能なほどの量が採取された場合，スタンプには注意が必要である。粘膜面をスタンプしてしまうと，上記の理由，つまり粘液層がスタンプされるだけなので，切除片をよく観察して，切除した割面をスタンプしなければならない。

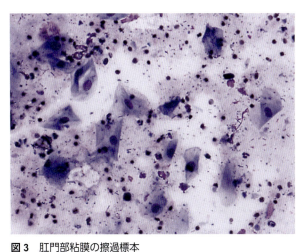

図3 肛門部粘膜の擦過標本
有核でうろこ状の扁平上皮が塗抹される。扁平上皮は上皮細胞であるが，あまり細胞同士で接着性を示さない。イヌ，ヘマカラー染色，150倍

構造を反映して，粘膜面の擦過標本では表面の粘液や粘膜上皮が採取される。口腔や肛門部では非角化扁平上皮が採取される（図3）。また，小腸や大腸では粘膜上皮がシート状に採取される（図4）。擦過標本では粘膜上皮とともに表面の粘液が多量に採取されることもある（図5）。胃においても同様に粘膜上皮が採取される（図6）。通常，粘膜以下の筋層などは擦過標本では採取されず，針生検などの採取法によっても観察できる機会は少ない。回腸以下の下部消化管にはリンパ装置が散在し，割面スタンプ標本などの方法では，ま

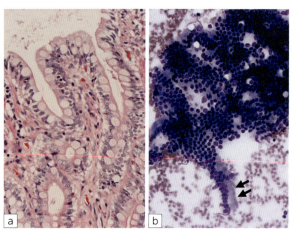

図4　小腸の粘膜上皮
a：白く抜けた杯細胞を介在した円柱上皮が表面を被覆する。イヌ，回腸，HE染色，100倍
b：細胞はシート状に採取される。矢印のように核が一方に偏在，整列し，その反対側が赤桃色を呈する微絨毛構造がみられる。イヌ，回腸，粘膜擦過標本，ギムザ染色，100倍

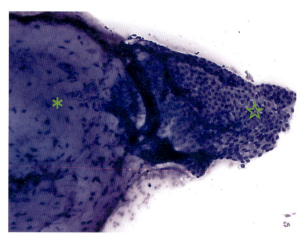

図5　大腸の粘膜上皮
左側＊印の部分は表層の粘液が塗抹され，右側☆印の部分は粘膜上皮がシート状に採取されたところである。粘液は赤紫色から濃青色に染色され，有核細胞が包埋されている。イヌ，直腸スワブ，ヘマカラー染色，100倍

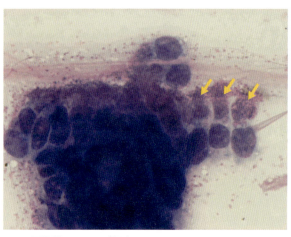

図6　胃粘膜のスタンプ標本
矢印で示す細胞は，胃粘膜上皮層の最表面に存在する表層粘液細胞である。胃内腔側（核と反対側）に充満している赤紫色の大型顆粒状物質は粘液である。塗抹時に細胞が損傷するために，背景にも粘液顆粒が散在する。イヌ，胃粘膜内視鏡生検材料のスタンプ標本，ヘマカラー染色，400倍

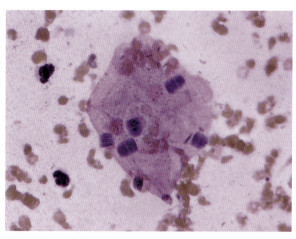

図7　Simonsiella spp. 口腔扁平上皮に接着している常在菌
イヌ，ギムザ染色，400倍

れにリンパ球が多数採取される。リンパ装置から採取されるリンパ球は成熟リンパ球が主体である。

口腔・咽喉頭の細菌

　口腔内には様々な細菌が常在している。桿菌，球菌，らせん菌など菌種も様々であるが，口腔および咽喉頭にみられる細菌として Simonsiella は特徴的な形態を示す[2]（図7）。病原性はないが，扁平上皮に付着していることが多く，桿菌が柵状に接着しながら増殖する[3]。

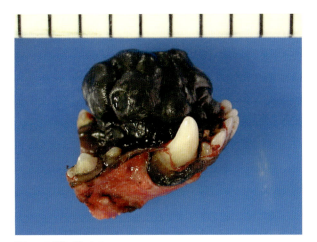

図8　口腔悪性メラノーマ
黒色腫瘤として口腔内側に突出する。イヌ

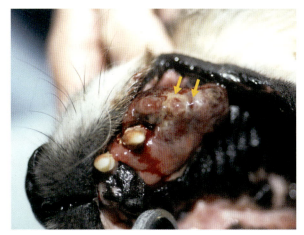

図9　口腔悪性メラノーマ
犬歯から臼歯にかけての赤色腫瘤。表面は潰瘍化し、壊死滲出物が付着する（矢印）。黒色を呈する部分は認められない。イヌ

口腔・咽喉頭・舌の非腫瘍性病変（炎症および潰瘍）

イヌ、ネコともに潰瘍状病変はよくみられる。非特異的な潰瘍では、その表面からは壊死成分、好中球、細菌が多量に採取される。このような場合、細菌が原因で起きたかどうかは不明である。ただし、細菌の存在が病変を増悪していることは明らかである。一方、好酸球を混じた病変の場合は、アレルギーあるいは好酸球性疾患による潰瘍を考える必要がある。好酸球性肉芽腫では、様々な種類の炎症細胞が浸潤するが、好酸球は炎症細胞の20％以上～80％程度と多数浸潤し、線維芽細胞やマクロファージも多くみられる成分である[3]。

歯肉に発生した非腫瘍性の腫瘤状病変をエプリスという[4]。エプリスは慢性増殖性の結節状歯肉炎病巣であり、イヌに頻発し、ネコでもまれにみられる[4]。歯石などによる慢性刺激は、エプリスの原因となる。線維腫性あるいは骨形成性エプリスが最も多く発生するが[5,6]、腫瘤は線維性に硬く、針生検あるいは切除後割面スタンプでも細胞はほとんど得られない。棘細胞性エプリスは、現在、イヌの棘細胞性エナメル上皮腫として、腫瘍に分類されている。歯原性腫瘍の項目（p.174）を参照してほしい。

口腔・咽喉頭・舌の腫瘍

1. 悪性メラノーマ

メラニン産生細胞由来腫瘍は、イヌの口腔内腫瘍で最も多い腫瘍のひとつである。ほとんどが悪性であり、その悪性度は高い。メラニン産生細胞に由来するが、メラニン色素の含有量は様々で、墨のように真っ黒なものから（図8）、色素を産生せず、肉眼的にも黒色でなく肉様を呈する非色素産生性黒色腫も存在する。増殖速度は速く、表面は潰瘍を呈したり、壊死がみられることが多い（図9）。組織学的増殖パターンも非常にバリエーションに富み、上皮性腫瘍のように胞巣状に区切られつつ増殖するものから、紡錘形細胞が束状に肉腫様に増殖するもの、あるいは円形細胞腫瘍のようにび漫性に増殖するものまでみられる。したがって細胞像も多彩で、細胞同士が接着性を示し、上皮様を呈する場合、紡錘形細胞が採取される場合など様々である[3]。確定診断を下すポイントはメラニン顆粒である。メラニン顆粒はやや緑がかった黒色顆粒で、形態的には砂粒状を表現できるように、比較的大きさのそろった顆粒である。細胞質内あるいは細胞質外にメラニン顆粒が様々な量で認められる（図10）。多い場合は、塗抹した時点で、スライドグラスがうすく黒くみえるほどである。腫瘍によっては、メラニン色素を有する細胞の分布が不均一なこともあり、肉眼的に黒くみえなくても、黒色の吸引物が得られることが

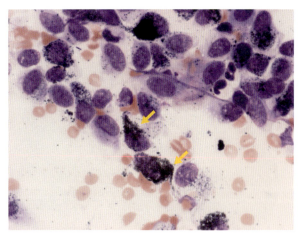

図10　口腔悪性メラノーマの細胞像①
紡錘形〜多角形で，青色〜淡明な細胞質と類円形核を有する異型細胞がゆるく接着しつつ塗抹される。細胞質内には黒色細顆粒を多数容れる細胞もみられる（矢印）。核小体は明瞭なものを複数個有する。イヌ，ギムザ染色，400倍

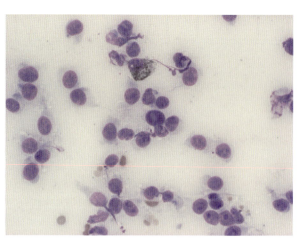

図11　口腔悪性メラノーマの細胞像②
図10に比較して，細胞内顆粒を有する細胞は少ない。
イヌ，ギムザ染色，300倍

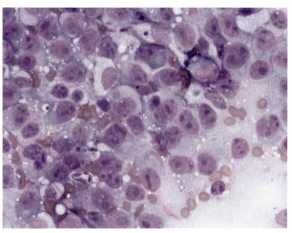

図12　口腔悪性メラノーマの細胞像③
無顆粒性メラノーマ。細胞内顆粒は認められない。異型性の強い細胞である。この細胞像からメラニン産生細胞由来とは断定できないが，悪性度の高い肉腫という診断は可能で，発生部位から無顆粒性メラノーマの可能性が高くなる。本症例は組織学的に無顆粒性メラノーマと診断された。イヌ，ヘマカラー染色，300倍

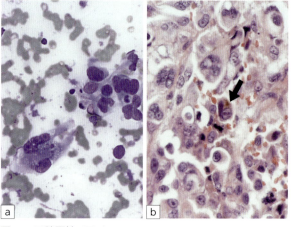

図13　口腔悪性メラノーマ
顆粒が乏しく，異型性がきわめて高い
a：細胞像では多核巨細胞もみられる。ギムザ染色
b：組織学的にも強い異型性がみられ，細胞内に茶褐色色素が認められる（矢印）。HE染色。イヌ，300倍

ある。少ないものでは，ごくまれに少数のメラニン顆粒を容れる程度の細胞がみつかるぐらいである（図11）。また，まったく顆粒がみられないものもある（図12，13）。このような場合，細胞学的に悪性メラノーマと判断するのは困難である。ただし，容易に悪性腫瘍と診断できるほど細胞学的悪性度は高く，細胞が多数得られた場合，分裂像も観察できることが多い。

2．扁平上皮癌

口腔粘膜として口腔内を覆う上皮細胞である扁平上皮に由来する悪性腫瘍が，扁平上皮癌である。その分化度によって，角化が進んだものから，ほとんど角化をみないものまである。正常な扁平上皮は最下層，つまり未分化な基底細胞では核に対する細胞質の量は少なく，分化が進むにつれて細胞質が広く，扁平化し，核は濃縮していく。粘膜表面を擦過した場合は，表層の細胞質の広い扁平上皮が採取される。扁平上皮癌

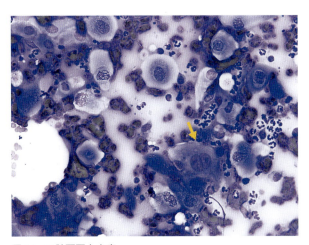

図14 口腔扁平上皮癌
淡明〜青色の広い細胞質と類円形の核を有する扁平上皮様腫瘍細胞が散在性に塗抹される。二核化した腫瘍細胞も認められる（矢印）。本症例では好中球の浸潤も高度である。イヌ，ヘマカラー染色，200倍

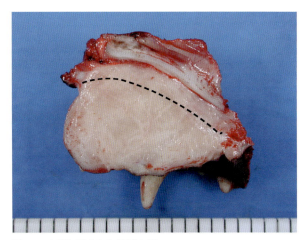

図15 上顎に発生した線維肉腫
点線は上顎骨があった箇所。腫瘍細胞は上顎骨を侵襲して，鼻腔側へ浸潤性に拡大している。イヌ，上顎先端部腫瘤の割面

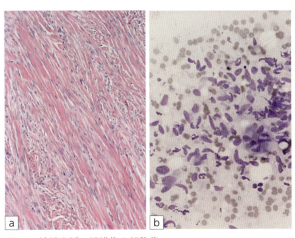

図16 線維肉腫の組織像と細胞像
　a：図15の組織像。ピンク色に染まる豊富な膠原線維が存在し，その間に紡錘形細胞が介在する。異型性はあまりみられない。HE染色，100倍
　b：図15の細胞像。紡錘形核の細胞が採取される。大小不同はあるものの，それほど高度ではない。細胞学的には低悪性度と判断される。ヘマカラー染色，200倍

は，上皮性細胞であるが細胞同士の接着はゆるく，それぞれの細胞が個々に散在することも多い。細胞形態は多角形，扁平で，うろこ状を呈する。紡錘形を呈する場合もある。核は細胞の中心に位置し，細胞質は不染で，淡明なものから淡青色を呈する。核の周囲に小泡沫がみられるものも多い。核／細胞質比（N/C比）が一定せず，多核化細胞，特に二核化細胞はよくみられる。さらに多くの場合，好中球の浸潤を伴う（図14）。

3. 線維肉腫

口腔あるいは顎部の線維肉腫は局所浸潤性が高い。また，イヌで20％程度のリンパ節転移，27％で肺転移が認められるという報告がある[7]。口腔あるいは顎部なので，局所コントロールが難しい腫瘍のひとつである。細胞学的には，他部位の線維肉腫と同様に，異型性の高い紡錘形細胞腫瘍が採取される。注意が必要なサブタイプとして，イヌの顎の高分化型線維肉腫がある[8]。このサブタイプは，細胞学的，組織学的によく分化した紡錘形細胞と膠原線維の増生からなるが，ゆっくりと顎に浸潤し（図15），転移はまれとされている[8]。細胞学的には紡錘形細胞腫瘍（図16）と診断されることが多いが，線維性結合組織の増生との区別が困難で，さらに一部切除生検でも確定診断できないことがしばしばある。したがって，臨床像と併せて判断する必要がある。特にゴールデン・レトリーバーやラブラドール・レトリーバーは，このサブタイプの好発犬種である[7]。発生年齢は7.3〜8.6歳で腫瘍発生時期はやや早く，硬口蓋，犬歯と臼歯間の上顎に頻発する[9]。形態学的悪性度と臨床動態が異なる腫瘍なので，注意が必要である。

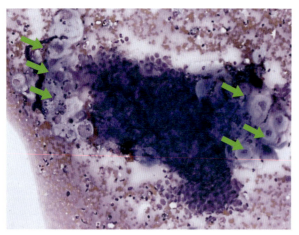

図17　歯原性腫瘍
扁平上皮(矢印)と基底細胞様細胞が集塊状に採取される。
イヌ，ヘマカラー染色，150倍

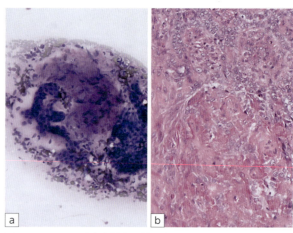

図18　アミロイド産生性歯原性腫瘍
a：上皮細胞塊と赤紫色の不定形物質が塗抹される。ギムザ染色，150倍
b：下半の好酸性物質はアミロイド。上半には歯原性上皮細胞の増殖がみられる。HE染色，100倍

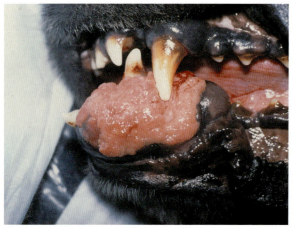

図19　棘細胞性エナメル上皮腫(棘細胞性エプリス)
赤色，易出血性のカリフラワー状腫瘤。切歯や犬歯の周囲に発生することが多い

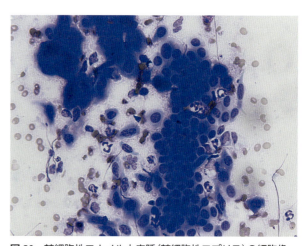

図20　棘細胞性エナメル上皮腫(棘細胞性エプリス)の細胞像
卵円形の核と少量の細胞質を有する細胞が，シート状の集塊として塗抹されている。集塊の辺縁部では，細胞は規則正しく整列している。イヌ，歯肉部腫瘤針生検，ヘマカラー染色，200倍

4. 歯原性腫瘍

　歯原性腫瘍は歯を構成する，あるいは歯の成分を産生する細胞に由来する腫瘍である。歯原性上皮成分と間葉系成分の割合によって様々な組織分類がなされている。歯原性上皮性腫瘍成分は扁平上皮に類似しており，扁平上皮性腫瘍との鑑別が難しい(図17)。アミロイド産生性歯原性腫瘍では，アミロイドが上皮成分を包埋するように赤紫色の不定形物質として採取される(図18)。過去にイヌにおいて棘細胞性エプリスとされていた増殖性病変は，WHO分類ではイヌの棘細胞性エナメル上皮腫という歯原性腫瘍と分類されている[8]。イヌの棘細胞性エナメル上皮腫は，肉眼的に脆弱なカリフラワー状の歯肉腫瘤としてみられ(図19)，歯槽骨への浸潤性は強い。細胞学的には，卵円形の核と少量の細胞質を有する上皮性細胞の集塊が塗抹され，集塊の辺縁部では，細胞は規則正しく柵状に整列している(図20)。この特徴は，組織学的にも明確である(図21)。

　ネコではまれに永久歯萌出のない若齢固体にネコ誘導性歯原性腫瘍が発生する[8]。本腫瘍は顎骨の融解を認め，悪性腫瘍に類似した画像所見を示す。腫瘍化した歯原性上皮の増殖とその上皮細胞に誘導された間葉

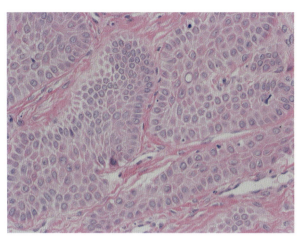

図21 棘細胞性エナメル上皮腫（棘細胞性エプリス）の組織像
図19の組織像である。細胞診と同じく，増殖胞巣辺縁部の腫瘍細胞は，規則正しく柵状配列を呈している。イヌ，歯肉部腫瘤，HE染色，200倍

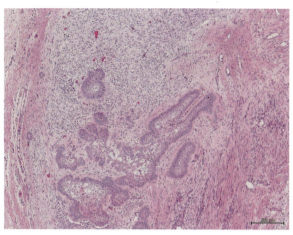

図22 ネコ誘導性歯原性腫瘍の組織像
中央下の歯原性上皮由来腫瘍細胞の胞巣状増殖と中央上の間葉系由来の紡錘形細胞増殖がみられ，中央部では両者が混在する。HE染色，50倍

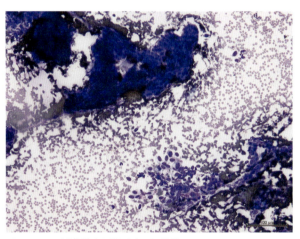

図23 ネコ誘導性歯原性腫瘍の細胞像
左上が歯原性上皮由来の腫瘍細胞塊で，右下が間葉系細胞塊。間葉系細胞の間には赤紫色の細胞外基質が少量観察される。ヘマカラー染色，50倍

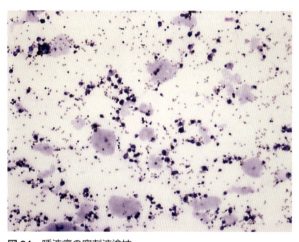

図24 唾液瘤の穿刺液塗抹
淡青色の不定形物が多数塗抹される。これらは濃縮した唾液である。ほかにマクロファージなどが認められる。イヌ，ギムザ染色，25倍

系細胞が混在して増殖する腫瘍である（**図22**）。病変部の針生検においても上皮細胞塊と間葉系細胞塊が認められる（**図23**）。

唾液腺

前述のように，唾液腺の腫大は口腔内病変というより，むしろ頸部や下顎部の皮下腫瘤として対処されることが多いと思われる。また，小型犬ではリンパ節の腫大や甲状腺の腫大などとの誤認により，針生検が行われることもよくある。

唾液腺の嚢胞（唾液嚢胞，ガマ腫）

唾液瘤は中に唾液を容れた上皮に覆われない嚢胞で，原因はよく分かっていないが，外傷などにより導管が閉塞することでも発生するとされる[2,3]。ガマ腫は口腔底（舌下）における導管の嚢胞状拡張である[2]。細胞学的には裏打ちしている細胞があるかないかは判断できない。吸引された内容は粘稠で，透明〜褐色を呈する。泡沫状の細胞質を有するマクロファージがみられ，やや好塩基性に均質に染色される多角形の大型の塊が散在する。これらは濃縮した唾液であり，好中球やマクロファージを包埋している（**図24**）。

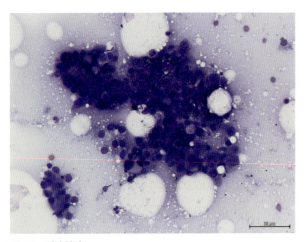

図25　唾液腺癌
円形核と少量の細胞質からなる上皮細胞の集塊が塗抹される。イヌ，下顎腺腫瘍，ギムザ染色，150倍

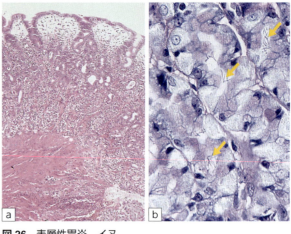

図26　表層性胃炎　イヌ
a：固有層ではリンパ球を主体とした炎症細胞浸潤がみられ，固有層表層は浮腫を呈している。HE染色，75倍
b：胃小窩内にらせん菌(矢印)が多数存在する。組織標本，ギムザ染色，200倍

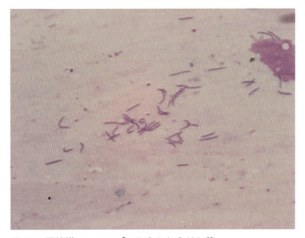

図27　胃粘膜のスタンプにみられたらせん菌
多数のらせん状の細菌が塗抹される。らせん菌は細胞内には存在せず，胃粘膜表面に存在する粘液ゲルの中に生息する。非病原性のことがほとんどであるが，まれに表層性胃炎の原因となる。イヌ，胃粘膜内視鏡生検材料のスタンプ標本，ヘマカラー染色，400倍

唾液腺の腫瘍

唾液腺の腫瘍は非常にまれである。上皮成分のみの場合と，上皮と筋上皮の増殖からなる混合腫瘍がみられる。上皮性腫瘍は唾液腺腺房由来の腺房細胞癌，唾液腺導管由来の粘液表皮癌などがあり(図25)，混合腫瘍は乳腺の混合腫瘍に類似する[10]。

胃・小腸の細菌

胃は強酸性状態であり，通常の細菌は生存し得ないが，Helicobacterはこのような強酸性下で生存できる細菌である。ヒトにおけるH. pyloriはあまりにも有名な細菌で，胃潰瘍や胃癌の原因因子とされている。イヌやネコにおいてもHelicobacter様らせん菌は胃に認められることが多い。ただし，多くのヒトと同様に，Helicobacterが存在していたとしても，通常は臨床症状を示さない。H. pyloriはイヌではみつかっておらず，きわめてまれにネコでみられるとされる[11]。イヌやネコの胃粘膜からはH. felisをはじめとする数種類のHelicobacterが分離されている[12]。これらの菌はときに表層性胃炎を引き起こす(図26)。らせん菌は胃一部切除時の粘膜側スタンプ標本などで観察される(図27)。通常の桿菌より長く，らせん形というより，むしろジグザグ状にみえる。たとえ表層性胃炎があっても，潰瘍などの粘膜の大きな損傷がない限り，好中球などの炎症細胞浸潤は乏しい。小腸にも桿菌，球菌など様々な種類の細菌が存在するが，これらの微生物は正常細菌叢として，むしろ生体防御の一員として働いている。

各論

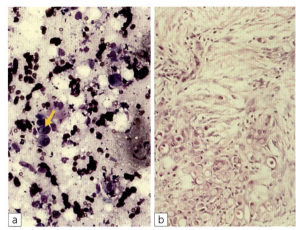

図28　胃の印環細胞癌，イヌ
　a：細胞質が濃染する円形細胞が異型上皮細胞。細胞質内に矢印で示すような空胞がみられる。ギムザ染色，150倍
　b：細胞質内に空胞を容れた腫瘍細胞が，線維性結合組織の増生を伴いながら増殖。HE染色，150倍

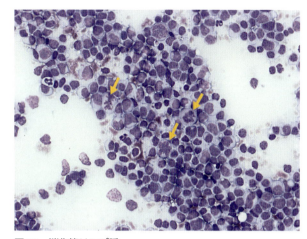

図29　消化管リンパ腫
　多数の大型リンパ球様腫瘍細胞が塗抹される。矢印は分裂像を示す。イヌ，ギムザ染色，150倍

胃・小腸の腫瘍

1. 胃癌

　胃癌はイヌでまれにみられる程度で，ほかの小動物では非常にまれである。イヌでは浸潤性の強い高悪性の腫瘍として，多くの症例で胃全体，さらには他臓器へ転移した状態で発見されることがほとんどである。したがって，予後は不良である。組織学的に印環細胞癌や腺癌がよくみられる。細胞像は上皮性であるが，印環細胞癌では，細胞同士の接着性が乏しい。また，細胞内に空胞を含む（図28）。

2. 小腸癌

　イヌでは非常にまれで，ネコでは比較的多く発生する。非常に浸潤性が高く，線維性結合組織の増生を伴いつつ，筋層内へ浸潤し，漿膜を越えて腹腔内に播種することも多い。多くの例では，腫瘍が広範囲に波及した状態で，さらに切除生検の組織学的検査で診断されることが多い。スタンプ標本では，粘液産生が亢進したタイプの場合，背景に粘液が多量に塗抹され，その中に上皮性腫瘍細胞が少数塗抹される像がみられるが，多くの場合，線維性結合組織の増生が強く，細胞は採取されない。

3. 非上皮性腫瘍

（1）リンパ腫

　消化管リンパ腫は，リンパ腫の中でも予後がよくない。過去にはB細胞由来が多いといわれたが[13]，現在では，T細胞性のものも多く報告されている。ただ，多中心性リンパ腫と異なり，B細胞性とT細胞性消化管リンパ腫の間に予後の違いはないとされる[17]。腫瘍性リンパ球の増殖は，消化管壁全層にわたり，筋層は萎縮消失することも多い。同時に腸間膜リンパ節など，近傍の局所リンパ節での腫瘍細胞の増殖もみられる。細胞像は他部位のリンパ腫と同様であるが（図29），細胞質内に大型のアズール好性（赤紫色）顆粒を複数個容れた，特異な形態を示す顆粒リンパ球性リンパ腫というT細胞あるいはNK細胞に由来するタイプがみられることがある。ネコの回腸での発生の報告が多い[8]。

　近年，若齢のミニチュア・ダックスフンドに消化管リンパ腫が多発することが報告されている[15, 16]。我々の経験でも，過去10年ほどの消化管リンパ腫18例のうち，12例がミニチュア・ダックスフンドであり，これらの年齢は1歳7カ月～4歳9カ月と若齢であった（ミニチュア・ダックスフンド以外の犬種では10歳前後）[17]。我々の経験した若齢のミニチュア・ダックスフンドの消化管リンパ腫は，免疫組織化学的（図30）あるいはPCRによるリンパ球抗原受容体遺伝子再構

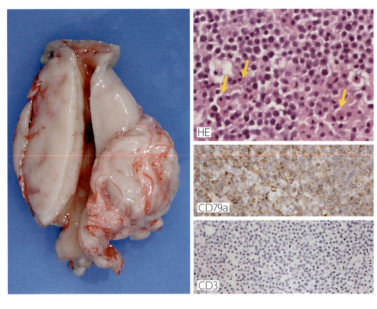

図30 若齢ミニチュア・ダックスフンドの消化管B細胞性リンパ腫
左：腫瘍は消化管壁内に広がる。内腔の狭小化は強くない。HE染色では，中型のリンパ球様細胞の増殖からなる。矢印で示すような細胞質が好酸性滴状物で満たされる細胞も散見する。免疫染色にて，B細胞マーカーであるCD79aは陽性，T細胞マーカーであるCD3は陰性を示す。HE染色，200倍。免疫染色，100倍

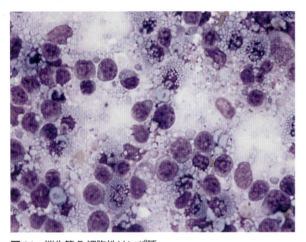

図31 消化管B細胞性リンパ腫
図30の細胞像である。中型のリンパ球様細胞と細胞質に大小の淡青色の滴状物を容れたMott細胞様細胞が塗抹される。ヘマカラー染色，400倍

成の検出によって，B細胞由来と確認されている。細胞学的には中型〜小型リンパ球様細胞が主体であるが，細胞質内に大小不同なRussell小体様青色滴状物を多数容れた細胞（Mott細胞様細胞）が混在する特徴的な像を示す（**図31**）。12例の若齢ミニチュア・ダックスフンドの消化管リンパ腫において，細胞学的あるいは組織学的にこのようなMott細胞様細胞が観察されている[17]。

細胞学的に高分化型リンパ腫とリンパ球性炎症との区別は，ほぼ不可能といってよい。また，内視鏡切除標本のような少量の組織量では，組織学的にも区別できないこともある。したがって，両者の鑑別が問題となった場合は，切除生検などによる組織学的検査を行い，さらに臨床像と併せて判断する必要がある。

(2) 肥満細胞腫

消化管の肥満細胞腫はまれであるが，イヌよりネコでみられることが多い。細胞形態は通常の皮膚の肥満細胞と同様に，細胞内に赤紫色の細顆粒を多数容れる独立円形細胞腫瘍であるが，脱顆粒により，細胞内の顆粒が染まらない場合もある[8]。

(3) 胃腸間質腫瘍
（Gastrointestinal stromal tumor, GIST）

胃あるいは腸にみられる間葉系腫瘍である（**図32**）。その由来については，神経系や平滑筋への分化能を有する未分化な間葉系細胞に由来すると考えられている[8]。組織学的にはいくつかの組織学的サブタイプが設定されているが，組織学的確定診断には免疫染色でc-kitの発現をみる[8]。細胞学的には紡錘形細胞腫瘍と診断されるが，悪性度は様々である。壊死成分が背景にみられることも多い（**図33**）。細胞像からGISTとは診断できない。

各論

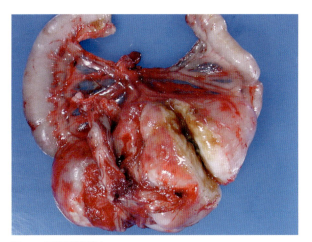

図32　胃腸間質腫瘍
　　　中心部は壊死する。イヌ，回腸

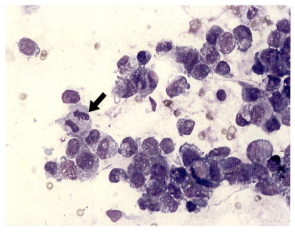

図33　胃腸間質腫瘍の細胞像
　　　卵円形核と短紡錘形細胞が小集塊状に採取される。矢印は分裂像。イヌ，回腸，ギムザ染色，300倍

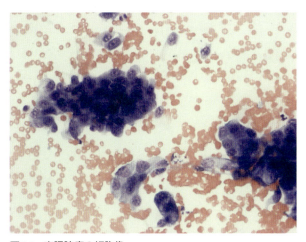

図34　直腸腺癌の細胞像
　　　卵円形核と少量の濃染する細胞質を有する腫瘍細胞が，互いに密に接着しつつ集塊状に塗抹される。異型性は高度である。イヌ，直腸腫瘤，ギムザ染色，150倍

大腸の微生物および炎症

　大腸腔内には様々な微生物が常在している。便や直腸擦過標本では，桿菌，球菌をはじめとする形態的に様々な細菌が認められる。健康な動物では，炎症細胞はまれである[3]。好中球は腔内に浸潤すると急速に破壊されるので，好中球が多数塗抹されているときは，感染に起因した大腸炎と考えられる[2]。粘膜擦過標本でリンパ球が多数塗抹された場合，リンパ装置が塗抹された可能性も考えられるが，構成細胞は成熟リンパ球を主体とし，リンパ芽球や形質細胞などの混在する不均一なものである点が典型的なリンパ腫との鑑別ポイントである[3]。ただし，前述のように高分化型リンパ腫，さらには慢性炎症との区別は難しい。

大腸の腫瘍およびポリープ

　大腸においても胃，小腸と同様な上皮性あるいは非上皮性腫瘍が発生する。直腸癌は多くの場合，管腔側にポリープ状に突出し，多発することも多い[8]。針生検をすることは少ないと思うが，細胞学的には異型性のある上皮細胞塊が採取される（図34）。組織構造からも腫瘤自体が上皮性腫瘍細胞の増殖からなっているために（図35），脆く，組織片が容易に採取できることも多いので，得られた組織片をスタンプや押しつぶして標本にすることも可能である。

　臨床的に腫瘍と混同されるポリープとして，炎症性ポリープがある[8]。特に，ミニチュア・ダックスフンドの結直腸に発生する炎症性ポリープはよく知られ，かなり大型になって肛門から突出することもある[18]。肉眼的には外向性に突出した病変であるが，やや浮腫状である（図36）。このポリープは間葉系細胞の増殖が主体であり，少量の粘膜上皮が腔内に粘液を容れた大小の管腔を形成しつつ増生し，ポリープ内には骨化生が認められることも多い（図37）。細胞学的には活性化した線維芽細胞が少数採取され，粘液塊や多核巨細胞も出現する（図38）。この多核巨細胞は骨化生に伴う破

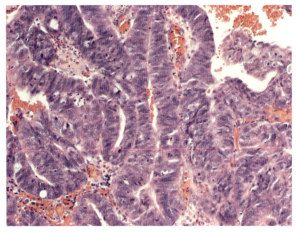

図 35　直腸腺癌の組織像
図 34 の組織像である。通常の粘膜上皮より細胞密度は高い。HE 染色，100 倍

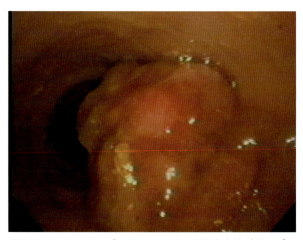

図 36　ミニチュア・ダックスフンドの直腸炎症性ポリープの内視鏡像
腫瘤の表面は比較的滑沢である。付着物や出血がみられることがある

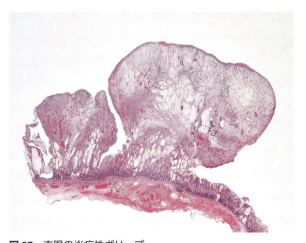

図 37　直腸の炎症性ポリープ
腫瘤は水腫状の肉芽組織で形成され，粘膜から外方へ茸状に突出する。イヌ，直腸ポリープ，HE 染色，20 倍

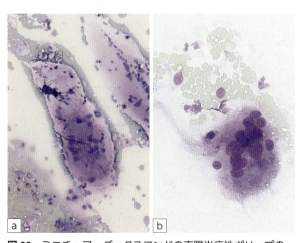

図 38　ミニチュア・ダックスフンドの直腸炎症性ポリープの細胞像
a：粘液塊。不定形で，淡青色の塊であり，内部にはマクロファージも散在する。ヘマカラー染色，150 倍
b：多核巨細胞。数個～十数個の核を持つ。細胞質は淡明で広い。ヘマカラー染色，300 倍

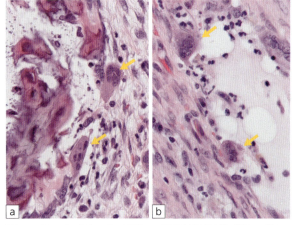

図 39　ミニチュア・ダックスフンドの直腸炎症性ポリープの組織像
a：骨化生部分の破骨細胞
b：粘液塊とそれらに反応した異物型多核巨細胞。HE 染色，200 倍

骨細胞か，粘液に対して反応した異物型多核巨細胞と考えられる（**図 39**）。活性化した線維芽細胞は肉腫との鑑別が困難な場合も多い。

膵臓の腫瘍

　膵臓は消化酵素を産生分泌する腺房および膵管からなる外分泌部と，内分泌機能を担うランゲルハンス島からなる。腫瘍などが存在しない場合，膵臓は針生検の対象となることはまれであるが，肝臓やリンパ節な

各論

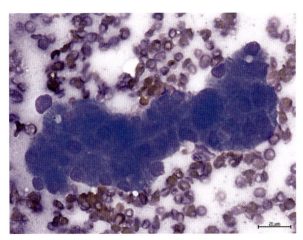

図40 膵臓の外分泌部の腺房
好塩基性の強い豊富な細胞質を有する腺房細胞が密に接着して腺房を形成する。イヌ，ヘマカラー染色，300倍

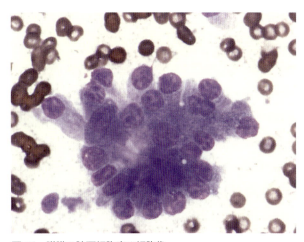

図41 膵臓の腺房細胞癌の細胞像
卵円形核を有する上皮細胞塊が認められる。核は辺縁側に偏在し，ロゼット様構造を示す。中心部は赤紫色を呈する。正常な腺房細胞に比較して細胞質が乏しい。ネコ，膵臓腫瘤，ギムザ染色，400倍

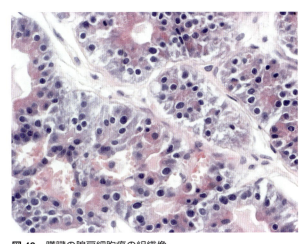

図42 膵臓の腺房細胞癌の組織像
図41の組織像である。細胞像と同様に，腺房構造が認められる。腺房内腔側はチモーゲン顆粒が認められる。HE染色，100倍

ど近傍の臓器を針生検したときに混入することがある（**図40**）。ランゲルハンス島細胞は，細胞学的に認識困難である。外分泌部由来悪性腫瘍は，管状腺癌，腺房細胞癌および未分化癌に分類される[8]。分化傾向の乏しい細胞が採取された場合では，その特徴が明確ではなく，悪性上皮性腫瘍として診断されるが，細胞学的に腺房様構造を有する細胞塊が採取され，さらに腺房中心部がやや桃赤色を示す傾向がみられる場合がある（**図41**）。これは組織学的に外分泌腺への分化を反映している（**図42**）。ランゲルハンス島構成細胞から由来する腫瘍は内分泌系腫瘍であるので，第23章で解説する。

まとめ

消化管の内腔は生体外であり，様々な微生物が生息している。したがって，存在する微生物に必ずしも病原性があるとは限らない。生体側の反応，つまり炎症細胞の浸潤などを考慮して診断する必要がある。また，食物などの内容が通過するために，腫瘍においても容易に潰瘍や壊死が生じる。したがって，壊死や潰瘍を避けて採材しなければならない。

■参考文献

1) 日本獣医解剖学会編. 獣医組織学, 第6版. 学窓社. 2014.
2) Oral cavity, gastrointestinal tract, and associated structures. In: Canine and feline cytology, 3rd ed. Raskin R, Meyer DJ, Eds. WB Saunders, PA. 2015. pp 220-246.
3) Tyler RD, Cowell RL, Meinkoth JH. The Oropharynx and tonsils. In: Diagnostic cytology and hematology of the dog and cat, 2nd ed. Cowell RL, Tyler RD, Meinkoth JH, Eds. Mosby, MO. 1999.
4) Barker IK, van Dreumel AA, Palmer N. The alimentary system. In: Pathology of domestic animals, 4th ed. Jubb KVF, Kennedy PC, Eds. Academic Press, CA. 1993. pp1-318.
5) Yoshida K, Yanai T, Iwasaki T, Sakai H, et al. Clinicopathological study of canine oral epulides. *J Vet Med Sci*. 61: 897-902, 1999.
6) de Bruijn ND, Kirpensteijn J, Neyens IJ, et al. A clinicopathological study of 52 feline epulides. *Vet Pathol*. 44: 161-169, 2007.
7) Liptak JM, Withrow SJ. Cancer of the gastrointestinal tract. In: Small animal clinical oncology. 4th ed. Withrow SJ, MacEwen EG, Eds. W.B. Saunders, PA, 2007. pp 455-510.
8) Histological classification of tumors of alimentary system of domestic animals. Head KW, Cullen JM, Dubielzig RR, et al, Eds. AFIP, Washington, DC, 2003.
9) Ciekot PA, Powers BE, WIthrow SJ, et al. Histologically low grade yet biologically high grade fibrosarcomas of the mandible and maxilla of 25 dogs (1982-1991), *J Am Vet Med Assoc*. 204: 610-615, 1994.
10) 動物病理学各論, 第2版. 日本獣医病理学会編. 文永堂出版. 2010.
11) Neiger R, Simpson KW. Helicobacter infection in dogs and cats: facts and fiction. *J Vet Intern Med*. 14: 125-133, 2000.
12) Jalava K, On SL, Vandamme PA, Happonen I, Sukura A, Hanninen ML. Isolation and identification of Helicobacter spp. from canine and feline gastric mucosa. *Appl Environ Microbiol*. 64, 3998-4006, 1998.
13) Head KW, Else RW, Dubielzig RR. Tumors of the alimentary tract. In: Tumors in domestic animals, 4th ed. Meuten DJ. Ed. Iowa State Press, Ames, IA, 2002. pp401-481.
14) Frank JD, Reimer SB, Kass PH. Clinical outcomes of 30 cases (1997-2004) of canine gastrointestinal lymphoma. *J Am Anim Hosp Assoc*. 43: 313-321, 2007.
15) 宮川恵美子, 村田義輝, 小林哲也ほか. ミニチュアダックスフンドのリンパ腫における臨床的特徴. 日本獣医学会学術集会136回講演要旨集. p208, 2003.
16) 三宅龍二, 堀英也. 若齢ミニチュア・ダックスフンドの消化器型リンパ腫. 小動物腫瘍臨床. 1:37-41, 2005.
17) 小林慶哉, 酒井洋樹, 児玉篤史ほか. 若齢ミニチュアダックスフンドの消化管リンパ腫の病理学的特徴. 日本獣医学会学術集会144回講演要旨集. p48, 2007.
18) 井上紗季, 酒井洋樹, 米丸加余子ほか. ミニチュア・ダックスフンドの炎症性結直腸ポリープの細胞学的特徴と多核巨細胞の診断的意義. 日獣会誌. 67:193-198, 2014.

第16章
肝臓

はじめに

　肝臓は内臓の中で体積，重量ともに大きな臓器であり，生体内代謝の中心的役割を果たしている[1]。肝臓は，実質細胞である肝細胞がそのほとんどを占め，比較的均質な臓器であるので，細胞学的検査によって得られた個々の肝細胞の異常に関する情報が肝全体の状態を反映することが多い。特に肝臓全体にわたって，び漫性にみられる肝細胞個々の代謝異常などは情報が得やすい。通常，針生検は麻酔処置などは必要ないので，麻酔リスクがある動物に対して実施可能であることも利点のひとつである。さらに限局巣についても，超音波を用いた病巣への正確なアプローチによって，その病変の情報を正確に得ることができる。ただし，肝臓の構造に依存する異常や，肝細胞癌の悪性度の評価などは，細胞診では診断の限界がある。これらの点を踏まえ，本章では，肝臓の細胞診について，細胞像の解釈，肝臓の肉眼所見も含めて解説する。

正常組織・構造構成細胞および機能

　肝臓の実質のほとんどは細胞質の豊富な肝細胞によって占められ，比較的均質な臓器にもかかわらず，様々な機能を有する。肝臓の機能単位として，肝細胞が一定の配列を持つ小葉構造を形成している（**図1**）。これら肝小葉間には間質である小葉間結合組織が少量存在し，肝臓表面を覆う包膜に連続している。さらに，小葉間結合組織内には，肝小葉と連絡を持つ小葉

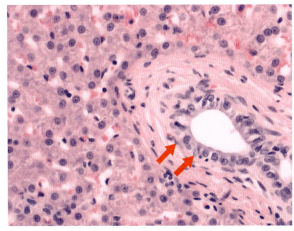

図1　肝臓の組織像
好酸性の広い細胞質と円形の核を有する肝細胞が索状に配列する。肝細胞索の間は類洞とよばれる特殊な毛細血管である。矢印は小葉間に存在する胆管で，単層の立方上皮に裏打ちされた管腔として存在する。胆管周囲の桃色の成分は線維性結合組織。イヌ，HE 染色，75 倍

間動脈，小葉間静脈および小葉間胆管を備えており，これらを小葉間の三つ組みとよぶ[2]。構造に基づく「小葉」の概念が長年唱えられているが，機能に基づいた概念として「細葉」構造も挙げられてきている（**図2**）。細葉構造は三つ組みを中心として中心静脈に向かい zone1，2 および 3 の区域で機能的に分類され，肝臓に生じる病理変化をよく反映する。zone1 の肝細胞にはミトコンドリアやゴルジ体が豊富で毛細胆管も多く，酸化的リン酸化によるエネルギー生産，グルコースや尿素合成が盛んに行われており，胆汁酸やビリルビンも分泌されている。また，酸素分圧の高いところから酸素欠乏状態に対する抵抗性が高い。

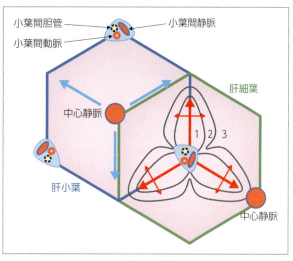

図2　肝臓の機能単位
左側が中心静脈を主体に考えられた肝小葉。右側が三つ組みからの血液の流れをもとに考えられた肝細葉。赤い矢印は血流、水色の矢印は胆汁の流れを示す。1～3は肝細葉におけるzone。zone1に流れる血液は最も含有酸素量が多く、反対にzone3を流れる血液の含有酸素量は少なくなる

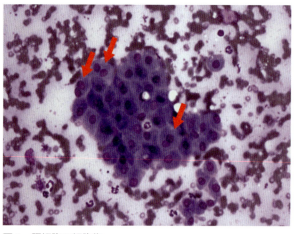

図3　肝細胞の細胞像
肝細胞は細胞質が豊富で、円形の核を持つ。HE染色とは異なり、細胞質が青色を示す。通常、比較的明瞭な核小体が核の中央にひとつ存在する。矢印は二核の肝細胞で、正常でも認められる。イヌ、肝臓、針生検、ヘマカラー染色、100倍

zone3の肝細胞には滑面小胞体、グリコーゲン、ライソゾームが多く、グリコーゲン、リポ蛋白、胆汁酸を合成し、豊富な薬物代謝酵素により生体内生理活性物質および外来性毒物や薬物の酸化を行っている。zone3は三つ組みから遠いため、うっ血などによる酸素欠乏状態には脆弱で、心臓および肺障害による循環障害の影響を受けやすい[3]。

血流と肝細胞との間の物質運搬・輸送は、類洞内皮に空いた多数の間隙を介して容易に行われる。血管内皮と肝細胞の間にはディッセ腔とよばれる狭い空間があり、このディッセ腔には伊東細胞とよばれる脂肪滴を有する細胞が存在する。また、類洞内には貪食能を有する定住マクロファージであるクッパー細胞、NK細胞の一種であるピット細胞などが存在する[4]。肝細胞で産生された胆汁を運ぶ導管として、胆管系は肝細胞と肝細胞の間に存在する毛細胆管からはじまり、肝細胞によって産生された胆汁はここを流れ、小葉間胆管に流れ込む（**図1**）。その後、より大きな径の胆管に集約され、肝臓から出た胆管は総胆管を介し、十二指腸乳頭部に開口する。光学顕微鏡では、正常な状態の毛細胆管は観察できない。

正常な細胞像

正常な肝臓を吸引塗抹あるいはスタンプした場合、肝細胞とともに末梢血も同時に塗抹される。肝細胞は塊状、シート状あるいは単独で塗抹され、小葉構造は塗抹標本ではまったく反映されない。肝細胞は円形～楕円形で多角形の大型な細胞としてみられ、円形の核と豊富な細胞質を有している。正常な肝細胞の大きさは様々であるが、核／細胞質比（N/C比）は一定であり[5]、正常な肝細胞においても二核のものもある（**図3**）。また、1～数個の核小体を有す。まれに核内に封入体様の透明な長方体の結晶がみられることもあるが、この封入体様結晶の病理学的意義は解明されていない[5]（**図4**）。クッパー細胞は、形態的にマクロファージに類似し、広い細胞質と類円形の核を有し、多くの場合、黒色あるいは黒褐色色素を細胞質内に容れている。クッパー細胞の数が増加している場合、炎症、溶血性疾患、壊死、出血や腫瘍が原因となっていることもある。そのほかに、肥満細胞も同時に塗抹されることもある[5]。

胆管上皮細胞は、円形で中心に位置する核と淡青色に染色される乏しい細胞質を有する細胞として観察される。核クロマチンは高密度であるので、核小体は明確には認められない。胆管上皮細胞は15～20個の細胞塊として平坦なシート状に塗抹される（**図5**）。細胞

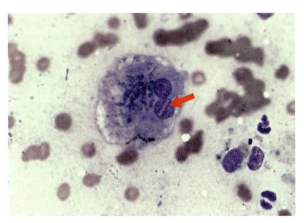

図4 肝細胞の結晶状核内封入体
核内に淡染〜不染性の長方体の封入体様の結晶がみられる（矢印）。この構造の病理学的意義は不明である。イヌ，肝臓，針生検，ライト・ギムザ染色，200倍

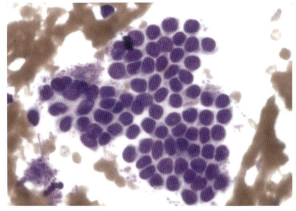

図5 胆管上皮の細胞像
卵円形核を少量の淡明〜淡青色の細胞質を有する上皮細胞がシート状にみられる。イヌ，肝臓，針生検，ヘマカラー染色，200倍

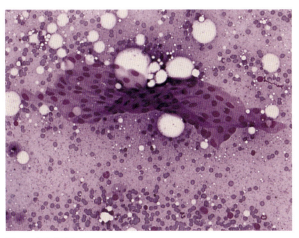

図6 中皮細胞
活性化していない中皮細胞は，このようにシート状に採取される。胆管上皮に比較して，細胞質は広い。イヌ，肝臓，針生検，ヘマカラー染色，100倍

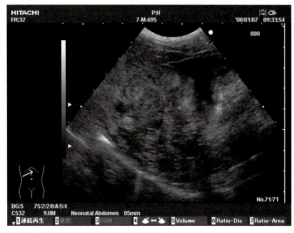

図7 イヌの胆管癌の超音波画像
肝臓に巨大な孤立性病変を認める
（画像提供：岐阜大学　前田貞俊先生）

質が広く，ひし形〜多角形で，類円形核を有する胆管上皮に類似した上皮様細胞が採取されることがあるが，これらの細胞は活性化していない中皮細胞であり，肝臓の表面などから採取されるものと思われる（図6）。

生検の適用と生検時の合併症

　細胞診一般にいえることであるが，萎縮性病変に対しては針生検はあまり有効でない。肝臓においても同様で，肝臓が萎縮し，小型化している状態では，針生検をしても細胞が得られないか，得られても異常な細胞が得られることは少ない。逆に，肝臓の腫大では，針生検が有効な場合が多い。肝臓の腫大の原因が肝細胞にあるときは，個々の肝細胞レベルで腫大していることが多いので，細胞レベルでの異常を検出しやすい細胞診は有効である。また，肝臓に浸潤細胞がある場合は，これらの細胞に注意して観察することで，判断が可能である。しかし，うっ血による肝臓の腫大は，肝臓内での血液量が多くなっているという状態であり，容易に血液の混入が起こる肝臓の針生検では細胞学的に診断できない。臓器あるいは組織の構造情報が乏しいという細胞診の特性上，変性肝細胞の小葉内での局在については知ることは不可能で，このような局在を知るには，組織学的検査が必要となる。

　肝臓の生検法としては，腫瘤性病変（図7）やび漫性

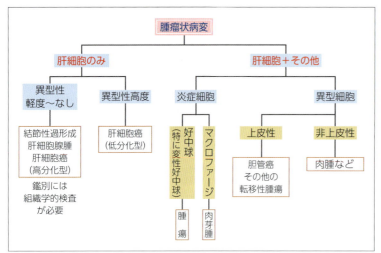

図8 肝臓の腫瘤状病変の細胞像の解釈
腫瘤状病変の場合は肝細胞成分か，それ以外の成分か区別する．よく分化した肝細胞のみであったときは細胞学的に過形成，肝細胞腺腫，高分化型肝細胞癌の区別は難しい

病変に対して超音波ガイド下の針生検か試験開腹による切開生検が用いられるケースが多い．

246症例における超音波ガイド下針生検の合併症を調査した報告によると，肝臓を穿刺した症例は117症例で，そのうち少量の出血などの軽度の合併症が7件（6.0％），胆管損傷により手術が必要になった重度の合併症が2件（1.7％）であった[6]．この2件については両方ともネコで，18GのTru-Cut針を用いていた．したがって，肝臓の針生検を行う場合，特にネコにおいては可能な限り細い針を用いて，胆管を避けるように穿刺するべきである．

また，ネコで肝臓の針生検に自動生検針を用いた場合，26頭中5頭（19％）で穿刺後15分以内にショックを起こし死亡したとの報告がある[7]．原因として迷走神経緊張が疑われているが，よく分かっていないことから，ネコの腹腔内臓器に対する自動生検針の使用は避けるべきである．

そのほか，注意を要するケースとしては，肝膿瘍，血管の豊富な腫瘍，肝外性胆管閉塞が疑われる場合，血液凝固異常が存在する場合などである．肝障害が進行している場合は，血液凝固能と麻酔に対するリスクによって生検方法を考慮する．血液凝固能に異常が認められないが，麻酔のリスクが高い場合は，覚醒下での針生検を考慮する．

細胞像の解釈

すべての肝疾患が細胞診で鑑別可能ではないが，肝腫大あるいは肝臓に形成された腫瘤に対してはある程度情報を得ることが可能である．肝病変に対し針生検を行い，得られた細胞像から，どのように考えていくかをフローチャートで図8と図9に示した．通常は黄疸，血中ビリルビン値の上昇，肝酵素の上昇などの肝異常を示唆する臨床および血液生化学所見，また画像検査における肝臓の形態的異常所見によって，肝臓の精密検査が行われることとなる．画像上の所見をもとに，腫瘤状病変が存在する場合と，腫瘤状病変が存在せず，単純に肝腫大がみられるび漫性変化を区別して考える．

1. 腫瘤状病変

腫瘤状病変の場合（図8），構成細胞が肝細胞のみか，そのほかの成分もあるかをもとに区別し，肝細胞のみであれば，細胞に異型性があるかどうかを観察する．高い異型性があれば，肝細胞癌という診断がなされるが，異型性が乏しい場合，高分化型の肝細胞癌は否定できないので，必要があれば組織学的検査を行う．一方，肝細胞以外に有意な有核細胞が得られている場合，これらの細胞を詳細に観察する．これらの細胞が炎症細胞であれば，膿瘍や肉芽腫などが考えられる．肝細胞以外の細胞に異型性がみられた場合，上皮性か非上皮性（紡錘形細胞，独立円形細胞）を区別する．

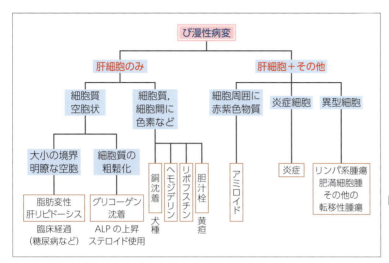

図9 肝臓のび漫性病変の細胞像の解釈
び漫性病変の場合は肝細胞のみなのか，あるいは肝細胞以外の成分があるかを観察し，それぞれの流れに従って鑑別する。腫瘤状でなくても腫瘍である可能性は否定できない

2. び漫性病変

病変がび漫性である場合（**図9**）も同様に，肝細胞のみなのか，あるいは肝細胞とほかの成分があるかを判断する。肝細胞のみであれば，肝細胞の形態変化によって診断される。また，肝細胞以外の有核細胞があれば，それらの形態を観察する。び漫性の病変であっても，腫瘍は否定できない。例えば，造血器系腫瘍は肝全体に広がり，腫瘤を形成することなく，肝臓は腫大する。したがって，肝細胞以外の細胞が，炎症細胞なのか，異型細胞なのかを区別する。さらに，肝細胞周囲に赤紫色の基質様物質が多量に採取された場合は，アミロイド症を考える。鑑別点は，各項目で後述する。

変性（代謝障害）

空胞変性は，細胞質内に染色されず，白く抜けた領域が増加する状態である。白く抜けた領域の辺縁が明瞭な空胞の場合と，辺縁が不明瞭な場合がある。辺縁が明瞭な空胞は脂質を示唆するものであるが，境界線が明瞭でないものは，低酸素，胆汁うっ滞や中毒に起因する水腫性変性やグリコーゲンの蓄積である可能性が高い[3]。特殊染色として，脂質の蓄積は未固定あるいはアルコールを用いない固定（ホルマリン固定など）による塗抹標本で，脂肪染色によって染色され，グリコーゲンの蓄積はPAS染色によって赤色を示すことにより確定可能である。

空胞変性の代表的なものとして，ネコの肝リピドーシス症候群とイヌのグリコーゲン変性は肝臓の細胞診で診断が可能である[5]。

1. グリコーゲン変性

グリコーゲンが肝細胞に病的かつ多量に蓄積している状態のことをいう。肉眼的には肥大しやや退色して，陳旧例では過形成性結節となることがある[3]。細胞学的には肝細胞の肥大は著しく，正常の肝細胞の数倍ともなる。グリコーゲン沈着の原因としては血清中のコルチコステロイドの過剰状態が維持されることによる。つまり下垂体性クッシング症候群（クッシング病），副腎性クッシング症候群やステロイド剤の長期投与による医原性クッシング症候群などが挙げられる。グリコーゲン沈着が高度な場合，黄疸や高ビリルビン血症を伴わないALPの上昇がみられる[5]。HE染色では**図10**で示すようにグリコーゲンは溶出し，細胞質が白く透け，細胞膜が残り，網目状に観察される。一方，細胞診標本においては，肝細胞は腫大し細胞全体が塗抹されるため，細胞質は粗鬆になる（**図11**）。これは細胞質に沈着したグリコーゲンは染色されず，RNAを含んだ細胞小器官は染色されるためである。グリコーゲン変性に陥っている肝細胞は脆弱で，裸核になりやすい。

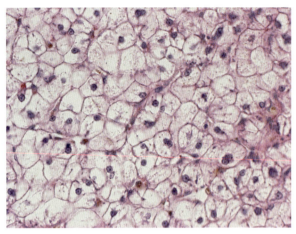

図10　肝臓のグリコーゲン沈着の組織像
肝細胞の細胞質は白く抜けて，細胞質が消失したような状態となり，細胞の辺縁のみが残る。肝細胞自体も腫大する。イヌ，肝臓，HE 染色，75 倍

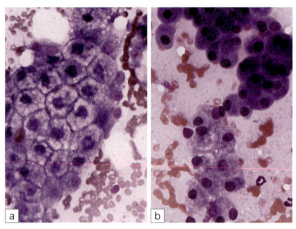

図11　肝細胞のグリコーゲン沈着の細胞像
a：図10 と同様に細胞質は粗鬆化し，細胞の辺縁が明瞭になる。本症例は超音波で肝臓全体に不均一像がみられ，ALP 809U/L, GPT120U/L であった
b：正常に近い肝細胞との比較。上方の肝細胞塊が正常に近いもので，下方の細胞質が粗鬆な肝細胞がグリコーゲン沈着した肝細胞である。このように正常と異常のものが混在することもある。イヌ，肝臓，ヘマカラー染色，100 倍

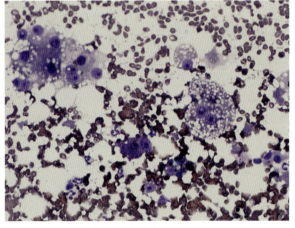

図12　肝細胞の脂肪変性の細胞像
肝細胞は腫大し，辺縁が明瞭な小空胞が細胞質内に多数みられる。イヌ，ヘマカラー染色，100 倍

2. 脂肪変性

正常より多くの脂肪が大小の脂肪滴として出現する変化である。脂肪滴の沈着は生理的にも発生し，妊娠末期や授乳期の母体および脂肪分の高いミルクを飲んでいる新生子にも発生するため，雌個体の場合，妊娠，授乳の有無の確認も必要となる。ネコでは肝リピドーシス症候群として，肝臓での高度な脂肪沈着がよくみられる。イヌではこのような状態はまれで，糖尿病における肝臓の変化としてみられる。そのほかに，遺伝性の脂質代謝障害で，肝細胞に脂質の蓄積が起こることがある[3]。

細胞学的には，肝細胞内に様々な大きさのパンチで抜いたような，明瞭な境界を有する空胞がみられる。正常な肝細胞でも存在するが，脂肪変性ではその数は多く，さらに空胞がみられる肝細胞の数も多い。肝細胞自体も腫大し，正常なものに比較して，大きくなる（図12）。

3. ネコの肝リピドーシス症候群

ネコの肝リピドーシスは，様々な原因により脂質代謝が障害され肝臓に過剰な脂肪が蓄積する病気で，一般的な肝内胆汁うっ滞の原因である。肝リピドーシスは単一の原因による疾患ではなく，多くの症例で何らかの基礎疾患が存在する。肥満，代謝やホルモンの異常，栄養障害，薬物，毒物，肝臓での低酸素状態などが原因となって二次的に発生する場合，そのほか原因不明な特発性の場合もある[8]。

臨床的には食欲不振，元気消失，嘔吐，下痢がみられ，著しい黄疸を呈する[8]。肝臓はび漫性に黄土色に腫大する（図13）。組織学的には，肝細胞にきわめて高度な脂肪変性が認められ，肝細胞索にも配列の乱れが生じる（図14）。肝臓の細胞吸引塗抹では，塗抹された肝細胞はほぼすべてで大小の脂肪滴が存在し，同時に背景においても同様の脂肪滴が観察される（図15）。

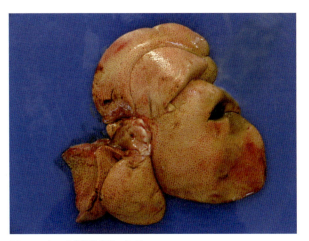

図 13　ネコの肝リピドーシス
肝臓は黄土色を呈し，脆くなっている

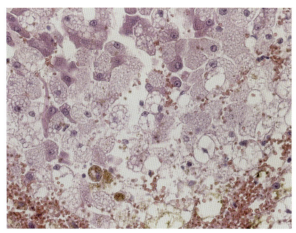

図 14　肝リピドーシスの組織像
図 13 の組織像。細胞質内には無数の小空胞が充満し，肝細胞索も乱れる。HE 染色，75 倍

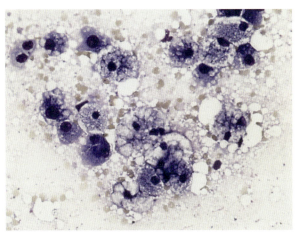

図 15　肝リピドーシスの細胞像
図 13 の細胞像。細胞質内には無数の小空胞がみられる。背景にも大小の脂肪滴が空胞として存在する。ギムザ染色，100 倍

色素沈着

1. 胆汁栓

　胆汁栓は胆汁排泄ができず，毛細胆管にうっ滞した状態であり[5]，肝細胞塊の中に分枝状に濃緑色あるいは黒色の固形物質が観察される（図 16）。

2. リポフスチン沈着

　リポフスチンは脂質と蛋白質の結合体からなる不溶性脂質由来の色素で，高齢動物，腫瘍性悪液質，高度の栄養不良の動物，慢性消耗性疾患の動物や慢性薬物中毒の動物において蓄積の増加がみられるため，消耗性色素ともよばれる。細胞質内蛋白質の分解，細胞外排除の効率の低下がリポフスチンの生成につながると考えられている[3]。

　細胞学的にはリポフスチンは後述のヘモジデリンと同等の大きさの顆粒であるが，ヘモジデリンほど黄色味が強くない（図 17）。過去にイヌやネコの肝細胞の胆汁色素として記載されていた色素は，現在ではリポフスチンであることが証明されている[9]。高齢のネコでよくみられるが，病的意義はないとされている[5]。

3. ヘモジデリン沈着

　ヘモジデリン沈着は出血や溶血性貧血による赤血球の過剰な崩壊や，免疫介在性非再生性貧血，再生不良性貧血，骨髄癆などの有効造血の低下に関連して肝細胞内に鉄分が蓄積することに起因する[5]。ヘモジデリンは肝細胞内で金色〜黄褐色の顆粒としてみられ，ヘモジデリンを含んだマクロファージや赤血球を貪食しているマクロファージも観察される。しかし，出血巣や壊死病巣の周囲においてもヘモジデリンや赤血球を含むマクロファージが観察されるため，鑑別には注意が必要である。

4. 銅沈着症

　銅沈着症は，ベドリントン・テリア，ウェストハイランド・ホワイト・テリア，ドーベルマン・ピン

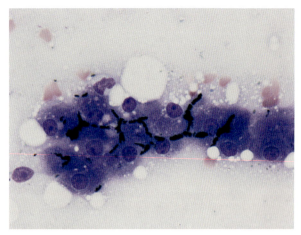

図16　胆汁栓形成
　肝細胞間に存在する分枝状の黒緑色物質が胆汁栓である。イヌ，ギムザ染色，100倍

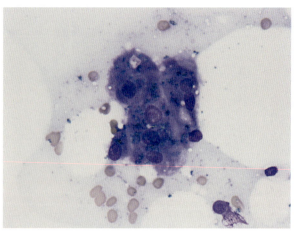

図17　リポフスチン沈着
　肝細胞の細胞質内にみられる灰青色の顆粒状物質がリポフスチンである。イヌ，ギムザ染色，100倍

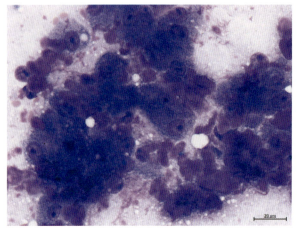

図18　アミロイド沈着
　本症例は肝腫大がみられた。肝細胞のまわりの赤紫色不定形の細胞外基質様物質がアミロイドである。ネコ，ギムザ染色，200倍

シャーで知られている銅代謝障害である[10]。細胞学的に，肝細胞内に高屈折性，明緑色の顆粒として認められる。これらの顆粒はルベアン酸染色などの特殊染色で染色されるが，ロマノフスキー染色で特徴的な形態を示すので，ギムザ染色などで確定しやすい[5]。

5. アミロイド変性

　肝臓はアミロイドが沈着する主要な臓器である。ネコでは，アビシニアン[11,12]，イヌではシャー・ペイ[13,14]など家族性にみられる。アミロイドの沈着は原発性と長期間の炎症に続く続発性がある[15]。肝臓は腫大し，脆弱化する。細胞学的には肝細胞に密接して，赤紫色の不定形の細胞外基質様物質が観察される（図18）。アミロイド沈着が中等度〜高度になると，肝細胞自身にも異常所見がみられ，肝細胞はやや小型化し，細胞質内で胆汁色素顆粒や細胞間での胆汁栓が観察される。アミロイドは，肝細胞と血管内皮の間のディッセ腔に沈着し，コンゴーレッド染色などのアミロイド染色により，細胞外基質様物質が橙赤色に，偏光顕微鏡下ではエメラルドグリーン〜オレンジ色に染色される（図19）。

炎症

　肝臓の細胞診では，末梢血の混入は避けられないので，肝臓の塗抹標本において，炎症細胞である白血球が多数みられる場合の解釈には注意が必要である。つまり，本当に肝臓に炎症が起きている状態と，白血球が増加した末梢血が混入している状態の2つが考えられる。したがって，血液検査での白血球数と比較し，末梢血で白血球数の増加があるか，また，その増加白血球の種類は何かを比較することが必要である。そのほか，肝臓で炎症が起きている証拠として，血液成分中には存在しないマクロファージや形質細胞の存在や，核濃縮や核破砕を起こしている好中球の存在が挙げられる[5]。

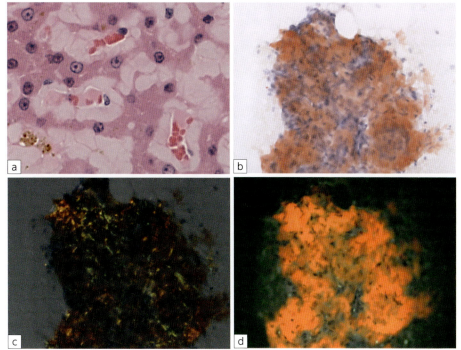

図19　アミロイド沈着
a：組織像。アミロイドは肝細胞と類洞の間のディッセ腔に沈着するので，肝細胞の圧迫萎縮，類洞腔の狭小化がみられる。HE染色，75倍
b：肝臓，針生検標本のコンゴーレッド染色。アミロイドは橙色に染まる
c：bの偏光顕微鏡観察。アミロイドは黄緑色の偏光を示す
d：bの蛍光顕微鏡観察。アミロイドは橙赤色の強い蛍光を発する
イヌ，50倍

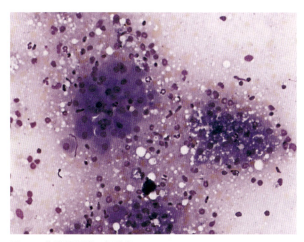

図20　化膿性肝炎の細胞像
肝細胞塊のほかに好中球などの炎症細胞浸潤を認める。臨床的には食欲減退，嘔吐，腹水貯留を認めた。血液生化学的検査では，血中アンモニア値，GOT，GPTおよびALPの上昇がみられた。イヌ，ヘマカラー染色，50倍

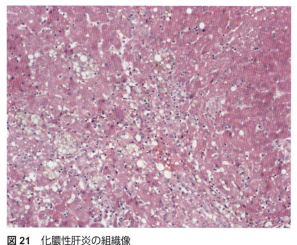

図21　化膿性肝炎の組織像
図20の組織像。肝小葉間に強い炎症細胞浸潤を認める。HE染色，20倍

1. 化膿性炎

　細胞診における，化膿性炎の滲出細胞は好中球が主体であり，マクロファージやリンパ球は10％未満である[5]（**図20**，**21**）。化膿性病変は通常，細菌感染により起こり，肝臓の場合，胆管系より上行性に発生し胆管肝炎となることが多い。また，巣状や多発性の肝膿瘍の形成に至る場合もある。胆管肝炎では胆汁うっ滞を伴っているので，肝細胞質内には高度な胆汁色素の沈着や胆汁栓の形成が観察される。膿瘍を吸引した場合，肝細胞は乏しく，変性好中球，好中球に貪食された細菌，マクロファージなどがみられる[5]（**図22**）。

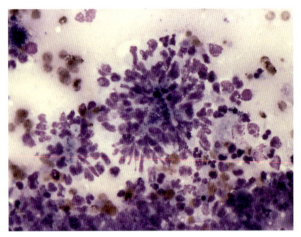

図22 肝膿瘍の細胞像
多数の好中球の中に細菌塊が存在する。
イヌ，ヘマカラー染色，200倍

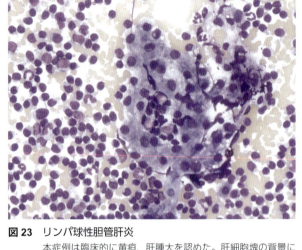

図23 リンパ球性胆管肝炎
本症例は臨床的に黄疸，肝腫大を認めた。肝細胞塊の背景に成熟リンパ球が多数塗抹されている。これらのリンパ球は慢性リンパ球性白血病の腫瘍細胞との区別は困難である。血液検査所見などと併せて判断する必要がある。ネコ，肝臓，針生検，ヘマカラー染色，100倍

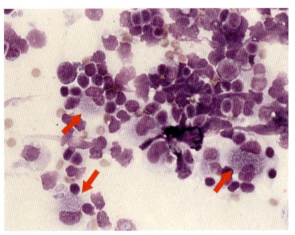

図24 マイコバクテリウム感染による肉芽腫性肝炎
矢印で示す細胞が組織球で，細胞内に陰影状の桿菌が多数観察される。フェレット，肝臓，針生検，ヘマカラー染色，200倍

2. リンパ球性（非化膿性）炎

　肝細胞とともに多数の成熟リンパ球とまれに形質細胞も塗抹され，特にネコでみられる病変である[5]（図23）。多くの症例で形態学的にも胆汁うっ滞が存在し，生化学的にも胆道系異常が指摘される。リンパ球は小葉間結合組織の胆管周囲に強く浸潤するために，リンパ球性胆管肝炎と診断される。成熟リンパ球が多数浸潤する点で，慢性リンパ球性白血病や高分化型リンパ腫も同様な構成成分をとるため鑑別が必要となる[5]。

3. 肉芽腫性炎

　肉芽腫性炎ではマクロファージを主体とした炎症細胞が採取される。ネコのFIPでは，さらに好中球を混じた化膿性肉芽腫となる。そのほかの細菌感染として，マイコバクテリウム感染によるものもまれにみられる（図24）。

4. トキソプラズマ症

　トキソプラズマ症は*Toxoplasma gondii*の感染による。ネコ科動物が終宿主で，イヌ，ブタ，ヒトなどの多くの動物が中間宿主として感染する。経口的に摂取されたオーシストは消化管壁を介して，全身臓器に広がり，組織内にシストを形成する。その後，中間宿主が終宿主であるネコ科動物に捕食され，終宿主消化管内で，コクシジウム生活環を経て，オーシストを形成する。ネコでは消化管内のみの増殖のほかに，中間宿主のように全身に広がる増殖もみられる[16]。肝臓では動物体内で増殖したタキゾイトが肝細胞に侵入し，壊死を形成する。細胞診では肝細胞質内にシストが認められ，少数ではあるがタキゾイトが認められる場合もある（図25）。肝細胞自身は胆汁色素の沈着がみられる。

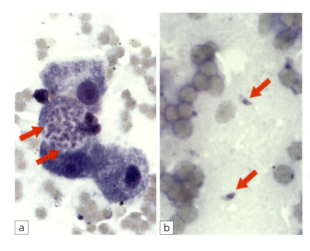

図25 トキソプラズマ症
　a：肝細胞内にシストが存在する(矢印)。200倍
　b：矢印で示す三日月形の形態のタキゾイトがまれにみられる。臨床的にGPT＞2,000 U/L，総ビリルビン値2.6 mg/dLを示した。ネコ，肝臓，針生検，ギムザ染色，400倍

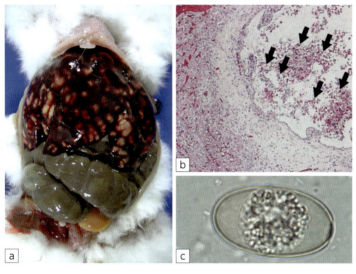

図26 ウサギの肝コクシジウム症①
　a：肝臓に結節が多数認められる
　b：胆管は高度に拡張し，腔内にオーシストが多数みられる(矢印)。HE染色，20倍
　c：直接塗抹，400倍

5. ウサギの肝コクシジウム症

　ウサギの肝コクシジウム症は，胆管内でのコクシジウム *Eimeria stiedae* 寄生による。抗コクシジウム薬を投与されていない，開放飼育のウサギでみられることが多い。若齢のウサギでは，致死的である。肉眼的に肝臓に大小の結節病変が多数認められる(図26a)。これらの結節は，コクシジウムが寄生し，組織学的に拡張，過形成および炎症が生じた胆管である[17](図26b)。腫瘤の割面スタンプでは，多数の不染性の楕円形寄生体が観察され，宿主成分としては，炎症細胞やシート状の胆管上皮塊が塗抹される(図27)。

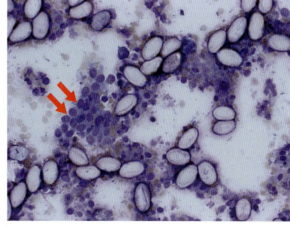

図27 ウサギの肝コクシジウム症②
　図26の病変部スタンプ標本。楕円形の構造がオーシスト，矢印は胆管上皮塊である。ヘマカラー染色，100倍

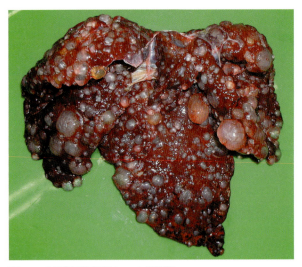

図28 多発性囊胞腎のヒョウの肝臓
肝臓全葉にわたり大小多数の囊胞が形成されている。囊胞内には透明〜黄色透明の液体の貯留が認められた

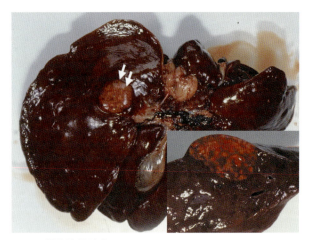

図29 結節性過形成
やや退色した隆起性病変として認められることが多い（矢印）。挿入図はこの病変の割面である。イヌ

囊胞状変化

肝臓における囊胞状の変化はひとつの囊胞が腫大する弧立性囊胞と，大小様々な大きさの囊胞が多数存在する多発性囊胞（**図28**）がある。弧立性囊胞はイヌ，ネコにおいてまれである。非常に大型の囊胞が形成され，囊胞の組織学的検査では囊胞が一層の胆管上皮に裏打ちされる像が確認される[22]。

肝臓における多発性囊胞は先天性疾患として報告があるネコの多発性囊胞腎に付随して発生することが多い。ネコの多発性囊胞腎は通常，常染色体優性遺伝である。ペルシャ系，ペルシャ系雑種，ヒマラヤン，エキゾチックショートヘアーが好発種である[23,24]。肉眼所見として，ネコでは0.1〜2 cm以上の大きさの囊胞が多数認められ，淡色〜黄色透明の液体を容れる囊胞もある。食欲不振，無気力，脱水などの臨床症状を示すのは少数である。ただし，生後1カ月でも超音波検査で囊胞が確認できる[23]。囊胞は年齢とともに拡大する傾向がみられる[22]。組織学的には肝内胆管の拡張と小葉間結合組織の線維化がみられる。囊胞状病変には共通することであるが，細胞学的には細胞が得られることは少なく，液体成分のみであることが多い。裏打ち細胞が採取されれば，それらの細胞はシート状であり，形態的に異型性のない胆管上皮である。

増殖性疾患
（過形成性結節，再生性結節）

過形成性結節（結節性過形成ともよばれる）は高齢のイヌでよく発生する。臨床症状はまったく示さず，偶発的に発見される。病巣は腫瘤状で0.2〜3 cmやそれ以上の大きさ（**図29**）に及ぶこともあり，大きさは一様ではない[25]。周囲との境界は明瞭で淡明化するものや暗色化するものもあり，呈する色も様々である。再生性結節は慢性肝炎に関連した肝細胞の増殖である[26]。

細胞学的特徴は過形成性，再生性結節ともにきわめて類似する。細胞および核はやや大型化し，核あるいは細胞の大小不同，細胞質の好塩基性の増加，二核化した細胞の増加が報告されている[26]。ただ，これらの変化は軽度であり，正常の肝細胞と識別がつかない場合が多い。特にグリコーゲン変性や脂肪変性を呈すると，細胞学的な区別が困難になる。また，過形成性病変の特徴は，肝細胞腺腫および高分化型の肝細胞癌と同様であり，細胞学的所見のみでは，鑑別は困難である。イヌでは肝細胞腺癌は高分化型を示す場合が多く，確定診断のためには，組織学的検査などが必要になることも多い。

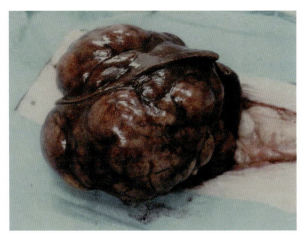

図30 肝細胞癌
一葉が腫瘍化している。イヌ

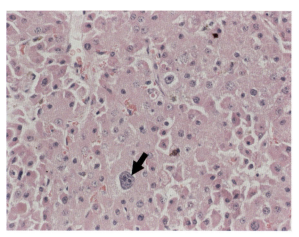

図31 肝細胞癌の組織像
矢印で示すような大型の異型核も認められる。本症例は複数の肝腫瘤が確認されたが，肝酵素異常は認められなかった。イヌ，HE染色，50倍

増殖性疾患（腫瘍性病変）

　肝臓の腫瘍としては上皮性腫瘍，間葉系由来腫瘍および造血器系腫瘍が挙げられる。上皮性原発腫瘍は肝細胞由来の腫瘍および胆管由来の腫瘍が，間葉系細胞由来の原発腫瘍としては，血管腫，血管肉腫などが挙げられ，そのほか，神経内分泌細胞由来の腫瘍などが認められることもあるが，非常にまれである[18]。造血器系腫瘍ではリンパ性白血病あるいはリンパ腫の肝臓浸潤が多い。そのほかに消化管原発腫瘍，膵臓の膵島細胞癌，膀胱癌，前立腺癌などの悪性腫瘍の転移がみられる[3,5]。

1. 上皮性腫瘍

(1) 肝細胞由来腫瘍

　肝細胞腺腫は肝細胞由来の良性腫瘍で，イヌ，ネコ両者において認められるが発生はごく少数である[19,20]。通常病巣は正常の肝臓組織に類似しており，1～2葉に制限されてみられる。組織学的には，被嚢化していないよく分化した肝細胞が肝細胞索を構成する。しかし，三つ組み構造は認められない。細胞学的には腫瘍細胞は正常な肝細胞と非常に類似しており，核の形態もそれほど異型性は高くなく，核小体はより明瞭とされる[21]。

　悪性腫瘍である肝細胞癌は，弧在性（図30）あるいは多発性に発生し，全葉にわたって発生することもある。肝臓内や，近傍のリンパ節に転移が起こることも多いが，肺への遠隔転移も起こる[21]。組織学的には異型肝細胞の増殖からなり，肝細胞索様構造をとって増殖するものもあるが，胞巣状，充実性に増殖する（図31）。ただし，イヌにおいては高分化型を示すことが多く，肉眼的に巨大かつ多発性で周囲の正常肝組織への浸潤が高い肝細胞癌においても，個々の腫瘍細胞の分化は良好なことが多く，正常な肝細胞，肝細胞腺腫の腫瘍細胞に類似するため，組織構造が重要な鑑別点となる[20]。

　肝細胞由来腫瘍，特に肝細胞癌では臨床的に肝逸脱酵素，ALPの上昇をみることがあるが，必ずしも酵素値の上昇が認められるわけではない。また，黄疸やビリルビン値も一定ではない。腺腫や過形成性病変では血液生化学的な異常所見はほとんどなく，偶発的に発見されることが多い。

　細胞診において，細胞質の染色性は肝細胞由来と判断するうえで重要である。肝細胞癌では，細胞質が濃染し，さらに細胞質も広い傾向にある（図32）。細胞異型性の強い細胞が存在する場合，肝細胞癌と診断することは可能である。巨核細胞の出現（図33），核小体の大型化と増数，N/C比の増加，多核化（図34），塗抹されている細胞塊内での核や細胞質の大小不同は強い異型を示唆する[5]。

　ただし，前述のように，よく分化した肝細胞様腫瘍細胞が採取された場合，過形成性病変，肝細胞腺腫お

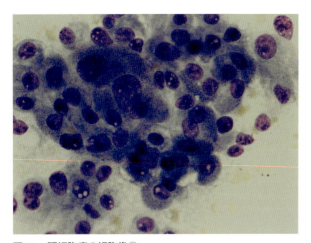

図32　肝細胞癌の細胞像①
　図31の細胞像。高度な細胞異型が認められる。イヌ，肝腫瘍，針生検，ディフ・クイック染色，200倍

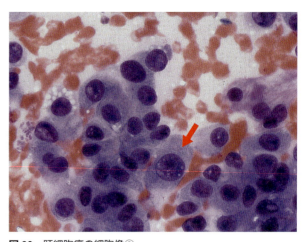

図33　肝細胞癌の細胞像②
　本症例は，腹腔内に大型の腫瘍が存在し，GPT＞1,000 U/L，GOT＞1,000 U/L およびALP1,500 U/Lを示した。細胞質は好塩基性で，豊富。核の大小不同を認め，明瞭な核小体を有する。巨大な核を有する細胞もみられる（矢印）。イヌ，肝腫瘍，針生検，メイ・ギムザ染色，200倍

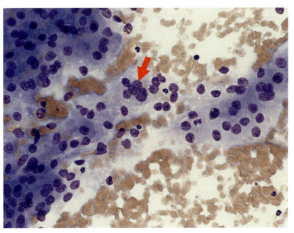

図34　肝細胞癌の細胞像③
　矢印は多核巨細胞である。臨床的に下痢，嘔吐がみられ，GOT，GPT，ALP，GGTの著増が持続した。超音波検査にて，右側肝臓に直径5cmの腫瘍が存在し，超音波ガイド下で針生検を行った。イヌ，肝腫瘍，針生検，ヘマカラー染色，100倍

よび高分化型肝細胞癌との区別は難しい。

(2) 胆管上皮由来腫瘍

　胆管上皮由来の良性腫瘍は胆管腫であり，イヌ，ネコでまれに臓器表面から突出，あるいは肝実質内の囊胞状の腫瘤としてみられる[21]。腫瘤は一層の円柱上皮あるいは扁平化した上皮に裏打ちされ液体を満たした多数の胆管から構成されていることが多い。これらの囊胞状病変と前述の多発性囊胞腎の肝病変とを混同することがあるが，後者は種々の程度の線維化を伴うことが多い点から鑑別する。このような組織構造から，細胞学的に胆管上皮塊が採取されても良性腫瘍と多発性囊胞腎の肝病変などの胆管囊胞性疾患とは鑑別できない。

　胆管癌はイヌ，ネコともに報告されているが，肝細胞癌に比較して発生頻度は低い[18〜21,27〜29]。組織学的には円柱状〜立方上皮様の胆管上皮に類似した腫瘍細胞が腺管様〜シート状に増殖し，豊富な線維性結合組織の増生を伴うので，肉眼的に肝細胞癌と比較して，硬く，退色していることが多い（**図35**）。線維性結合組織が多い点より，細胞診では細胞が採取されにくい。細胞学的にも肝細胞とは異なった細胞質の少ない細胞で，肝細胞よりもやや小型の細胞群がシート状や塊状となって出現する（**図36**）。核は円形〜卵円形で平淡で明瞭なクロマチンを有する。核小体は不明瞭で細胞質や核の大きさは正常の胆管上皮細胞とほぼ同程度である。また，塗抹された細胞のN/C比の上昇，核小体の明瞭化などの悪性所見がみられる[3]（**図37**）。細胞形態からは，腺癌であり，胆管由来と断定するには，ほかの臓器に腺癌などが存在せず，肝臓原発であることが必要となる。ただ，透明で無色〜軽度に黄色味を帯びた液体も吸引された場合，胆管上皮由来を支持する所見となるとされる[5]。

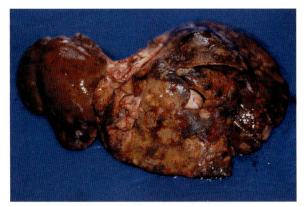

図35 胆管癌
胆管癌は線維性結合組織の増生を伴うので，肝細胞癌より硬度を増し，色も白っぽい．イヌ

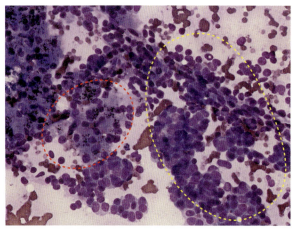

図36 胆管癌の細胞像
左側の胆汁色素が沈着している細胞（赤点線）が肝細胞で，右側の細胞質が淡明で少量の細胞塊（黄点線）が胆管癌細胞である．イヌ，ギムザ染色，75倍

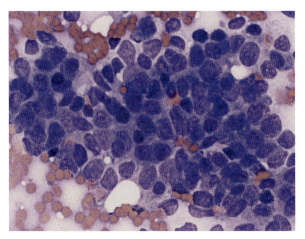

図37 胆管癌の細胞像
異型上皮細胞からなるが，ほかの腺癌とは形態的区別は困難である．イヌ，ヘマカラー染色，200倍

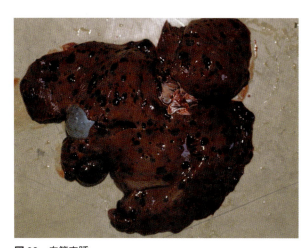

図38 血管肉腫
暗赤色の結節が腫瘍増殖巣

(3) 転移性癌

肝臓における転移性癌はイヌ，ネコでは肝原発腫瘍よりも高頻度で発生する[21]．肉眼的に多数の結節としてみられ，組織学的に原発部の腫瘍細胞に類似した細胞が塗抹される．

2. 間葉系腫瘍（紡錘形細胞腫瘍）

肝臓原発の間葉系の悪性腫瘍も発生するが，転移性の肉腫も肝臓に発生する[30]．肝臓原発の間葉系悪性腫瘍としては血管肉腫が多い[18,19,31]（図38）．塗抹標本では少数〜多数の腫瘍細胞が塗抹されるが，腫瘍細胞の多少は採取した組織における細胞密度や腫瘍細胞周囲の膠原線維の量に依存する．標本では，腫瘍細胞は脾臓における血管肉腫と同様に，紡錘形の細胞質と核小体明瞭な紡錘形〜卵円形の核を呈する細胞である（図39）．しかし，脾臓と同様で，細胞形態から血管肉腫と断定することは困難であり，細胞診では肉腫とのみ診断されうる．

3. 造血器系腫瘍

(1) リンパ腫／リンパ性白血病

肝臓におけるリンパ系腫瘍は多中心性リンパ腫の肝臓病変あるいはリンパ性白血病の肝臓への波及も考えられる．肉眼的に肝臓は腫大し，退色する（図40）．組

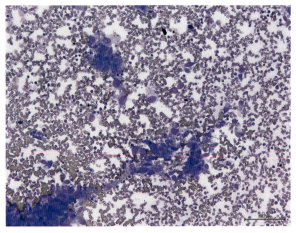

図39 血管肉腫の細胞像
血液を背景に卵円形核と紡錘形の細胞質を有する細胞が集塊状に塗抹される。イヌ, ヘマカラー染色, 50倍

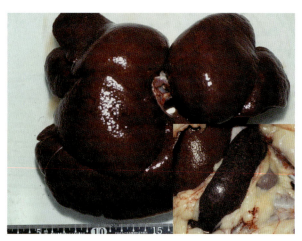

図40 リンパ性白血病
腫瘍細胞の浸潤で高度に腫大する。挿入図は同症例の脾臓で, 腫大している

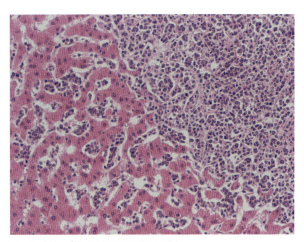

図41 リンパ性白血病の肝臓の組織像
右上は小葉間結合組織であり, 腫瘍細胞が増殖している。一部, 類洞間にも腫瘍細胞の浸潤が波及する。イヌ, HE染色, 50倍

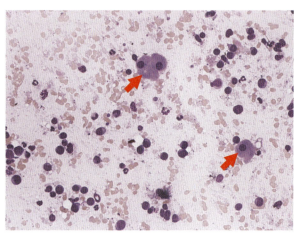

図42 リンパ性白血病の肝臓の細胞像①
矢印は肝細胞で, そのほかの円形細胞が腫瘍化した大型リンパ球である。イヌ, ヘマカラー染色, 50倍

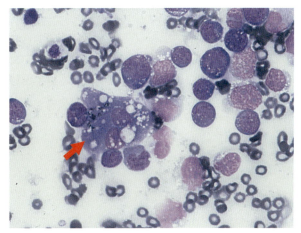

図43 リンパ性白血病の肝臓の細胞像②
多数の異型大型リンパ球が塗抹される。矢印は肝細胞で, 脂肪変性と胆汁色素沈着がみられる。腫瘍の増殖によって, 肝細胞も変性する。イヌ, ディフ・クイック染色, 200倍

織学的にはリンパ性白血病の腫瘍細胞は小葉間結合組織を中心として集簇する傾向があり, 骨髄性白血病の場合は類洞内に集簇する傾向がある[3](図41)。

多くのリンパ腫の場合, 浸潤する腫瘍細胞はリンパ芽球様の形態をとるため, 塗抹でも容易に診断される(図42, 43)。しかし慢性リンパ性白血病(chronic lymphocytic leukemia：CLL), 高分化型リンパ腫は成熟リンパ球様の小型リンパ球であるために, リンパ球性胆管肝炎などリンパ球性炎症との鑑別は形態学的に困難である。年齢などのほかの臨床所見も重要であり, CLLは壮年～高齢期のイヌ, ネコに発生し, 持続性のリンパ球増多症, 脾腫を伴う。高分化型リンパ腫と

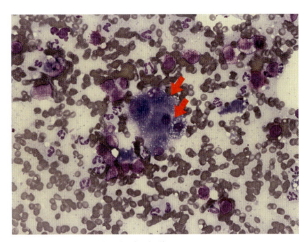

図44　肝臓への肥満細胞腫の転移，イヌ
赤紫色の細顆粒を細胞質に多数容れた細胞が散見される。矢印は肝細胞である。ヘマカラー染色，100倍

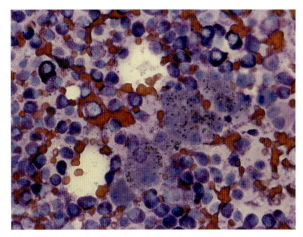

図45　肝臓への肥満細胞腫の転移，ネコ
多数の肥満細胞が塗抹される。ヘマカラー染色，100倍

リンパ球性胆管肝炎とは組織学的な検査によっても鑑別が難しい場合がある。

　急性骨髄性白血病（acute myeloid leukemia：AML）や急性リンパ性白血病（acute lymphoid leukemia：ALL）などの急性白血病の腫瘍細胞も肝臓への浸潤が認められる。単芽球や無顆粒骨髄芽球とリンパ芽球の識別は困難であることが多い。この場合，血液塗抹や骨髄標本も有用である。AML，ALL，リンパ腫ともに腫瘍細胞が血液塗抹上に出現するが，AMLやALLでは，リンパ腫よりも高頻度で非再生性貧血，好中球減少症あるいは血小板減少症を伴う[5]。細胞化学的染色も，形態的に鑑別不能な細胞の特定に有用である。

(2) 肥満細胞腫

　肥満細胞腫の肝臓浸潤はイヌ，ネコでみられる[32,33]。細胞学的には皮膚の肥満細胞腫と同様に顆粒を含む場合もあるが，肝臓に認められる場合，悪性度が高く，腫瘍細胞の分化度が低いことも多い。そのため，正常の肥満細胞よりも大型で，濃染する細胞質と核小体が明瞭化し，N/C比が高く，大小不同が著しいことが多い。また顆粒が少数であることも多く，注意深い観察が必要である[5]（図44）。ネコでは，脾臓原発の肥満細胞腫が転移することが多い（図45）。

(3) 組織球性肉腫

　組織球性肉腫については，第14章において述べたので，詳細はそちらも参照してほしい。肝臓も増殖巣が形成され，多くは多発性の軟らかい結節として認められる（図46）。細胞学的には，きわめて異型性の高い独立円形細胞腫瘍である。多核化，巨核化，高度な核の大小不同など，一見して悪性と診断可能な細胞が採取される（図47）。赤血球貪食性であれば，赤血球あるいはヘモジデリンの細胞質内への取り込みが認められる。

4. 神経内分泌系腫瘍／内分泌系腫瘍

　神経内分泌細胞とは内分泌細胞と神経細胞の機能を併せもっている細胞で，ペプチドやアミンを産生し，多くの臓器，組織に分布している。過去においては"APUD（amine precursor uptake and decarboxylation cell）"とよばれており，現在では上皮関連細胞として捉えられ，内胚葉由来細胞で分散している内分泌系細胞とされている[34]。下垂体，副甲状腺，副腎髄質，交感神経節，膵島などのように臓器・集塊を形成する細胞と，気道，消化管，胆道，尿道粘膜，皮膚，子宮頸部，前立腺のようにほかの上皮細胞の間に介在して散在性，孤立性に分布する細胞がある。このような細胞が腫瘍化した場合，神経内分泌系腫瘍あるいはカルチノイドとよび，イヌ，ネコでの報告は少数である[33〜37]。カルチノイドは主に消化器系あるいは呼吸器系で発生

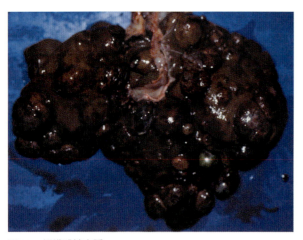

図46　組織球性肉腫
肝臓全体に大小の脆弱な腫瘤が散在する

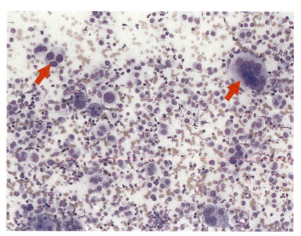

図47　組織球性肉腫の細胞像
きわめて異型性の高い独立円形細胞が多数塗抹される。矢印は多核巨細胞。イヌ，肝臓，針生検，ギムザ染色，50倍

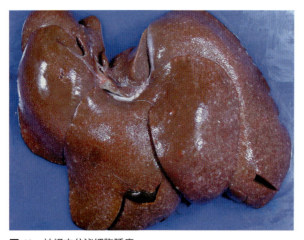

図48　神経内分泌細胞腫瘍
明確な腫瘤は形成されないが，肝臓は腫大し，硬度が増す

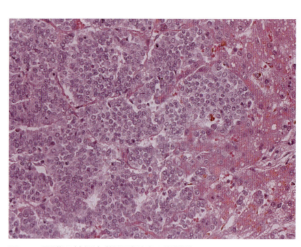

図49　肝臓の神経内分泌系腫瘍の組織像
図48の組織像。左側が腫瘍細胞で，このように肝臓全体に広がる

する。

　肝臓では，肝臓原発，あるいは消化管原発のカルチノイドの転移としてみられる[26,33,34]。また，イヌでは胆嚢での発生も報告されている[38,39]。転移能が非常に高く，初期における転移も認められ[18,29,35]，肝臓全葉にわたって散在性に転移巣がみられる（**図48**）。組織学的にも小型の細胞質の乏しい細胞が，肝実質のいたるところに増殖する（**図49**）。形態的に類似した腫瘍として，転移性内分泌系腫瘍が挙げられる。これらの腫瘍の中では，膵島細胞癌が最も多く，褐色細胞腫や甲状腺腺癌の転移もある。細胞学的にこれらの転移性内分泌系腫瘍と神経内分泌系腫瘍を鑑別するのは困難である[5]。標本上では神経内分泌由来腫瘍細胞あるいは内分泌由来腫瘍細胞は細胞密度が高いが，脆弱なため壊れやすい。一般的に塗抹を作製する際に半数以上は破壊されているが，必ず構造を保っている細胞はあるので注意して観察する。腫瘍細胞塊は単一あるいは細胞塊として塗抹される。細胞は円形～多形の細胞で肝細胞よりやや小型である。核も円形で多くの細胞で細胞質の中央に位置する。クロマチンは中等度～高濃度であるため，核小体は不明瞭である。細胞質は淡明で豊富な細胞質を有し，細胞質内に空胞を形成することもある（**図50**）。

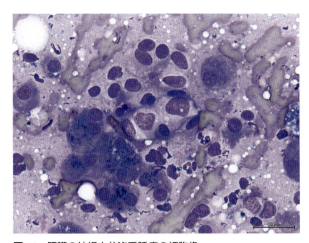

図50 肝臓の神経内分泌系腫瘍の細胞像
中央の細胞質が淡明で広い細胞が腫瘍細胞である。周囲には肝細胞もみられる。臨床動態ほど細胞異型性は強くない。
イヌ，ギムザ染色，200倍

まとめ

　肝臓は比較的均一な臓器であり，大型の臓器であるので，針生検によって細胞を得やすい。さらに超音波などを用いれば，より正確に病変部にアプローチが可能である。肝腫大がみられるような代謝に関連した疾患など，び漫性病変は細胞診でも検出しやすい。特に脂肪変性，グリコーゲン沈着，胆汁色素沈着および胆汁栓形成など胆汁分泌障害などは細胞診でも確定診断が可能である。一方で，肝臓の針生検では末梢血のコンタミネーションにより診断が困難であるときもあり，特にリンパ系細胞が採材された場合や炎症性病変を疑う場合，注意が必要となってくる。

　肝細胞腫瘍の悪性度評価など，若干の注意点を理解しておけば，肝臓の腫瘍性病変の診断は比較的容易である。ただし，腫瘍といっても必ずしも腫瘤状を呈するわけではなく，び漫性に肝腫大として認められる場合も少なくない。特に造血器系腫瘍は肝腫大として観察されることが多い。

■参考文献

1) 中野昭一，吉岡利忠，田中越郎．図解生理学，第2版．中野昭一編．医学書院．2000．
2) 獣医組織学，第6版．日本獣医解剖学会編．学窓社．2014．
3) 動物病理学各論，第3版．日本獣医病理学会編．文永堂出版．2013．
4) 藤田尚男，藤田恒夫．標準組織学各論，第4版．医学書院．2010．
5) Blue JT, French TW, Meyer DJ. The Liver, In: Cowell and Tyler's Diagnostic Cytology and Hematology of the Dog and Cat, 4th ed. Cowell RL, Tyler RD, Meinkoth JH, Eds. Mosby, MO, 2014. pp312-329.
6) Léveillé R, Partington BP, Biller DS, et al. Complications after ultrasound-guided biopsy of abdominal structures in dogs and cats: 246 cases (1984-1991). *J Am Vet Med Assoc*. 203: 413-415, 1993.
7) Proot SJ, Rothuizen J. High complication rate of an automatic Tru-Cut biopsy gun device for liver biopsy in cats. *J Vet Intern Med*. 20: 1327-1333, 2006.
8) 獣医内科学小動物編．第2版．日本獣医内科アカデミー編．岩﨑利郎，滝口満喜，辻本元監修．文永堂出版．2014．
9) Scott M, Buriko K. Characterization of the pigmented cytoplasmic granules common in canine hepatocytes. *Vet Clin Pathl*. 34: 281-282, 2005.
10) Rolfe DS, Twedt DC. Copper-associated hepatopathies in dogs. *Vet Clin North Am Small Anim Pract*. 25: 399-417, 1995.
11) DiBartola SP, Hill RL, Fechheimer NS, et al. Pedigree analysis of Abyssinian cats with familial amyloidosis. *Am J Vet Res*. 47: 2666-2668, 1986.
12) Boyce JT, DiBartola SP, Chew DJ, et al. Familial renal amyloidosis in Abyssinian cats. *Vet Pathol*. 21: 33-38, 1984.
13) Loeven KO. Hepatic amyloidosis in two Chinese Shar Pei dogs. *J Am Vet Med Assoc*. 204: 1212-1216, 1994.
14) DiBartola SP, Tarr MJ, Webb DM, et al. Familial renal amyloidosis in Chinese Shar Pei dogs. *J Am Vet Med Assoc*. 197: 483-487, 1990.
15) Cullen JM, van den Lngh TSGAM, Winkle TV, et al. Morphological classification of parenchymal disorders of the canine and feline liver, In: WSAVA standards for clinical and histological diagnosis of canine and feline liver diseases. WSAVA liver standardization group Ed. W.B. Saunders, PA, 2006. pp77-116.
16) Dubey JP, Lappin MR. Toxoplasmosis and Neosporosis. In: Infectious diseases of the dog and cat, 2nd ed. Greene CE Ed. WB Saunders, PA. 2011, pp493-509.
17) Jenkins JR. Gastrointestinal diseases In: Ferrets, rabbits and Rodents, clinical medicine and surgery, 3rd ed. Hillyer EV, Quesenberry, Eds. W.B. Saunders, PA. 2011, pp176-188.
18) Patnaik AK, Hurvitz AI, Lieberman PH. Canine hepatic neoplasms: a clinicopathologic study. *Vet Pathol*. 17: 553-64, 1980.
19) Trigo FJ, Thompson H, Breeze RG, et al. The pathology of liver tumours in the dog. *J Comp Pathol*. 92: 21-39, 1982.
20) Lawrence HJ, Erb HN, Harvey HJ. Nonlymphomatous hepatobiliary masses in cats: 41 cases (1972 to 1991). *Vet Surg*. 23: 365-368, 1994.
21) Charles JA, Cullen JM, van den Lngh, TSGAM, Winkle, TV, Desmet, VJ, Morphological classification of neoplastic disorders of the canine and feline liver, In: Standards for clinical and histological diagnosis of canine and feline liver diseases, WSAVA Liver Standardization Group Eds. W.B. Saunders, PA, 2006. pp117-124.

22) Van den Lngh, TSGAM, Cullen JM, Twedt DC, Winkle TV, Desmet, VJ, Rothuizen J, Morphological classification of biliary disorders of the canine and feline liver, In: Standards for clinical and histological diagnosis of canine and feline liver diseases, WSAVA Liver Standardization Group Eds. W.B. Saunders, PA, 2006. pp61-76.

23) Eaton KA, Biller DS, DiBartola SP, et al. Autosomal dominant polycystic kidney disease in Persian and Persian-cross cats. *Vet Pathol*. 34: 117-126, 1997.

24) Bonazzi M, Volta A, Gnudi G, et al. Prevalence of the polycystic kidney disease and renal and urinary bladder ultrasonographic abnormalities in Persian and Exotic Shorthair cats in Italy. *J Feline Med Surg*. 9: 387-391, 2007.

25) Kelly WR. The liver and biliary system In: Pathology of domestic animals, 4th ed. Vol.2 Academic Press, CA. 1993. pp319-406.

26) Weiss DJ, Moritz A. Liver cytology In: The veterinary clinics of North America. Cowell RL, Ed. W.B. Saunders, PA, 2002. pp1267-1292.

27) Patnaik AK, Hurvitz AI, Lieberman PH, et al. Canine bile duct carcinoma. *Vet Pathol*. 18: 439-444, 1981.

28) Post G, Patnaik AK. Nonhematopoietic hepatic neoplasms in cats: 21 cases (1983-1988). *J Am Vet Med Assoc*. 201: 1080-1082, 1992.

29) Patnaik AK. A morphologic and immunocytochemical study of hepatic neoplasms in cats. *Vet Pathol*. 29: 405-415, 1992.

30) Meyer DJ, The Liver. In: Atlas of canine and feline cytology. Raskin RE, Meyer DJ, Eds. WB saunders, PA, 2001. pp231-252.

31) Priester WA. Hepatic angiosarcomas in dogs: an excessive frequency as compared with man. *J Natl Cancer Inst*. 57: 451-454, 1976.

32) O'Keefe DA, Couto CG, Burke-Schwartz C, et al. Systemic mastocytosis in 16 dogs. *J Vet Intern Med*. 1: 75-80, 1987.

33) Weller RE. Systemic mastocytosis and mastocytemia in a cat. *Mod Vet Pract*. 59: 41-43, 1978.

34) Patnaik AK, Newman SJ, Scase T, et al. Canine hepatic neuroendocrine carcinoma: an immunohistochemical and electron microscopic study. *Vet Pathol*. 42: 140-146, 2005.

35) Patnaik AK, Lieberman PH, Hurvitz AI, et al. Canine hepatic carcinoids. *Vet Pathol*. 18: 445-453, 1981.

36) Patnaik AK. A morphologic and immunocytochemical study of hepatic neoplasms in cats. *Vet Pathol*. 29: 405-415, 1992.

37) Patnaik AK, Lieberman PH, Erlandson RA, et al. Hepatobiliary neuroendocrine carcinoma in cats: a clinicopathologic, immunohistochemical, and ultrastructural study of 17 cases. *Vet Pathol*. 42: 331-337, 2005.

38) Morrell CN, Volk MV, Mankowski JL. A carcinoid tumor in the gallbladder of a dog. *Vet Pathol*. 39: 756-758, 2002.

39) Willard MD, Dunstan RW, Faulkner J. Neuroendocrine carcinoma of the gallbladder in a dog. *J Am Vet Med Assoc*. 192: 926-928, 1988.

各論

第17章

鼻腔

はじめに

　鼻腔の疾患はくしゃみ，鼻汁や鼻出血など飼い主にも分かりやすい症状を呈し，鼻汁の採取や鼻孔からの検体採取などが可能なために迅速かつ手軽に細胞診を行うことが可能である。しかし，病変があるにもかかわらず，鼻汁，スワブ，鼻腔洗浄液に病変を反映する細胞が出現しないことはしばしばある。また，真菌感染では肉芽腫からなる増殖性炎症による腫瘤状病変や破壊性病変が形成されることがあり，腫瘍との鑑別が重要となる。鼻腔内に腫瘍が存在したとしても，鼻腔は骨で囲まれた腔であるので，骨融解など進行した病変がないと，X線検査では病変の広がりなどの詳細な解析が難しく，CT検査が必要なことも多い。腫瘍の場合，進行した病変では顔面の変形(**図1**)や頭蓋腔への進展という深刻な状態に陥ることも多く，積極的かつ綿密な早期検査が必要とされる。

鼻腔の機能と構造

　鼻腔は元来，呼吸よりも嗅覚に関連して発達した器官であるが[1]，哺乳類では肺に向かう吸気を暖め，吸気に含まれる微生物や微細な粒子の侵入を防ぐフィルターとしての意義も大きい。このため外部からの感染による病変も多い器官である。鼻腔は外鼻孔から入ったところの鼻前庭とその奥の固有鼻腔に分かれ，二次後鼻孔によって咽頭に連絡する。固有鼻腔はさらに呼吸部と嗅部に分かれ，鼻粘膜呼吸部は鼻中隔の大部分

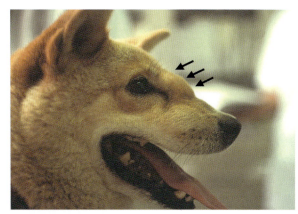

図1　軟骨肉腫のイヌ
鼻梁後部～眉間にかけて腫瘤が形成される(矢印)。臨床症状はくしゃみと鼻出血がみられた

と中鼻甲介，下鼻甲介，上鼻甲介の下部に面し，嗅部は鼻腔の上部，鼻中隔の上部，鼻腔の外側壁などに面する[2]。また鼻腔に続いて副鼻腔が存在し，通常は空気によって満たされている。

　組織学的には，鼻腔を裏打ちする粘膜上皮によって，鼻前庭部，鼻腔呼吸部および嗅部に分かれる。鼻前庭の粘膜上皮は外皮の続きである非角化重層扁平上皮である。続く，呼吸部の粘膜上皮は偽重層(多列)線毛上皮からなり(**図2**)，杯細胞を混じる。上皮下には粘膜固有層があり，線維性結合組織内に混合腺である鼻腺を含む。結合組織内にはリンパ球，形質細胞，マクロファージ，好酸球を含み，固有層には静脈叢がよく発達する。固有層の下に粘膜下織はなく，骨膜を経て骨組織へと続く。鼻腔最奥部の嗅部の粘膜上皮は，

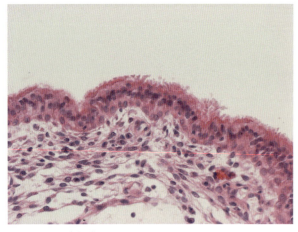

図2　正常な鼻粘膜
粘膜上皮は管腔側に線毛が密在する偽重層(多列)線毛上皮からなる。粘膜上皮下には疎な線維性結合組織がみられる。イヌ，HE染色，200倍

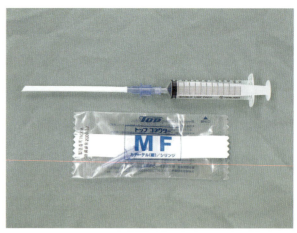

図3　カテーテル用のアダプターの使用
様々な径のストローをシリンジに接続するため，カテーテル用のアダプターを使用する。接続したストローは先端を斜めにカットする

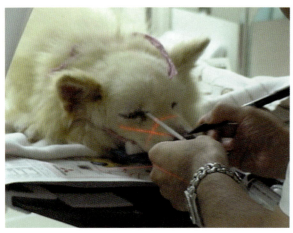

図4　生検用のストローの準備
ストローの先端を内眼角にあわせ，外鼻孔の所にマークを入れておく。生検時にはこのマーク以上は進めないようにする

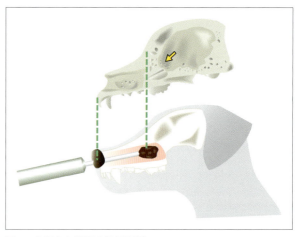

図5　内眼角と篩板の位置関係
内眼角付近が篩板の位置と一致するため，腫瘍性疾患で篩板が破壊されている場合などは，容易に脳に外傷を与えてしまう

嗅上皮とよばれる偽重層線毛上皮であり，嗅細胞，支持細胞，基底細胞の3種類の細胞からなる。

副鼻腔の粘膜は鼻腔粘膜に続いているが，鼻腔粘膜よりも薄く，偽重層線毛上皮の丈が低く，杯細胞の数が少なく，基底膜が明確ではないなどの違いがある。

鼻腔の生検

鼻腔は周囲を骨に囲まれている構造であるため，X線撮影で得られる情報が少なく，全身麻酔下でCT撮影と生検を同時に行うことが多い。生検後に出血を起こすと，CT撮影時に正確な診断が困難になることから，生検はCT撮影後に行うようにする。

通常は外鼻孔から何らかの器具を挿入して材料を採取するが，前頭骨などが骨融解を起こしていれば，そこから細針吸引やコア生検を行うことが可能である。

イヌの場合はほとんどのケースでストロー生検が適応となる。様々な径のストローとシリンジを接続するため，図3のようなアダプターを使用するとよい。ストローの先端を斜めに切っておき，外鼻孔から内眼角の距離にあわせてマークしておく(図4)。これ以上ストローを進めると篩板を突き破り脳に達することがある(図5)。

ストロー生検後はかなりの量の鼻出血が認められる

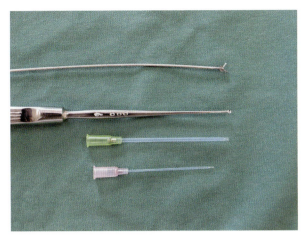

図6 ストロー以外の生検器具
ストローが使用できない超小型犬やネコの場合はこれらの器具を用いる。上から内視鏡用生検鉗子，鋭匙，14および18G留置針の外套

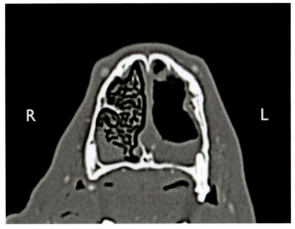

図7 鼻腔内アスペルギルス感染症のCT像
左側鼻腔内の鼻甲介が消失しており，鼻腔内壁に粘液様物質の付着がみられる

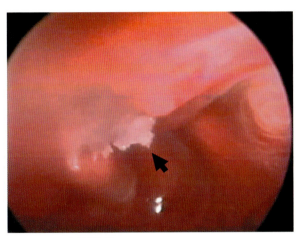

図8 図7の内視鏡画像
プラーク（矢印）を採材することで，菌糸を高率に認めることができる

染症のCT像では，鼻甲介が消失し，鼻腔内壁に粘液が付着している像がよくみられる（図7）。このような像が得られた場合は，内視鏡で鼻腔内を観察するとプラークが観察される場合があり（図8），これを採材することで高率に診断することができる。

鼻腔の生検標本にみられる正常像

鼻前庭の重層扁平上皮は，うろこ状の多角形の細胞である。細胞同士の接着はゆるく，孤在性に採取されることも多い。角化の進んだ細胞では細胞質は豊富で，明るい空色に染まり，核は小型で（核／細胞質比〔N/C比〕が低い），濃縮する（図9）。このような細胞は名前のとおり，扁平で厚みがない。より深部の細胞は核が大きく，細胞質は円形に近くなり，基底に近い細胞は濃染する楕円形の核を有し，細胞質も狭い（N/C比が高い）。呼吸部の多列線毛上皮は核が偏在し，円柱形〜二等辺三角形状で片側の細胞質は桃色を呈し，辺縁に明瞭な線毛を持つ。孤在性に解離して塗抹されることもあるが，柵状の集塊として観察され，このような場合は核の偏在や線毛が明瞭である（図9）。細胞集塊の中に，細胞質に赤紫色粗大な顆粒を含む杯細胞がみられるが（図10），迅速染色では不明瞭なことが多い。

漏出した鼻汁の塗抹では，最表面の細胞である，角化を伴う扁平上皮を主体として，偽重層線毛上皮細胞

場合があるが，綿球を外鼻孔に詰めておくことで止血できる。しかし，検査後1〜2日はくしゃみとともに鼻出血を繰り返すことが多いので，飼い主には検査前にあらかじめ鼻出血について伝えておき，適宜，止血剤などを使用する。また，検査前には血液凝固能検査を行っておくべきである。

超小型，短頭種のイヌ，ネコではストローの代わりに14あるいは18Gの留置針の外套を使用したり，鋭匙や内視鏡用の生検鉗子を用いることも可能である（図6）。

腫瘍性疾患以外では，アスペルギルスなどの真菌感染が疑われる場合がある。一般的にアスペルギルス感

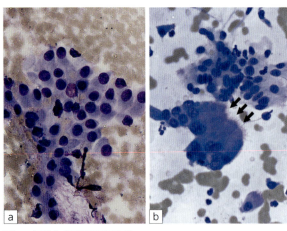

図9　正常な鼻粘膜の細胞像
a：鼻前庭上皮。鼻前庭の上皮は非角化重層扁平上皮である。核は残存する。イヌ，鼻腔スワブ，ヘマカラー染色，400倍
b：鼻粘膜上皮。矢印が線毛で細胞の片側に密在する。通常，桃色を呈す。核は偏在し，柵状に並んで採取されることも多い。イヌ，鼻腔スワブ，ギムザ染色，400倍

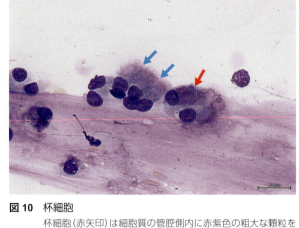

図10　杯細胞
杯細胞（赤矢印）は細胞質の管腔側内に赤紫色の粗大な顆粒を含む。核は基底側に圧迫されている。迅速染色では染まりにくいことがある。緑矢印は線毛上皮である。細胞の背景には淡い赤紫色の粘液がみられる。イヌ，ギムザ染色，400倍

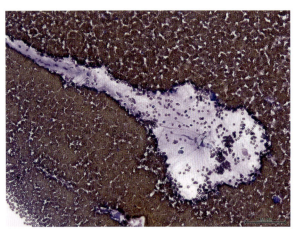

図11　粘液
赤紫色から淡明な不定形物として塗抹される。中に好中球，マクロファージや上皮細胞を含むこともある。イヌ，ギムザ染色，100倍

も少数採取される。鼻腔スワブなど強制的に細胞を剥離した場合，より深層の基底層に近い細胞や鼻腺細胞が採取されることがある。また，赤血球や非変性好中球などの末梢血成分がみられることも多い。細胞以外の成分では粘液が塊状に採取されることがある（**図11**）。

常在菌として細菌が存在し，鼻腔外の細菌は鼻前庭の重層扁平上皮細胞に接着して観察される。好中球がみられず，単一でない数種類の細菌が非角化上皮に接着して認められるときは口腔内の常在菌である[3]。

鼻汁塗抹および鼻腔洗浄液の注意点

鼻汁は増加すると飼い主が気付きやすく，また採材しやすい検体である。しかし臨床的に鼻腔内に腫瘍が認められても，病変の存在部位（例えば粘膜下）によっては遊走細胞や表層の剥離粘膜上皮細胞しか出現せず，病変を正確に反映しない例も少なくない。実際に，鼻腔内に腫瘍が存在していたり，融解を伴う病変があるにもかかわらず，鼻汁の細胞診において細胞の異常像が認められなかったり，炎症性鼻汁と診断される症例は多い。鼻腔洗浄液でも同様のことがいえる。したがって，鼻腔内に腫瘍が認められる症例においては，鼻汁や鼻腔洗浄液の塗抹のみでは正確な診断ができないことを知っておくべきである。また，アスペルギルス症を疑ったイヌの鼻腔の細胞診において，粘膜の生検では検体の100％で菌糸が確認されたが，鼻汁の直接塗抹では13.3％しか菌糸の検出ができなかったとする報告もあり[4]，腫瘍に限らず真菌性疾患などでも注意が必要である。

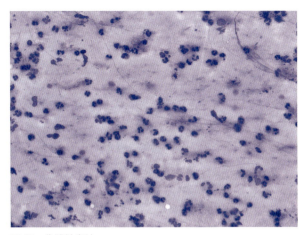

図 12　化膿性鼻汁
紫色に染まる背景は粘液であり，好中球が多数塗抹される。
イヌ，鼻汁，ギムザ染色，100 倍

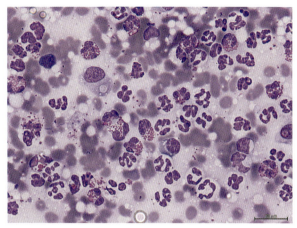

図 13　好酸球性鼻汁
好中球のほかに，多数の好酸球も認められる。
イヌ，ギムザ染色，400 倍

鼻腔疾患の細胞像

鼻腔の疾患としては様々なものが発生するが，持続的な鼻腔の異常により診察を受けたイヌの診断の内訳は，非特異的鼻炎 23.7％，腫瘍 15.0％，真菌感染 8.7％，口蓋裂 8.7％，菌周病 4.0％，寄生虫 1.3％，異物 1.3％，細菌感染 1.3％，確定できなかったものが 36.3％であったという報告がある[5]。鼻腔内を占拠する腫瘤状病変では腫瘍が多く，鼻甲介や鼻中隔の融解を伴うことが多い。

炎症性病変

1. 急性および化膿性鼻炎

通常は多量の透明〜混濁した粘液性鼻汁が採取され，それらの塗抹では，好中球が多数出現する(**図 12**)。感染性の炎症では変性した好中球や細菌を貪食した好中球もみられる。漏出鼻汁の塗抹では，鼻前庭部の扁平上皮は多くみられるが，呼吸部や嗅部の粘膜上皮は少ない。上皮細胞に異型はみられない。標本に単一種類の細菌コロニーが出現するときは感染を疑う[3]。肉眼的に，鼻汁の混濁が強いものでは，好中球の出現程度は強くなり，変性好中球も多く，好中球の細胞質内に細菌がみられることも多い。このような場合，粘膜上皮が異形成を呈することがある。ほかの臓器と同様に再生や過形成性の変化によるが，細胞や核の大小不同が軽度にみられることがある。もし，腫瘍が否定できない場合は，抗菌薬や抗炎症療法を行った後，再検査する必要がある。

2. 好酸球性肉芽腫

鼻汁中に多数の好酸球が認められる場合，アレルギー性鼻炎の可能性が高いが，寄生虫性疾患，ある種の細菌感染や腫瘍でも好酸球の出現がみられるので，細胞学的検査あるいは画像上でこれらの疾患を除外して判断すべきである[3]（**図 13**）。

真菌感染症

真菌感染の多くが肉芽腫性病変を形成するので，鼻腔内での腫瘤の形成や，鼻粘膜の肥厚がみられる。症状として，鼻汁の漏出がみられるが，前述のように真菌体が鼻汁の中に出現することは少なく，単純な化膿性鼻汁の像を示す。したがって，スワブやストロー生検などによる積極的な採材が必要となる。真菌の種類によって，菌糸や酵母様の菌体が出現する。菌糸はロマノフスキー染色やニューメチレンブルー染色では染まりにくく，透明な線維状構造物のようにみえることもあるので，真菌感染が疑われながら菌糸が認められないときは PAS 染色や GMS 染色が必要となる[3]。形態的にある程度の分類は可能であるが，菌種の確定は培養検査によって行われる。

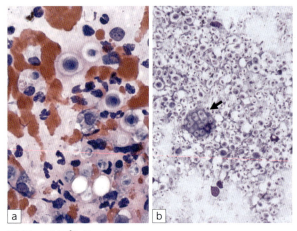

図14 クリプトコッカス
a：莢膜が明瞭なもの。莢膜は染色されにくく，菌体周囲に広く不染性の層としてみられる。ネコ，メイ・ギムザ染色，100倍
b：この症例は菌体が小型で，莢膜形成が目立たない。矢印は菌体を貪食したマクロファージである。ネコ，ヘマカラー染色，100倍

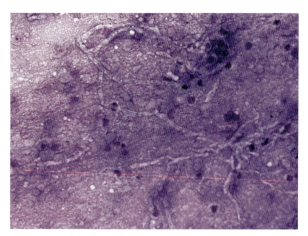

図15 アスペルギルス①
隔壁を有し，分岐する菌糸が塗抹される。少数の炎症細胞の浸潤もみられる。イヌ，鼻汁塗抹，ギムザ染色，100倍

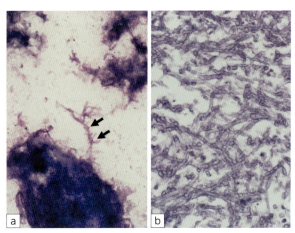

図16 アスペルギルス②
a：塗抹された塊は菌糸からなる。矢印の菌糸の中の構造は染色されず，死んでしまった菌糸と思われる。イヌ，鼻腔スワブ，ギムザ染色，100倍
b：鼻腔内から採取された組織片の組織標本。組織片はほとんど真菌菌糸で構成されていた。HE染色，150倍

1. クリプトコッカス症

Cryptococcus neoformans の感染による。クリプトコッカスはハトなど鳥類のフンから検出されるが，鳥には病原性はない。世界中に普遍的に存在し[6]，空気中に浮遊する胞子を吸入することによって，ヒト，イヌ，ネコへ感染する[3]。ヒトにおいてはHIV感染や免疫抑制剤使用などに伴う日和見感染といわれている。病変は鼻腔に好発し，特にネコにおいてしばしば鼻炎や副鼻腔炎を引き起こし，慢性に移行し肉芽腫病変を形成する。細胞学的には，菌体周囲に染色されない莢膜を有する比較的大型の円形の酵母様菌体である（**図14**）。詳細に観察すると，出芽像がみられることがある（第8章参照）。背景にはマクロファージ，多核巨細胞，リンパ球などが出現する肉芽腫性炎を示す。菌体が小型で，莢膜があまり発達しないか，形成されない場合もある（**図14b**）。

2. アスペルギルス症

アスペルギルス属も植物や土壌，空気中に普遍的に存在する真菌であり，感染症以外でもアレルギー性疾患の原因として注目されている。アスペルギルス属の真菌感染はイヌやネコの鼻腔や副鼻腔に起こり，漿液様または粘液様の滲出物や粘膜壊死，鼻甲介の破壊などを伴う[6]。菌体は菌糸として観察され（**図15**），背景は好中球およびマクロファージが出現する化膿性肉芽腫の細胞像を呈する。感染が重度になると大きな菌塊となり，そのようなものが採取されると死菌体の塊が塗抹され，中空状の菌糸が観察されることもあり（**図16**），浸潤細胞はほとんどない。

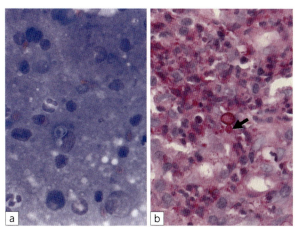

図17 菌種不明真菌
　　a：マクロファージ内に細胞壁が明瞭な酵母様真菌が存在する。ネコ，針生検，ギムザ染色，400倍
　　b：組織標本のPAS染色。矢印で示すような出芽像もみられる。300倍

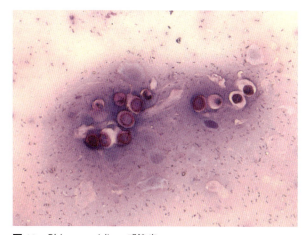

図18 *Rhinosporidium* 感染症
　　大型の酵母様菌体で，厚い細胞壁を有する。米国，オクラホマ州で認められた症例。イヌ，組織スタンプ，ギムザ染色，100倍

表　鼻腔および副鼻腔内腫瘍のWHO分類

上皮性腫瘍
　良性
　　乳頭腫
　　腺腫
　悪性
　　扁平上皮(類表皮)癌
　　移行癌*
　　腺癌*
　　腺扁平上皮(粘表皮)癌*
　　腺様嚢胞癌*
　　腺房細胞癌*
　　未分化癌*
　　嗅神経芽細胞腫(鼻腔神経上皮腫)*
　　神経内分泌癌*
間葉系腫瘍
そのほかの腫瘍

＊：細胞学的鑑別は難しく，確定診断には組織学的検査が必要である
（文献8を元に作成）

3. そのほかの真菌感染

　真菌は環境中に無数に存在するために，前述の代表的な真菌以外にも様々な菌種が感染する[7]（**図17, 18**）。真菌は比較的大型の病原体であるので，光学顕微鏡でも検出しやすい。また，イヌに比較してネコの方が真菌症に遭遇する機会が多い。ネコの鼻部に腫脹がみられるときは，腫瘍以外にもクリプトコッカスなどを含め真菌症も鑑別診断に加えるべきである。

腫瘍性病変

1. 上皮性腫瘍

　鼻腔内に発生する上皮性悪性腫瘍は，組織学的に**表**のように分類される[8]。しかし，細胞診では，扁平上皮癌以外は明確に区別することは難しい。これらの腫瘍は細胞学的に「悪性上皮性腫瘍」の診断にとどまる。確定診断には病理組織学的検査が必要である。

2. 扁平上皮癌

　扁平上皮癌は，ネコにおいては鼻腔の悪性腫瘍の中で最もよくみられるものである。鼻前庭粘膜の扁平上皮に発生するが，口腔が原発の場合もある。鼻腔に発生する扁平上皮癌はほかの部位のものにくらべて角化傾向が低く，他部位の扁平上皮癌にしばしばみられるケラチンパールはあまりみられない[7]（**図19**）。細胞学的には淡青〜濃青色で豊富〜中等量の多角形の細胞質と，円形〜不整形の核を有する腫瘍細胞が，孤在性あるいは小集塊状に塗抹される。核小体は明瞭なものが多く，核の大小不同，多核化も認められる。他部位の扁平上皮癌と同様に核周囲に小空胞が密在する細胞も多い（**図20**）。好中球浸潤は様々な程度でみられる。

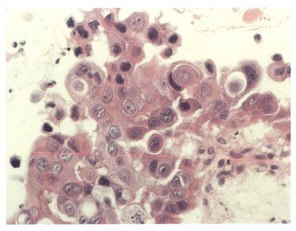

図 19　扁平上皮癌の組織像
好酸性の広い細胞質を有する扁平上皮様腫瘍細胞が増殖する。一部で，角化傾向がみられる。イヌ，鼻腔ストロー生検，HE 染色，300 倍

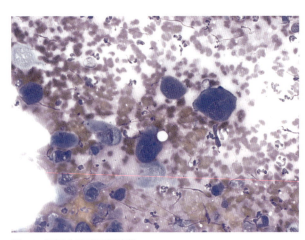

図 20　扁平上皮癌の細胞像
細胞質が淡青～濃青色に染まり，多角形のうろこ状の細胞が弧在性に塗抹される。核形状は不整で，大小不同を認める。核周囲に小空胞を多数認めるものもある。イヌ，鼻腔ストロー生検のスタンプ，ヘマカラー染色，200 倍

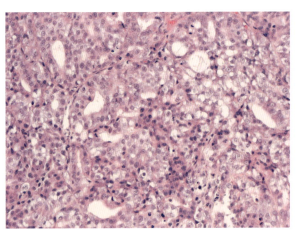

図 21　腺癌の組織像
上皮性腫瘍細胞が充実性，一部で管腔状を呈しつつ増殖。イヌ，鼻腔ストロー生検，HE 染色，100 倍

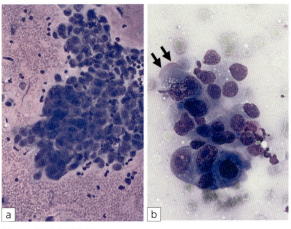

図 22　腺癌の細胞像
a：上皮性細胞塊が採取され，構成細胞は核小体明瞭で，核の大小不同もみられる悪性細胞である。イヌ，鼻腔針生検，ヘマカラー染色，200 倍
b：核小体明瞭な異型上皮細胞が房状に集塊をなして塗抹される。矢印で示す部位では粘液様物質が細胞辺縁に認められる。イヌ，針生検，ギムザ染色，200 倍

3. そのほかの悪性上皮性腫瘍

(1) 腺癌

イヌの鼻腔内の悪性上皮性腫瘍で，腺癌は比較的多くみられる。鼻腺または鼻粘膜由来であり腺管状や胞巣状に増殖する（**図 21**）。しかし細胞診における細胞の形態は，悪性上皮細胞が集塊状をなして採取されるに留まり，増殖形態や配列が明確でないため，悪性上皮性腫瘍までの診断となることが多い（**図 22**）。塗抹の背景や，まれに腫瘍細胞内に桃色の粘液が認められることが多い。

(2) 移行癌

移行癌は，卵円形の小さい核を有し，立方あるいは多形性を示す未分化な腫瘍細胞が重層的に増殖する腫瘍である（**図 23**）。未分化癌のサブタイプとして分類されることもあるが[9]，WHO 分類では未分化癌とは区別されている[8]。イヌにおいては鼻腔内の癌の中で腺癌に次いで多い癌であるが，ほかの動物種ではごくま

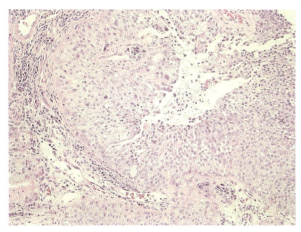

図23 移行癌の組織像
比較的細胞質が広い細胞が胞巣状に増殖する。
イヌ，鼻腔ストロー生検，HE染色，100倍

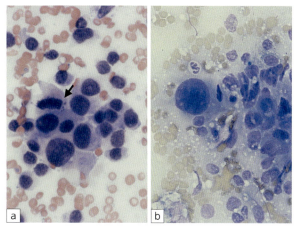

図24 移行癌の細胞像
a：大小不同の著明な核を有する上皮性悪性細胞が接着性のある細胞塊を形成する。矢印は分裂像。イヌ，図23のスタンプ標本，ヘマカラー染色，200倍
b：同様に上皮性悪性細胞塊がみられる。巨大な核を有する腫瘍細胞も出現する。イヌ，鼻腔針生検，ギムザ染色，200倍

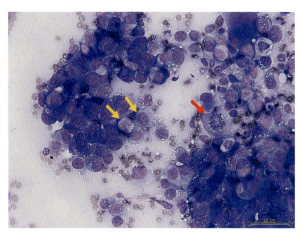

図25 未分化癌の細胞像
類円形の核と中等量～少量で，好塩基性の細胞質を有する円形の腫瘍細胞が多数塗抹される。黄矢印で示した細胞は互いに弱く接着する。赤矢印は核分裂像である。イヌ，ギムザ染色，400倍

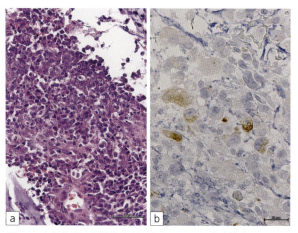

図26 未分化癌の組織像とサイトケラチンの免疫染色
図25の組織像
a：HE染色。幼若な腫瘍細胞の充実性増殖がみられるが，管腔構造や角化などは観察されない。200倍
b：サイトケラチンの免疫染色。腫瘍細胞の一部にサイトケラチンが陽性(茶色)を示す。400倍

れであるか，あるいは報告されていない[8]。細胞診標本では腫瘍細胞の配列が明確ではないため，同様に「悪性上皮性腫瘍」の診断に留まる(図24)。

(3) 未分化癌

未分化癌はシート状あるいは密着した胞巣を形成し，腺癌，移行癌あるいは扁平上皮癌などの分化の特徴を有しない悪性上皮性腫瘍である[8]。細胞学的にも未分化であり，リンパ腫のような円形細胞腫瘍に近い像を示すことがある。円形細胞腫瘍との鑑別が困難な例も少なくないが，詳細に観察すると，弱いながら接着性がみいだせることがある(図25)。このような未分化癌では，組織学的検査でもほかの腫瘍との鑑別が難しく，免疫染色を用いて確定診断を下す場合もある(図26)。悪性度は非常に高い。

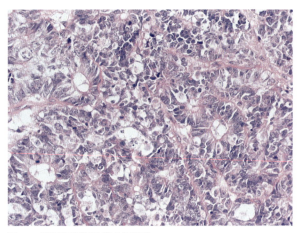

図27 嗅神経芽細胞腫の組織像
濃染する卵円形〜長円形の核を有する円柱上皮様腫瘍細胞が大小の管腔様，あるいはロゼット様構造を形成しつつ増殖する。管腔内には漿液成分が存在する。ネコ，鼻腔生検，HE染色，200倍

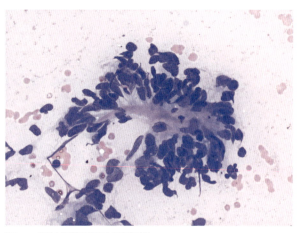

図28 嗅神経芽細胞腫の細胞像
図27の針生検標本。細長い核を有する細胞が桃色の物質を中心に放射状に配列する。細胞学的な異型性は強くない。ヘマカラー染色，200倍

(4) 嗅神経芽細胞腫

嗅神経芽細胞腫は，鼻腔最奥部の篩骨甲介部から発生するまれな腫瘍である[7]。腫瘍の発生部位から，頭蓋腔や脳への浸潤を常に伴う[10]。組織学的には，小型の卵円形〜長円形のN/C比の高い腫瘍細胞がロゼット様構造あるいは腺様構造を形成しつつ増殖する(**図27**)。細胞学的には不明瞭であるが，腺様構造やロゼット様構造が観察できる場合もある(**図28**)。ただし，扁平上皮以外の悪性上皮性腫瘍と本腫瘍の細胞学的鑑別は困難である。

4. 非上皮性腫瘍

鼻腔内においてもほかの部位にみられる非上皮性腫瘍と同じ腫瘍がみられるが，軟骨肉腫，骨肉腫が多くみられる。特に軟骨肉腫はイヌの鼻腔腫瘍でも比較的多い。

(1) 軟骨肉腫／骨肉腫

鼻腔内の軟骨肉腫は破壊性が強く，鼻腔内の占拠性病変としてみられる。進行したものでは，骨を融解し，周囲結合組織まで達する。組織学的に軟骨基質の産生がみられ(**図29**)，基質産生量は腫瘍の分化度により異なる。細胞学的には，類円形核を有する紡錘形〜多角形の細胞がゆるく集塊をなし，細胞間に桃色の基質が認められる(**図30**)。まれに，腫瘍細胞の周囲を軟骨基質が取り巻き，軟骨小腔を思わせる像が得られることもある(**図30**)。細胞に悪性所見があれば肉腫と診断するが，基質成分や由来を確定するには至らないこともある。

骨肉腫は，他部位と同様に細胞間に類骨形成がみられ，腫瘍性骨芽細胞の増殖が主体となる(**図31**)。細胞像も，他部位の骨肉腫と同様である(**図32**)。ただし，軟骨肉腫との鑑別が難しいこともある。

(2) リンパ系腫瘍

ネコにおいて，鼻腔リンパ腫は鼻腔腫瘍で最も多くみられる腫瘍である[11]。免疫表現型については，45例中32例もしくは18例中17例がB細胞性としている報告があり[11,12]，B細胞性のリンパ腫が多いと考えられる(**図33**)。FeLV陽性のネコの鼻腔リンパ腫は全身に広がりやすいとされているので，局所療法より，化学療法の方が効果的であるとする報告もある[13]。

細胞学的には，大型リンパ球様腫瘍細胞が採取される。ネコの鼻腔リンパ腫21例のうち，9例において大型リンパ球様細胞が9割以上を占め，確定診断できたとする報告があり，それらの細胞像は非常に類似していたとしている[11]。細胞学的に，腫瘍細胞は大型で，1〜数個の明瞭な核小体を有し，比較的広い細胞質を持つ(**図34**)。細胞質内に小空胞を容れることが多く，Littleらの報告でも，21例中12例に細胞質内空

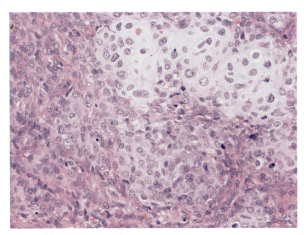

図29 軟骨肉腫の組織像
右上の明るい部分は軟骨基質の産生がみられる部位。核は腫大し，大小不同も著明である。イヌ，鼻腔生検，HE染色，100倍

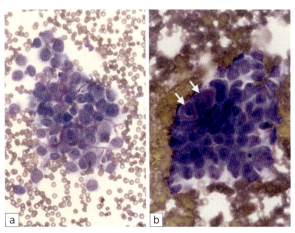

図30 軟骨肉腫の細胞像
円形核と淡明な中等量の細胞質を有する細胞が集塊状に認められる。
a：細胞間に網目状に桃色の細胞外基質が認められる。図29のスタンプ，ギムザ染色，100倍
b：矢印で示すような軟骨小腔を示唆する細胞が細胞塊の中に存在する。イヌ，鼻腔ストロー生検のスタンプ，ヘマカラー染色，100倍

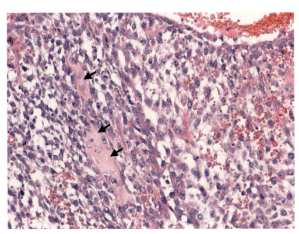

図31 骨肉腫①
鼻粘膜の下層に多角形～紡錘形の異型細胞が増殖している。類骨形成を認める(矢印)。イヌ，鼻腔生検，HE染色，100倍

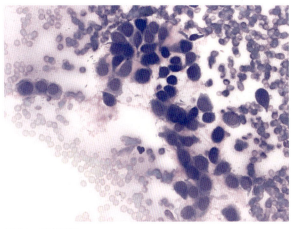

図32 骨肉腫②
図31のスタンプ組織標本と同様な多角形異型細胞が多数塗抹される。細胞間には桃色粘液様基質が存在する。ヘマカラー染色，200倍

胞がみられたとしている[11]。ただし，好中球や成熟リンパ球を混じるものもみられるために，このような場合は組織学的検査による確定が必要となる。

まとめ

鼻汁や鼻腔スワブは検体採取が容易であるが，必ずしも病変を反映しているわけではなく，その解釈には注意が必要である。鼻腔内を占拠する病変があったとしても，粘膜下であれば，異型細胞や病原体は採取されないことが多い。このような場合は，ストロー生検などの積極的な検査をすべきである。腫瘤状病変には，腫瘍以外にも真菌疾患によるものも含まれるので，細胞診をはじめとした形態学的検査により鑑別しなければならない。

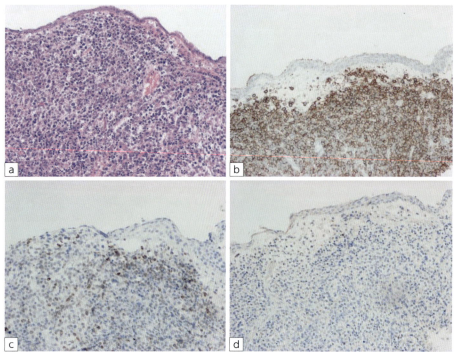

図33 鼻腔リンパ腫,ネコ
a：HE標本。腫瘍細胞は粘膜下に増殖している
b：CD20免疫染色。腫瘍細胞は強陽性
c：CD79a免疫染色。腫瘍細胞は陽性
d：CD3免疫染色。腫瘍細胞は陰性。25倍

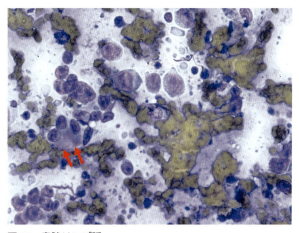

図34 鼻腔リンパ腫
大型リンパ球様腫瘍細胞が多数塗抹される。背景には蛋白様物質(lymphoglandular body)も多数認められる。矢印は鼻粘膜の線毛上皮。ネコ,針生検,ヘマカラー染色,400倍

■参考文献

1) 加藤嘉太郎. 家畜比較解剖図説, 第14版. 養賢堂. 1978.
2) 藤田尚男, 藤田恒夫. 標準組織学各論, 第4版. 医学書院. 2010.
3) Andreasen CB, Rakich PM, Latimer KS. Nasal Exudates and Masses. In: Diagnostic cytology and hematology of the dog and cat, 3rd ed. Cowell RL, Tyler RD, Meinkoth JH, et al, Eds. Mosby, MO. 2008, pp130-137.
4) De Lorenzi D, Bonfanti U, Masserdotti C, et al. Diagnosis of canine nasal aspergillosis by cytological examination: a comparison of four different collection techniques. J Small Anim Pract. 47: 316-319, 2006.
5) Meler E, Dunn M, Lecuyer M. A retrospective study of canine persistent nasal disease: 80 cases (1998-2003). Can Vet J. 49: 71-76, 2008.
6) 高島郁夫, 熊谷 進編. 獣医公衆衛生学, 第3版. 文永堂出版. 2004.
7) Hoff B, Hall DA. Rhinosporidiosis in a dog. Can Vet J. 27: 231-232, 1986.
8) Histological classification of the respiratory system of domestic animals. Dungworth DL, Hauser B, Hahn FF, Wilson, et al, Eds. AFIP, Washington, DC. 1999.
9) 動物病理学各論, 第2版. 日本獣医病理学会編, 文永堂出版. 2015.
10) Wilson, DW, Dungworth, DL. Tumors of the respiratory tract. In: Tumors in domestic animals, 4th ed. Meuten, DJ, Eds. Iowa State Press, IA. 2002. pp365-400.
11) Little L, Patel R, Goldschmidt M. Nasal and nasopharyngeal lymphoma in cats: 50 cases (1989-2005). Vet Pathol. 44: 885-892, 2007.
12) Day MJ, Henderson SM, Belshaw Z, et al. An immunohistochemical investigation of 18 cases of feline nasal lymphoma. J Comp Pathol. 130: 152-161, 2004.
13) Morrison WB. Lymphoma in dogs and cats. Teton NewMedia, WY. 2004.

第18章

気管・肺

はじめに

　鼻腔から吸引された空気は咽喉頭から気管，さらに気管支を経てガス交換の場である肺胞へ導かれる。肺胞内腔は体の深部に存在する，最も狭小な生体外空間のひとつでもあり，非常に複雑な迷路の終末部である。肺はこのような肺胞腔，つまり空気がその容積の多くを占めるので重さはそれほどではないが，体腔の前半分ほどを占め，体積および表面積は大きい。さらに，呼吸という生命維持するうえで非常に重要な機能を担っており，肺全体にわたる異常は生命にかかわる。腫瘍などの限局した病変は，肺の残存部位の代償により症状が出にくく，発見時には末期であることも少なくないが，昨今では，飼い主も動物のわずかな変化に気付き，さらにCTなどの精密な画像診断も一般的になってきているために，肺を含む内臓病変が比較的早期に発見されるようになった。本章では，気管腔と気管支および肺胞腔の細胞診としての気管洗浄（transtracheal wash：TTW）や，気管支肺胞洗浄（bronchoalveolar lavage：BAL），さらに肺実質の限局性病変に対する針生検について，採材法と細胞像を解説する。

気管および肺における採材法

　気管および肺から細胞診材料を採取する方法は，大きく分けると気管を介して採取する方法と，胸壁からの細針吸引に分けられる。気管を介する方法は主に肺のび漫性疾患の場合に有効であるが，孤立性病変の場合は診断に有用な細胞がほとんど採取できない。一方細針吸引による方法は，孤立性病変の場合でも高い確率で診断可能であるが[1,2]，症例によってはCTなどの画像ガイドが必要である（第3章参照）。

気管支肺胞洗浄

　BALは特殊な器具を必要とせず，方法も容易であるが，全身麻酔が必要となることから，術前に一般血液検査，凝固系検査，SaO_2などの検査を実施し，特に換気状態に注意する必要がある。

　麻酔下で気管挿管し，検査したい側を下に横臥位に保定する。麻酔が安定したら，気管チューブにカテーテルが行き止まるまで挿入し，体温程度に温めた生理食塩水（2～5 mL/kg）を注入する。すぐに滅菌された50 mLシリンジに付け替え，吸引・回収する（図1）。通常は注入した量の1割程度しか回収できない。回収時には，カテーテルを前後に動かしてやると回収しやすい。

　カテーテルは様々なものが使用されているが，最も一般的なものは雌犬用のポリプロピレン製導尿カテーテルである。血管用バルーンカテーテルを用いてバルーンを膨らませた後に洗浄を行うと，洗浄液の回収率が高くなるが，カテーテルが高価である。先端を鉛筆削りで，円錐状に削った胃チューブ（図2）も回収率が高く[3]，血管用カテーテルより安価である。

　気管支鏡を用いると，特定の場所からの採材が可能

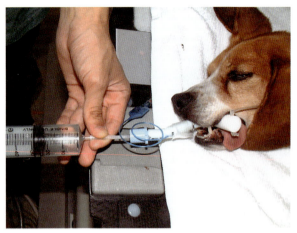

図1　気管支肺胞洗浄
雌犬用ポリプロピレン製導尿カテーテルを，気管チューブの中に通し気管に挿入している。生理食塩水を注入した後，すぐに50 mLシリンジに付け替え，吸引する。液体回収ボトルがあれば，吸引器を用いてもよい

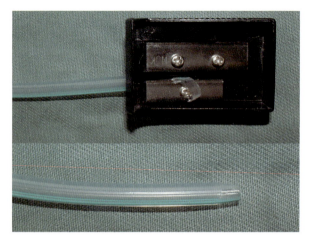

図2　鉛筆削りで先端を円錐状にした胃チューブ
使用方法は導尿カテーテルと同じだが，先端が気管にぴったりと当たることで，洗浄液の回収率が高まる

である。この場合は気管支鏡が気管内腔にぴったりと密着するまで進め，生検チャネルからカテーテルを挿入しBALを行う。この方法は盲目的に行う場合よりもかなり回収率が高い。気管支鏡を利用できる場合は，ブラシ生検を用いることもできるが，細胞の出現比率がBALの場合と異なるので注意が必要である[4]。

BALの合併症についての報告は少ないが，好酸球性肺炎のイヌでBALを行った後に重篤な気管支収縮が発生している[5]。ネコでは気管支収縮が起こりやすいため，予防的に気管支拡張剤を投与してもよい[6]。

大型犬では無麻酔下にてTTWを行うことができる[6]。TTWでは通常，カテーテル先端を気管支分岐部より手前に位置させて洗浄を行うため，気管支病変が疑わしい場合はその方法でも問題はないが，間質性病変に関しては診断できないことが多い。

気道の構造

気道は上皮細胞によって裏打ちされ，気管，気管支は線毛を有する偽重層（多列）上皮（図3），細気管支から肺胞は単層の立方から扁平上皮で覆われる。上皮細胞の管腔側の表面には厚い粘液層が存在し，この粘液は気管や気管支上皮層内に介在する杯細胞（図3）や気管腺，気管支腺から分泌される。肺胞腔内には肺胞マクロファージが浮遊している（図4）。

気管洗浄（TTW）液および気管気管支洗浄（BAL）液の細胞像

前述の気道の構造より，TTWおよびBALによって得られた検体の細胞像は，粘液，粘膜上皮および気管，気管支あるいは肺胞腔内浸潤細胞が中心となる。TTWに比較して，BALの方がより末梢気道の細胞を効率的に得ることができる[7]。

TTW，BALともに採取細胞は生理食塩水内に浮遊状態で採取される。細胞が浮遊した洗浄液から遠心沈渣やサイトスピン標本を作製するが，細胞には人工的な変性や核の融解がみられることがある。また，背景に生理食塩水に由来するシダの葉状結晶が出ることがあるが，細胞形態には影響しない。外部機関に提出する際はサイトスピン作製の依頼が可能である。一方，採取後に自分で塗抹する場合は，遠心沈渣であっても，細胞数は少ないことが予想されるので，沈渣をラインスメアー法で塗抹するとよく伸展した良好な形態の標本が得られる（第4章参照）。採取液に固形物（粘液塊など）が含まれていたら，それを正常なピンセットなどで採取し，押しつぶし法で塗抹する（第4章参照）。粘液塊は遠心しても沈殿しない。粘液の塗抹標本は厚くなりやすいので，十分乾燥させてから染色を行う。乾燥が不十分であると染色あるいは洗浄中に剥離する。

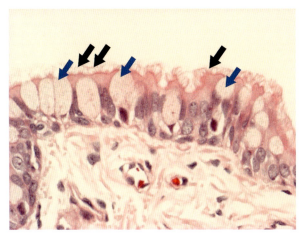

図3　気管粘膜
気管粘膜は偽重層線毛上皮からなる。上皮細胞の管腔側には黒矢印で示す線毛が認められる。青矢印で示す細胞が杯細胞で、細胞質には粘液を多量に容れる。イヌ，HE染色，300倍

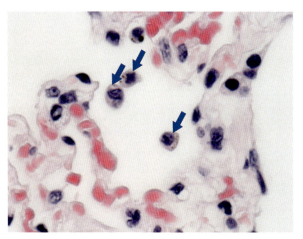

図4　肺胞マクロファージ
肺胞腔内に肺胞マクロファージが浮遊する（矢印）。この標本では塵埃を貪食している。イヌ，HE染色，300倍

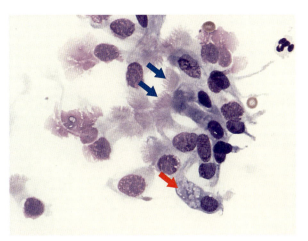

図5　気管洗浄（TTW）液の細胞像
線毛上皮が集塊状に採取されている。細胞は長方形〜二等辺三角形状で，一辺に多数の線毛（青矢印）を認める。赤矢印は細胞内に粘液がみられる杯細胞。杯細胞の粘液が染色されにくいことがある。イヌ，ギムザ染色，300倍

1. 気道粘膜上皮

気道粘膜上皮はシート状，柵状に採取される長方形〜二等辺三角形状あるいは正方形の細胞である。より上位（口側）の細胞の方が細胞の丈は高い。核は円形〜卵円形を呈し，核染色質は均質，核小体は不明瞭であり，細胞質の一方向に偏在する。核が存在しない部位の細胞質は空胞状を呈することも多く，さらに辺縁は赤紫色を呈し，微細な線毛が観察される（図5）。より末梢の上皮細胞は扁平で，細胞質の青味が強く，シート状に出現する。

杯細胞は上皮細胞間に介在する単細胞性上皮内腺であり，粘液を産生する細胞である。細胞質は粘液で満たされ，組織標本では不染〜好塩基性に染色されるが，ライト・ギムザあるいはメイ・ギムザ染色塗抹標本では細胞質内に赤紫色の大小の顆粒を容れた細胞としてみられる。一見すると肥満細胞に類似するので注意が必要であるが，肥満細胞の顆粒の方が小型で均一である[7]。ただし，迅速染色では細胞内粘液は明確に染まらず，不染性あるいはやや赤味を帯びた小空胞として細胞質内に偏在して観察されることが多い（図5）。

重層扁平上皮も塗抹されるが，正常な状態では気管以下には重層扁平上皮は存在しないので，これらの扁平上皮は口腔あるいは咽喉頭の非角化重層扁平上皮が混入したものである。また，TTWやBALからの標本作製時に角化扁平上皮が混入することもあるので注意が必要である。扁平上皮は細菌感染が強く，TTWやBALを細菌分離などに用いる場合は，必ず塗抹標本を作製し，口腔や咽喉頭の細菌の付着の有無を確認する。

2. マクロファージ

通常みられるマクロファージと同じ形態であり，円形の細胞で，細胞質内には様々な大きさの空胞を多数容れる（図6a）。また，マクロファージは肺胞中の塵埃を貪食するので，細胞質内に褐色〜黒色の顆粒状物を有するものもある（図6b）。肺胞や気管支内腔の粘液

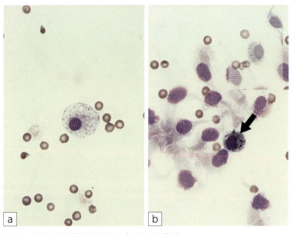

図6 気管支肺胞洗浄（BAL）液の細胞像
肺胞マクロファージが塗抹される
a：細胞質が泡沫状で，非常に広い細胞質を有する
b：矢印で示すマクロファージは細胞質内に黒褐色顆粒状物である塵埃を含む。そのほか線毛上皮がみられる。イヌ，ギムザ染色，200倍

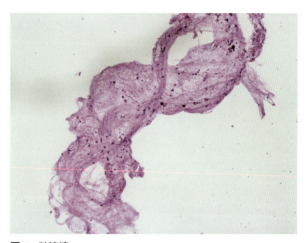

図7 粘液塊
ギムザ染色では紫〜ピンク色に染まる不定形〜線維状物質として観察される。ネコ，BAL，ギムザ染色，50倍

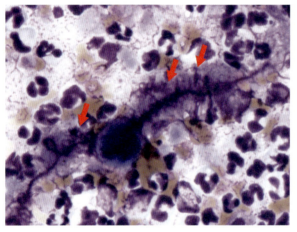

図8 クルシュマン氏螺旋
矢印で示す濃染するブラシ状構造物。細気道を鋳型にして粘液が凝集したもの。この例は慢性化膿性肺炎を呈していた。イヌ，TTW，ギムザ染色，400倍

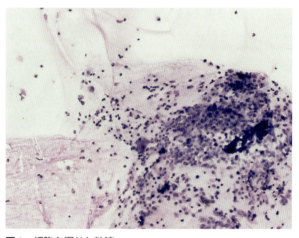

図9 細胞を混じた粘液
淡桃色の粘液塊の中に多数の好中球，マクロファージを認める。粘液の流れに沿って細胞が配列している部分もみられる。このように，粘液内には有核細胞が包埋されていることも多い。イヌ，BAL，ギムザ染色，100倍

内に浮遊しているためにTTWやBALでは採取されやすく，塗抹細胞でも最も多くみられる。

3. そのほかの細胞

好中球，好酸球，リンパ球，形質細胞および肥満細胞などの炎症に関連する細胞はよく観察される。液体成分が多く，粘液が多いと粘稠になるために，細胞の伸展がよくないところでは，細胞の鑑別が困難になる。特に好酸球は伸展が不十分であると細胞内顆粒が明確でないので，注意深く観察しなければならない。

4. 粘液

粘液は紫〜ピンク色に染色される不定形〜線維状物質として塊状あるいは背景に均質に塗抹される（図7）。ブラシ状の粘液塊が出現することがあるが，これはクルシュマン氏螺旋（図8）とよばれ，小気管支に貯留した粘液であり，慢性的な肺疾患により過剰な粘液産生が起こったことを示す[7〜9]。特に慢性気管支炎時に採取される[7]。細菌塊や細胞が粘液内に包埋されていることが多い（図9）。

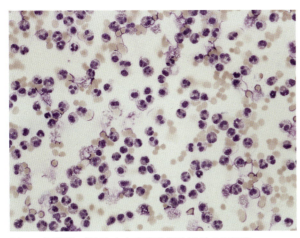

図10 好酸球の増加した気管洗浄（TTW）液の細胞像
ほとんどが細胞質内にオレンジ色を呈する顆粒を容れた好酸球である。ネコ, 喘息, TTW, ギムザ染色, 150倍

5. 正常な肺の有核細胞数と各種細胞の出現比率

臨床的に異常を認めない動物のBALにおける総有核細胞数はイヌで500/μL以下, ネコで400/μL以下とされ[8], マクロファージが70〜80％を占める。リンパ球, 好中球はイヌ, ネコともに5％以下程度である。好酸球についてはイヌとネコで差があり, イヌでは通常5％以下であるが, ネコでは, 5〜29％と報告によって幅があり[8,10], 通常25％程度が上限と考えられる[8]。

気管洗浄（TTW）液および気管支肺胞洗浄（BAL）液における異常像

1. 好中球の増加

好中球が増加している場合は, 感染性, 特に細菌感染の可能性が高い。したがって, 細菌培養などの検査を考慮する。また, 毒物による肺胞の傷害, 誤嚥性肺炎においても好中球の出現をみる[7]。

2. 好酸球の増加

アレルギー性気管支炎, ネコの喘息では, マクロファージ, 好中球, 肥満細胞などの増加とともに好酸球の増加を認める。アレルギー性炎と診断される場合, 好酸球は10％以上となる[10]が, 臨床像と併せて診断すべきである（図10）。また, イヌでは肺の好酸球性肉芽腫症などの原因不明の疾患が報告されており, TTW/BALでの好酸球の増多がみられる。

3. マクロファージの増加

慢性気管支炎時にマクロファージの増加がみられる。このような状態ではマクロファージは活性化しており, 二核化および多核化したマクロファージも散見される[11]。同時に粘液産生の亢進, 杯細胞の過形成なども観察される。粘液産生亢進に伴いクルシュマン氏螺旋が観察される。

また, 肉芽腫性肺炎時にもマクロファージの増加を認めるが, 肉芽腫の中のマクロファージは, 細胞質は青色暗調で細胞内空胞は乏しく, 上皮様形態を示す[8]。また, 多核巨細胞も出現する。主に真菌感染症時に観察されるが, TTW/BALでは細胞が得にくい場合もあり, 腫瘤状病変を針生検することで確認できることが多い。

胸腔内結節性病変の針生検

1. CTガイド下生検

胸腔内結節性病変を生検する方法としては, 開胸下で行う方法か, 経皮的に穿刺する方法が主に用いられている。単発性で肺葉切除によって摘出できる場合には, 切除生検を行うことを勧めている獣医師もいるが, 我々の経験では, 少数で肉芽腫のように切除不要の症例も存在していることから, 穿刺可能であれば, 肺葉切除を行う前に針生検を行った方がよいと考えている。しかし, 穿刺が難しい状況であれば, 躊躇なく切除生検を行うべきである。

針生検は胸腔内結節性病変に対しても, 非常に有効で侵襲性の低い検査であるが, 胸腔内病変は深部に存在することも多く, ほとんどのケースで画像ガイドが必要になる。超音波ガイドは空気が存在すると画像化できないという欠点が存在するため, 胸腔内病変に対して用いる場合は, 結節性病変が胸膜に接している場合にのみ使用可能となる。また, 穿刺時に胸腔内に空気が少量でも入ってしまうと, ガイド不可能となる。

CTガイドは, 病変部への穿刺精度が非常に高く,

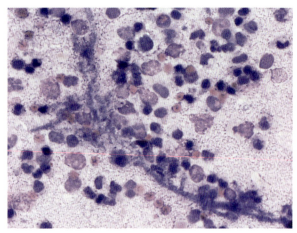

図 11　気管洗浄（TTW）液内にみられた真菌
青色を呈する分岐状菌糸がみられる。周囲にはマクロファージ，好中球も多数塗抹される。イヌ，TTW，ギムザ染色，400倍

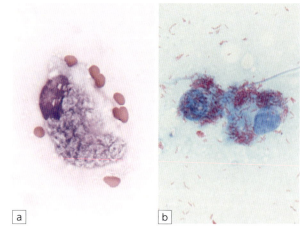

図 12　抗酸菌
a：ヘマカラー染色。マクロファージの細胞質内に染色されない桿菌が多数含まれる
b：チールネルゼン染色。細胞質内および背景に，赤色に染まる桿菌が多数認められる。ネコ，肺，400倍

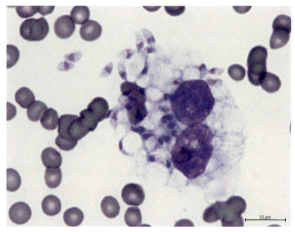

図 13　トキソプラズマ
マクロファージ内外に三日月形のタキゾイトが散見される。ネコ，肺，ヘマカラー染色，1000倍

肺病変の描出にもきわめて優れている。医学分野においては数十年前より行われているが，ヘリカルCTの出現によってさらに診断能力が向上している。

実際の方法については，第3章で述べているので参照されたい。

2．合併症

CTガイドにかかわらず，胸腔穿刺を行う場合，気胸が最も頻発する合併症であるが，経験上，実際はほとんどのケースで穿刺した肺からの空気の漏れではなく，針が胸腔内に達した瞬間に空気が胸腔内に流入することが原因で起こる。我々はこれを防ぐため，穿刺時に針のハブをインジェクションプラグで栓をしている。こうするようにした後，気胸はほとんど認められなくなった。

胸腔内結節性病変の細胞像

胸腔内腫瘤は腫瘍性病変，炎症性病変などが考えられ，胸腔内に発生する腫瘍として，その発生部位より肺に発生するもの，縦隔に発生するもの，胸壁に発生するものがある。肺に発生する腫瘍は肺原発腫瘍または転移性腫瘍に分類される。縦隔部に発生する腫瘍には縦隔部リンパ節に発生するリンパ腫，胸腺由来腫瘍などがある。リンパ腫，胸腺腫については，第13章を参照されたい。

肺膿瘍，肉芽腫性肺炎は腫瘤状の炎症性病変の代表的なものである。肺膿瘍は細菌，真菌によって起こるが，肉芽腫は真菌，抗酸菌が原因となるものも多い（**図 11，12**）。また，トキソプラズマによって原虫性肉芽腫性肺炎などもおこる（**図 13**）

各論

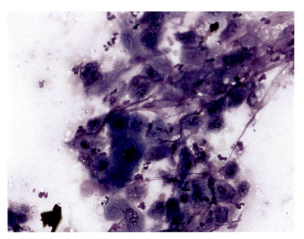

図14　扁平上皮癌①
細胞質が青色を呈する多角形の扁平上皮様の異型細胞が集塊状に塗抹される。扁平上皮は角化が進むと細胞同士の接着性は弱くなる。イヌ，肺，針生検，ギムザ染色，200倍

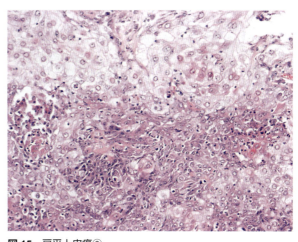

図15　扁平上皮癌②
異型の強い扁平上皮細胞由来悪性腫瘍細胞が塊状に増殖。周囲は広範囲に壊死している。イヌ，肺，コア生検，HE染色，200倍

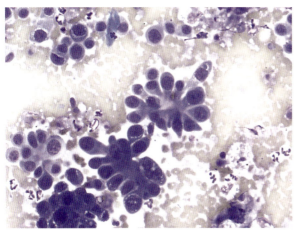

図16　腺癌①
卵円形で大小不同を呈する異型上皮細胞がロゼット様に配列。イヌ，肺，針生検，ギムザ染色，200倍

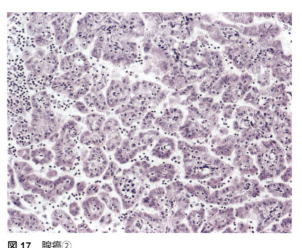

図17　腺癌②
図16の組織像。腫瘍細胞が管腔状あるいは乳頭状構造を呈しつつ増殖する。イヌ，肺腫瘍，HE染色，150倍

肺原発腫瘍

1. 上皮性腫瘍

肺原発上皮性腫瘍は組織学的に良性腫瘍として乳頭腫および腺腫，悪性腫瘍として気管支腺癌，扁平上皮癌，腺癌，腺扁平上皮癌，小細胞癌，大細胞癌，神経内分泌腫瘍，肺芽腫，複合癌に分類される[12]。ただし，細胞学的に明確に区別されうるのは扁平上皮癌（図14，15）であり，そのほかは上皮性悪性腫瘍として診断される（図16〜19）。腫瘍細胞に粘液産生が認められることがあり（図20），腺癌あるいは気管支腺癌の可能性が高くなるが，塗抹標本で粘液産生が確認されないからといって，これらを否定することはできない。上記分類をもとにした確定診断は組織学的検査にゆだねられる。

肺腫瘍は臨床症状を呈した時点で，かなり大型化していることが多く，特に上皮性悪性腫瘍では腫瘍中心部が広範囲に壊死している場合も少なくない。壊死成分を背景に少数の腫瘍細胞が散在していたり，好中球などの炎症細胞浸潤が強いこともある。コア生検時に採取された組織片をスライドグラスにスタンプし，評価できる細胞があるかを確認することは重要である。

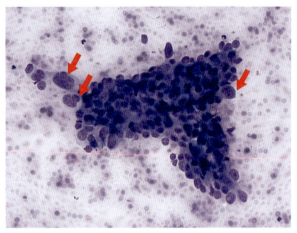

図 18　悪性上皮性腫瘍①
異型細胞の集塊がみられる。核小体は明瞭で複数個存在し，多核巨核細胞もみられる(矢印)。イヌ，肺，針生検，ギムザ染色，100倍

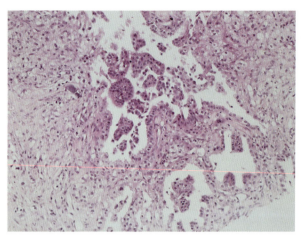

図 19　悪性上皮性腫瘍②
図18のコア生検。組織学的検査では気管支肺胞上皮癌と診断された。HE染色，50倍

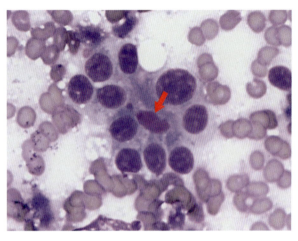

図 20　粘液産生がある腺癌
卵円形で大小不同を呈する異型上皮細胞がロゼット様に配列。中心部には赤紫色の粘液が貯留している(矢印)。イヌ，肺，針生検，ギムザ染色，400倍

2. 非上皮性腫瘍

　様々な非上皮性腫瘍が報告されている。組織球性肉腫はイヌでみられる組織球由来(正確には骨髄起源樹状細胞由来)の，きわめて進行性の悪性腫瘍である[13]。肺に原発するものもあるが，全身性あるいは内臓原発が転移するものもある。肺から他部位への転移も考えられ，発見時には全身で腫瘍がみられ，どこが原発か不明な場合も多い。細胞学的には細胞質が豊富で，核の多形性の強い，非常に異型性の高い独立円形細胞であり，小空胞が細胞質内にみられる。核の大小不同が顕著な多核巨細胞なども散見される(図21，22)。好発犬種としてバーニーズ・マウンテン・ドッグがよく知られているが，ウェルシュ・コーギーも肺に組織球性肉腫が頻発する[14]。

　血管肉腫は肺原発のものもみられるが，転移性のものも多い。細胞形態は大型の紡錘形細胞で，通常の間葉系細胞に比較して核が大きく，細胞質も広い。細胞同士で接着性もみられることがある。細胞学的悪性度は高い(図23)。

　そのほかに様々な肉腫が発生するが，他臓器と同様に確定診断にはコア生検などが必要である。

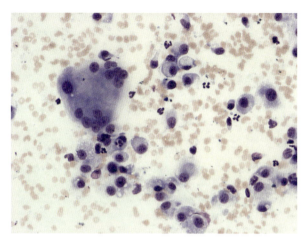

図 21　悪性独立円形細胞腫瘍①
互いに接着性に乏しい異型独立円形細胞がみられ，細胞質内には小空胞を容れる．2〜3個の核を有する巨細胞も散見される．イヌ，肺，針生検，ギムザ染色，150倍

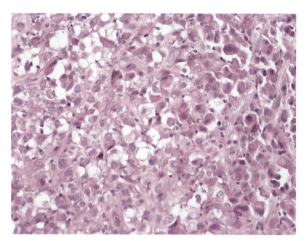

図 22　悪性独立円形細胞腫瘍②
図21のコア生検．組織球性肉腫と診断された．
HE染色，200倍

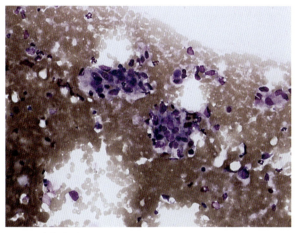

図 23　血管肉腫
間葉系細胞にしては大型の長円形核で，細胞質も広い．細胞同士でゆるい接着性もみられる．細胞学的悪性度は高い．イヌ，肺，針生検，ギムザ染色，150倍

転移性肺腫瘍

乳腺腺癌などの腺癌が肺転移した場合，細胞学的に肺原発腺癌との鑑別は非常に困難である．他部位の腫瘍の存在，既往歴をもとに判断するしかない．

まとめ

TTWおよびBALは，肺や気管支，より正確には気管支腔内や肺胞腔内の異常を知ることが可能である．特に，肺胞や気管支腔内へ細胞が浸潤し，肺の広い領域に起こる病変に対して非常に有効である．一方，胸腔内の結節性病変に対しては針生検が有効であり，通常はCTなどの画像ガイド下で行う．結節性病変といっても，必ずしも腫瘍というわけではないので，術前に針生検を行って病変の性状を把握することは重要である．

■参考文献

1) 吉田恭子，森　崇，山田雅人ほか．コンピューター断層撮影ガイド下肺針生検を行った犬と猫の14例．日獣会誌．2007，60：211-215．
2) Vignoli M, Ohlerth S, Rossi F, et al. Computed tomography-guided fine-needle aspiration and tissue-core biopsy of bone lesions in small animals. *Vet Radiol Ultrasound*. 45: 125-130, 2004.
3) Hawkins EC, Berry CR. Use of a modified stomach tube for bronchoalveolar lavage in dogs. *J Am Vet Med Assoc*. 215: 1635-1639, 1620, 1999.
4) Hawkins EC, Rogala AR, Large EE, et al. Cellular composition of bronchial brushings obtained from healthy dogs and dogs with chronic cough and cytologic composition of bronchoalveolar lavage fluid obtained from dogs with chronic cough. *Am J Vet Res*. 67: 160-167, 2006.
5) Cooper ES, Schober KE, Drost WT. Severe bronchoconstriction after bronchoalveolar lavage in a dog with eosinophilic airway disease. *J Am Vet Med Assoc*. 227: 1257-1262, 1250, 2005.
6) Hawkins EC．気管洗浄．スモールアニマル・インターナルメディスン，第3版．長谷川篤彦，辻本　元監訳．インターズー．2005．pp273-276．
7) English K, Cowell RL, Tyler RD, et al. Trans-tracheal / Bronchoalveolar washes. In: Diagnostic cytology and hematology of the dog and cat, 3rd ed. Cowell RL, Tyler RD, Meinkoth JH, Eds. Mosby, MO. 2008. pp256-274.
8) Burkhard MJ, Valenciano A, Barger A. Respiratory Tract. In: A color atlas and interpretation guide canine and feline cytology, 2nd ed. Raskin RE, Meyer DJ, Eds. Elsevier, PA. 2010. pp123-170.
9) 小形岳三郎．呼吸器の細胞診．病理技術マニュアル6 細胞診とその技術．日本病理学会編．医歯薬出版．1981．pp141-187．
10) McCarthy GM, Quinn PJ. Bronchoalveolar lavage in the cat: cytological findings. *Can J Vet Res*. 53: 259-263, 1989.
11) Baker R, Lumsden JH. The Respiratory Tract-Nasal, Bronchial and Tracheal Wash, and Lung. In: Color atlas of cytology of the dog and cat. Baker R, Lumsden JH, Eds. Mosby, MO. 2000. pp131-158.
12) Dungworth DL, Hauser B, Wilson DW, et al. Histological classification of tumors of the respiratory system of domestic animals. AFIP, Washington, DC. 1999.
13) Affolter VK, Moore PF. Localized and disseminated histiocytic sarcoma of dendritic cell origin in dogs. *Vet Pathol*. 39: 74-83, 2002.
14) 塩川友里菜，森　崇，星野有希ほか．岐阜大学における組織球肉腫好発犬種の動向について．日獣会誌．66：321-324，2013．

各論

第19章

腎臓・生殖器

はじめに

本章では腎臓と生殖器について解説する。腎臓に対する細胞診を検討するのは，一般的に，血液生化学検査において腎機能異常がみいだされ，さらに超音波検査やX線検査などの画像上で，形態学的異常がみられたときである。腎臓の異常は，機能異常に反映する糸球体や尿細管などの構造的な変化によるものが多いので，細胞診による判断は難しい場合が多いが，腫瘍による腎臓の腫大などは比較的診断しやすい。腎臓は腹腔内でも深部に位置し，さらに血流が豊富な臓器なので経験の少ない獣医師にとっては躊躇してしまうところだが，適切な条件，手技で行えば比較的安全に行うことが可能である。

去勢・避妊の普及により，精巣や卵巣の疾患はあまり多くはないものの，未去勢または高齢の未避妊の動物では，腫瘍性疾患はよく遭遇する疾患である。また，これら生殖器の腫瘍は腹腔内の腫瘍として認識されることも少なくなく，ほかの臓器由来腫瘍との鑑別など，細胞診は重要な情報を与える。本章では，腎臓の採材法と，腎臓と生殖器の細胞診について腫瘍を中心に解説する。

腎臓の採材

腎臓の針生検は，肝臓と並んで合併症の報告が多い臓器である。しかし，生検から得られる情報量が多いことを考慮すれば，躊躇すべきではない。生検前には，一般身体検査，CBC，血液生化学検査，凝固系検査，超音波検査などを行う。

最も多い合併症は腎周囲への出血であり，数％〜10％前後の発生が報告されている[1~3]。そのほかの合併症としては，血尿や水腎症がある。しかし，これらの報告はコア生検によるものであり，細い針で行う細胞診の場合は，さらにその率は低いと考えられる。高血圧，血清クレアチニンの上昇（5 mg/dL 以上），血小板数の減少（80,000/μL 以下），APTT，PT の正常値の1.5倍以上の延長，検査前5日以内の非ステロイド系抗炎症剤の投与は，出血の危険性を増加させるので，注意が必要である[4]。また，大きな腎囊胞や多発性の腎囊胞が存在する場合は，感染が起こってしまった場合に治療が困難であることや，囊胞の内容物に診断価値がほとんどないことから，針生検が推奨されていない。腎臓の生検時は，合併症の危険性を低下させるうえでも，全身麻酔あるいは鎮静が必要である。針生検は，原則的には合併症の発生率を低下させるため，髄質を避け，皮質に穿刺するようにする。

ネコでは，触診のみで盲目的に穿刺することも可能である。イヌでは解剖学的に触診が困難なため，通常は超音波ガイドが必要である。可能であれば指で穿刺部位の圧迫止血を試みる。

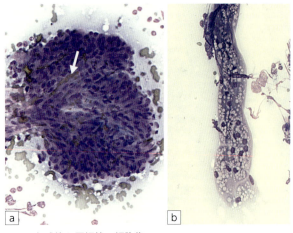

図1　糸球体と尿細管の細胞像
a：糸球体。紡錘形の細胞の塊として塗抹される。矢印で示す毛細血管内の赤血球が観察できる。ネコ，ヘマカラー染色，100倍
b：尿細管。尿細管が壊れずに採取されると，このようなリボン状の細胞塊として観察される。構造内には卵円形の尿細管の核が散見される。細胞境界は分かりにくい。ネコの尿細管の細胞質内に空胞が多数みられるのは正常な所見である。ネコ，ギムザ染色，100倍

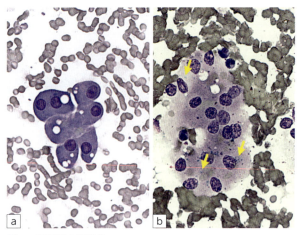

図2　尿細管の細胞像
a：尿細管上皮の集塊。細胞質内には空胞（脂肪滴）がみられる。加齢とともにこの空胞は増加する。ネコ，ヘマカラー染色，200倍
b：遠位尿細管遠位曲部あるいはヘンレのわなの太い部分の上皮細胞。灰青色の顆粒が細胞質内に認められる（矢印）。イヌ，ヘマカラー染色，200倍

腎臓の正常構造と細胞像

　腎臓は体内の老廃物を排泄するとともに，水分，電解質などの調節にかかわり，生体の恒常性に関与する器官である[5]。そのほかには血圧の調整や，赤血球産生にかかわるエリスロポイエチンの分泌も行う[5]。構造的には血液の濾過を行う糸球体，その濾液を流しながら必要な成分の再吸収や物質の分泌を行う尿細管，最後に尿を尿管へ導く腎盂の大きく3つに分かれる。

　腎臓は血管が豊富な臓器であるため，針生検を行うと多量の血液が採取される。この血液を背景として，腎臓実質細胞が少数塗抹される状態が，通常観察される腎臓の細胞像である。糸球体は非常に複雑な構造であり，針生検によって糸球体を構成している個々の細胞が個別に採取されることはほとんどなく糸球体がそのまま採取される（図1a）。尿細管は近位尿細管，遠位尿細管などに組織学的に細分されるが，細胞学的には区別できない[6]。尿細管自体が無傷で採取されると，円形核が規則的に配列したリボン状の細胞塊として塗抹されるが（図1b），多くの場合，尿細管は壊れ，個々の尿細管上皮細胞が解離して塗抹される。これらの細胞は円形〜四角形の広い細胞質と円形核を有し，数個の細胞がゆるく接着することもある（図2）。ネコでは，正常な尿細管上皮細胞でも細胞質に明瞭な小空胞を様々な量で容れている。イヌでは，このような状態は異常である。灰青色の顆粒が細胞質内に認められる上皮細胞は，遠位尿細管遠位曲部およびヘンレのわなの太い部分の上皮細胞とされている[7]（図2b）。

細胞診の解釈における注意点

　腎臓の細胞診の対象は，腎臓の腫大と腫瘤である。腎臓の萎縮の原因の多くは線維化が進んだ硬化性病変であるので，細胞診では有用な情報はほとんど得られない。超音波検査において，エコー源性が上昇している病変は，線維化，梗塞巣，石灰沈着などであることが多く，針生検にて細胞が得られないが，逆にエコー源性が減少している場合は何らかの細胞浸潤が予想され，針生検で細胞が多数採取できる可能性が高い[6]。

腎臓の非腫瘍性病変

　細胞浸潤が高度な炎症性病変は，その浸潤細胞を塗抹で区別する。細菌や真菌などが存在すれば，それらが原因となる。嚢胞性病変では，ほかの臓器と同様に嚢胞内容液しか得られないことが多いので，その判断

には注意が必要である。

細胞学的に糸球体疾患を診断するのは不可能である。前記のように糸球体はそのまま採取，塗抹されるため細胞が多数重なり，内部構造の観察ができないからである。また，針生検で採取される数も少なく，それら少数のものから判断するのは非常に困難である。糸球体病変が想定される場合は，確定診断にはコア生検による組織学的検査が必要である。

腎臓の腫瘍

1. 腎腺癌

腎臓の尿細管由来の腫瘍である。外向性の増殖により，腎臓から突出した腫瘍として観察されることが多い（図3）。組織学的には構造をもとに乳頭状，管状，充実状に区別され，また細胞形態をもとに淡明細胞性，好酸細胞性，嫌色素細胞性に区別される（図4）。腫瘍随伴症候群として多血症が観察されることがあり，PCVが70％程度まで上昇するが，これは腫瘍細胞のエリスロポイエチンあるいはエリスロポイエチン様ペプチドの産生に起因するとされる[8]。

細胞学的には，異型細胞が集塊状あるいはシート状に出現する悪性上皮性腫瘍の像を示す（図5）。腎腺癌に特異的な細胞像はないので，他部位と同様に転移性のものではないことを明らかにする必要がある。

2. 腎芽腫

腎芽腫は腎臓発生時に存在する腎芽組織に由来する腫瘍であり，若齢期に発生する小児癌のひとつである。肉眼的には，腎臓実質を腫瘍が置換するように増殖し，発見時には正常な腎組織が残存していないことも多い（図6）。組織学的には，原始糸球体様構造や尿細管を模倣した管腔構造などが様々な程度で形成される（図7a）。さらにこれらの構造の間を埋めるように，核が濃染する小型の芽細胞からなる腎芽細胞様腫瘍細胞が増殖する。細胞診では，原始糸球体構造や管腔構造は明瞭でなく，腎芽細胞がゆるく接着しながら塊状に採取される。分裂像も散見される（図7b）。

3. 腎リンパ腫

ネコでみられる。通常，腎機能低下，腎臓の両側性腫大により発見される。針生検による細胞像は，ほかの臓器のリンパ腫と同様で，実質細胞のほかに大型リンパ球が多数採取される（図8）。そのほかに，壊死した細胞を貪食するマクロファージも混在する。小型リンパ球を主体とした高分化型のリンパ腫はまれであるが，細胞学的にリンパ球性炎症との鑑別は困難である。したがって，確定診断には組織学的検査を要する。

そのほかの腫瘍

そのほか，肉腫，転移性腫瘍などがみられる。これらの細胞学的特徴は，それぞれ由来する細胞による。

精巣の正常構造

精巣は精細管とそれらを束ねる間質からなる。精細管内には，配偶子である精母細胞から精子に至る精細胞系細胞と，これらの細胞を機械的に支持し栄養供給を行うセルトリー細胞が存在する[9]。精細管の間の間質にはライディッヒ細胞という細胞が存在し，テストステロンを分泌する[9]（図9）。精巣組織は緻密な線維性被膜である白膜で覆われる。正常な精巣を塗抹すると，精子などの様々な成熟過程の精細胞系細胞が塗抹される（図10）。

精巣の腫瘍

精巣の腫瘍は，高齢の雄イヌで頻発する。精巣の主な3種類の構成細胞から腫瘍が発生し，それぞれ，精細胞系からは精上皮腫（精細胞腫，セミノーマ），セルトリー細胞からはセルトリー細胞腫，ライディッヒ細胞（間細胞）からはライディッヒ細胞腫が発生する。精巣が陰嚢内で腫大している場合は，あまり針生検の対象とならないが，精巣が陰茎側方の鼠径部（図11）や，腹腔内に停留している場合は，精巣腫瘍としてではなく，それぞれ皮下腫瘤，腹腔内腫瘤として認識されることも多い。特に腹腔内腫瘤では，去勢の有無あるいは停留精巣の有無が重要な判断材料となる。

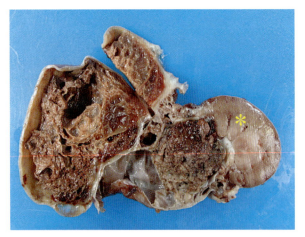

図3　腎腺癌の肉眼像
＊は残存する正常な腎臓。腫瘍は腎臓から外向性に突出する。内部には壊死もみられる。イヌ

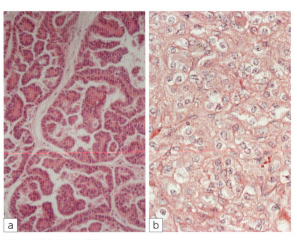

図4　腎腺癌の組織像
a：乳頭状腎腺癌。イヌ，HE染色，100倍
b：充実性腎腺癌。ネコ，HE染色，150倍

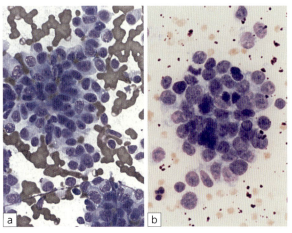

図5　腎腺癌の細胞像
a：類円形核と好塩基性の中等量の細胞質を有する腫瘍細胞がシート状に塗抹される。イヌ，腎腫瘤，ヘマカラー染色，200倍
b：細胞質は乏しく，卵円形核の上皮細胞塊が塗抹される。腫瘍細胞は明瞭な核小体を有する。背景の赤紫色顆粒は超音波ジェルである。ネコ，腎腫瘤，ギムザ染色，300倍

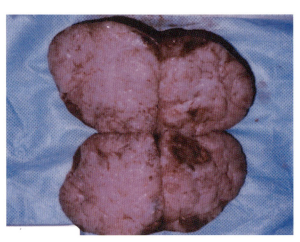

図6　腎芽腫の肉眼像
腎臓は巨大化し，腎実質がほとんどみられず，白色の腫瘍に置換されている。イヌ，8カ月齢

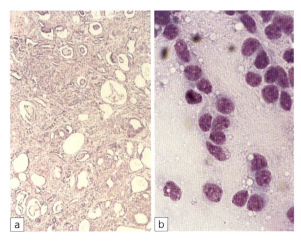

図7　腎芽腫の組織像と細胞像
a：図6の組織像。未熟な管腔状構造が多数みられる。イヌ，HE染色，100倍
b：図6の細胞像。小型ではあるが明瞭な核小体を複数容れた卵円形核と，少量の細胞質を有する腫瘍細胞がゆるく接着しつつ塗抹される。背景には粘液がみられる。イヌ，ヘマカラー染色，300倍

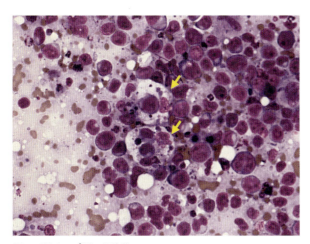

図8 腎リンパ腫の細胞像
多数の大型リンパ球が塗抹される。破砕物を貪食したマクロファージも認められる（矢印）。イヌ，ヘマカラー染色，300倍

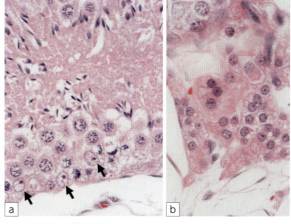

図9 精巣の正常構造
a：矢印はセルトリー細胞。精細胞系の細胞は精細管の中心部に向かって，精子へと形態変化していく
b：ライディッヒ細胞。精細管の間に集塊状に認められる。細胞質は好酸性が強い。イヌ，HE染色，300倍

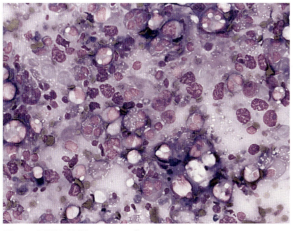

図10 正常な精巣のスタンプ
塗抹される細胞は，精子形成の様々な過程にある細胞。イヌ，ヘマカラー染色，300倍

1. 精上皮腫

　精上皮腫は生殖細胞である精細胞の腫瘍化によるものである。肉眼的に，割面では精巣の固有構造を置換するように，均質な腫瘍組織が充満することが多い（図11）。由来する細胞がもともと幼若で，未分化な細胞であるので，その腫瘍化した細胞の形態も幼若な細胞である（図12）。つまり，核染色質は粗造で，核小体も明瞭なものが複数あり，核／細胞質比（N/C比）も様々で，分裂像も多数存在するなど，悪性腫瘍細胞と共通する形態的特徴を有する（図13）。

　したがって，腹腔内腫瘤として発見された場合，それが精巣に由来しているものかどうかによって，腫瘍の悪性度の判断が異なってくる。精巣腫瘍でない場合は，非常に悪性度の高い腹腔内腫瘍となるので，その判定には注意が必要となる。

2. セルトリー細胞腫

　精細管内のセルトリー細胞に由来するセルトリー細胞腫は，精上皮腫に次いで高い頻度でみられる精巣腫瘍である。肉眼的には，精巣がいびつな形になることが多い（図14）。腫瘍細胞にエストロジェン産生能がみられる場合がある。このような機能性腫瘍の場合，エストロジェン過剰症となり，雌性化，脱毛，対側精巣の萎縮，骨髄抑制などが認められることがある[10]。細胞像は，紡錘形～多角形の細胞が小集塊状に採取される。細胞質には様々な量の比較的大きさの整った小空胞が存在する。多くの例で異型性は低い（図15）。形態とエストロジェン産生の関連性は判断できない。

3. ライディッヒ細胞腫

　ライディッヒ細胞腫は精細管の間にあるライディッヒ細胞に由来する腫瘍である。精巣内に結節性に増殖し，肉眼的にはやや褐色を呈したり，囊胞化して内部に液体を満たすものも多い（図16）。悪性のものはイヌやネコでは報告されていない。組織学的には好酸性で広い細胞質を有する腫瘍細胞が増殖するが（図16），細

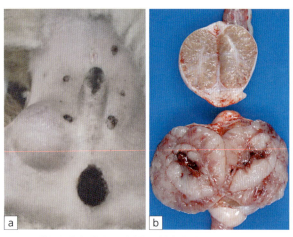

図11　鼠径部停留精巣の腫瘍化と精上皮腫
a：陰茎右側に腫瘤がみられる。イヌ，10歳
b：上が正常な精巣。割面で精巣固有構造が確認される。下が反対側の腫瘍化した精巣割面。精巣固有構造は存在せず，乳白色の腫瘍塊で置換される。中心部では出血もみられる

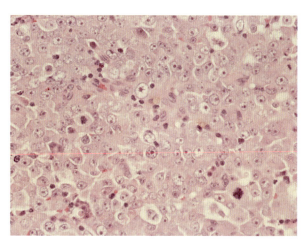

図12　精上皮腫の組織像
核小体明瞭で，核の大小不同も著明であり，分裂像も多数認められる。一見すると悪性度の高い腫瘍であるが，臨床的な悪性度は低い。イヌ，HE染色，300倍

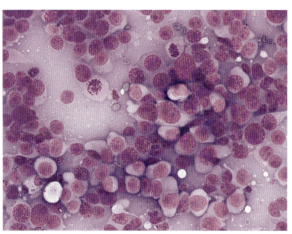

図13　精上皮腫の細胞像
組織像と同様に，核小体明瞭で，核の大小不同も認められ，分裂像も存在する。独立円形細胞であるが，リンパ腫などに比較して，細胞が数倍大きい。イヌ，ギムザ染色，300倍

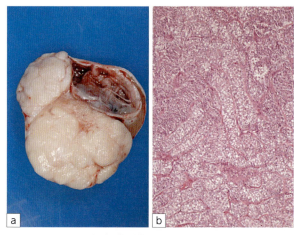

図14　セルトリー細胞腫の割面と組織像
a：割面で白色充実性腫瘍が認められる
b：組織学的には，細胞質の淡明な腫瘍細胞が柵状に配列しつつ増殖している。イヌ，HE染色，100倍

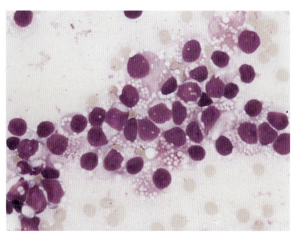

図15　セルトリー細胞腫の細胞像
細胞質に小空胞を多数容れた腫瘍細胞がゆるく接着しつつ，集塊をなしている。イヌ，ギムザ染色，300倍

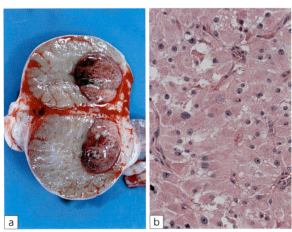

図16　ライディッヒ細胞腫の割面と組織像
　　a：精巣内に出血を伴う褐色の腫瘍が存在する。このような増殖をするため，外見的には腫瘍の存在が不明瞭なことも多い
　　b：強好酸性，豊富で，多角形の細胞質を有する腫瘍細胞が敷石状に増殖する。核の大小不同を認めるが，分裂像はほとんど観察されない。イヌ，HE染色，300倍

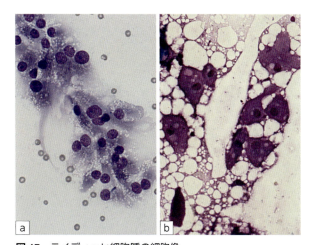

図17　ライディッヒ細胞腫の細胞像
　　a, bともに，青みが強く，広い細胞質を有す細胞が集塊状あるいは孤在性に認められる。細胞質には小空胞がみられる。ともにイヌ，ヘマカラー染色，300倍

胞診では，細胞質は好塩基性で，セルトリー細胞腫と同様に細胞内に小空胞を多数容れる（図17）。核の大小不同がみられることがあるが，N/C比は小さく，悪性基準を満たさない。

卵巣，子宮および膣の正常構造

卵巣は配偶子である卵細胞と，それらを保持する性索・間質細胞からなる。卵細胞は周囲の性索・間質細胞とともに卵胞を形成し，一次卵胞および二次卵胞を経て，グラーフ卵胞へと成熟する[11]。グラーフ卵胞は，成熟した卵細胞の周囲を覆う顆粒膜細胞，そのさらに外層の莢膜からなる。排卵後は，顆粒膜細胞は黄体細胞に変化し，黄体が形成される。妊娠が成立すれば，妊娠黄体としてさらに腫大し，妊娠しなければ白体に変化する。卵巣の表面は表層上皮という卵巣表面を覆う腹膜から連続する単層扁平～立方上皮が覆う。

子宮は子宮内膜と平滑筋からなる筋層が主な構成要素である。子宮内膜は性周期に依存して，形態学的に非常に変化する。膣では粘膜上皮が重層扁平上皮に変化する。

卵巣では，精巣と同様に生殖細胞に由来する腫瘍，性索・間質細胞に由来する腫瘍が発生するが，加えて表層上皮に由来する腫瘍が，腺腫あるいは腺癌として認められ，これらは比較的多い腫瘍である。卵巣腫瘍は，腹腔内精巣腫瘍と同様に腹腔内腫瘍として認識される。したがって，避妊手術の有無もひとつの判断材料となる。

卵巣，子宮および膣の腫瘍

1. 卵巣の腫瘍

精上皮腫に相当する，卵細胞由来の腫瘍は未分化胚細胞腫とよばれる。細胞像は，精上皮腫のそれとまったく同じである（図18）。性索・間質細胞に由来する腫瘍として，顆粒膜細胞腫（図19）あるいは莢膜細胞腫，黄体腫などの腫瘍がみられる。セルトリー細胞腫に類似し，細胞質に形の整った小型空胞が多数含まれる。細胞の形は，顆粒膜細胞腫では上皮様で集塊をなすが（図20），莢膜細胞腫では，紡錘形を呈する。表層上皮由来の腺腫，腺癌はその名前のとおり，上皮由来の細胞像を示す（図21）。ただし，形態的に卵巣の表層上皮由来と確定できる特徴はなく（図22），さらに顆粒膜細胞腫との鑑別が困難な例も多い。

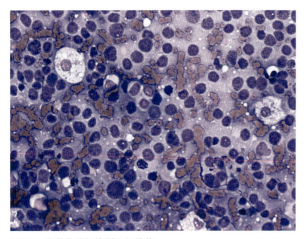

図18 未分化胚細胞腫の細胞像
精上皮腫と同様に幼若な細胞が多数塗抹される。イヌ, ヘマカラー染色, 300倍

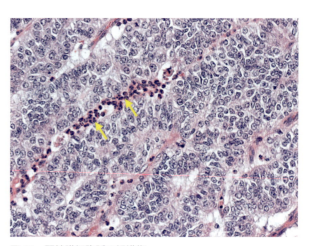

図19 顆粒膜細胞腫の組織像
腫瘍細胞は柵状に増殖。矢印で示す好酸球の浸潤が多い。イヌ, HE染色, 300倍

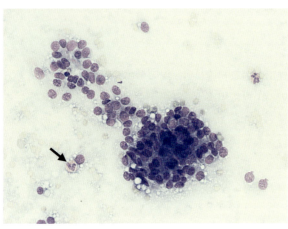

図20 顆粒膜細胞腫の細胞像
図19の細胞像。卵円形の核と, 淡明で少数の空胞を有する腫瘍細胞が集塊状に塗抹される。矢印のように, 好酸球が混じる場合も多い。イヌ, ヘマカラー染色, 150倍

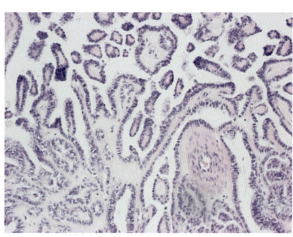

図21 腺癌の組織像
腫瘍細胞が乳頭状, 管腔状に増殖。イヌ, HE染色, 100倍

2. 子宮・膣の腫瘍

　子宮あるいは膣壁に頻発する腫瘍の代表的なものは, 平滑筋由来あるいは線維細胞由来腫瘍である(**図23**)。ほとんどが良性である。これらの腫瘍は, 非常に硬く, 細胞診では細胞がほとんど得られないことが多い。また, 得られる細胞も裸核の場合が多い。ただし, これらの細胞の核形態が, 細長く, 両端が切り詰まった葉巻型の場合, 平滑筋由来と考えられる(**図24**)。

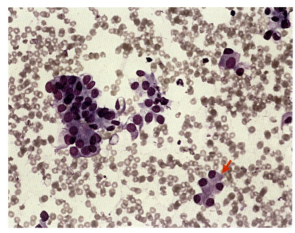

図22 腺癌の細胞像
上皮様腫瘍細胞が密に接着して集塊状に塗抹される。矢印で示すような腺を示唆する構造もみられる。イヌ, ヘマカラー染色, 200倍

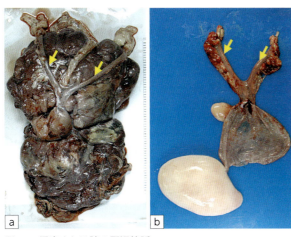

図23 子宮または膣の平滑筋腫
a：腹部を占拠するほど巨大化した平滑筋腫瘍。矢印は子宮角
b：膣部に発生した平滑筋腫瘍。矢印は子宮角
ともにイヌ

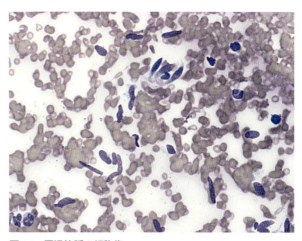

図24 平滑筋腫の細胞像
採取される細胞は少なく，裸核化しやすい。核は両端が切れた，いわゆる"葉巻型"の核。イヌ，ヘマカラー染色，200倍

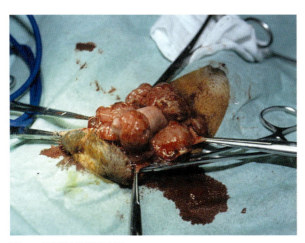

図25 可移植性性器肉腫
包皮内側および陰茎に多数のカリフラワー状の腫瘤がみられる

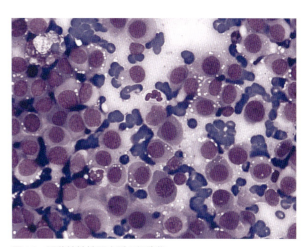

図26 可移植性性器肉腫の細胞像
図25の針生検。独立円形細胞腫瘍で，細胞質内にパンチで抜いたような明瞭な空胞が多数みられる。イヌ，ギムザ染色，400倍

イヌの可移植性性器肉腫

交尾によって伝播される特殊な腫瘍で，近年，日本では非常にまれになっている（図25）。細胞学的には，独立円形細胞に分類され，細胞質内にパンチで抜いたような辺縁明瞭な空胞が複数存在する（図26）。分裂像も散見されることがある。細胞学的形態と，発生部位および飼育環境から確定診断が容易である。抗がん剤（ビンクリスチン）投与が第一選択である[12]。

まとめ

腎臓に対する針生検は，腫大した腎臓や腎腫瘤に行う。萎縮腎に適用しても得られる情報は少ない。腎臓腫瘍の細胞診断は比較的容易である。

生殖器腫瘍は，腹腔内腫瘤として認識されることも多い。ほかの臓器の腫瘍と鑑別するためには，腫瘤の位置，去勢・避妊の有無なども考慮すべきである。

■参考文献

1) Jeraj K, Osborne CA, Stevens JB. Evaluation of renal biopsy in 197 dogs and cats. *J Am Vet Med Assoc*. 181: 367-369, 1982.
2) Osborne CA. Clinical evaluation of needle biopsy of the kidney and its complications in the dog and cat. *J Am Vet Med Assoc*. 158: 1213-1228, 1971.
3) Vaden SL, Levine JF, Lees GE, et al. Renal biopsy: a retrospective study of methods and complications in 283 dogs and 65 cats. *J Vet Intern Med*. 19: 794-801, 2005.
4) Vaden SL. Renal biopsy of dogs and cats. *Clin Tech Small Anim Pract*. 20: 11-22, 2005.
5) 有嶋和義,岡田利也.泌尿器.獣医組織学,第6版.日本獣医解剖学会編.学窓社.2014,pp181-194.
6) Borjesson DL. Renal cytology. In: The veterinary clinics of North America. Cowell RL, Ed. W.B. Saunders, PA. 2002, pp120-134.
7) Ewing PJ, Meinkoth JH, Cowell RL, et al. The kidney. In: Diagnositic cytology and hematology of the dog and cat, 3rd ed. Cowell RL, Tyler RD, Meinkoth JH, Eds. Mosby, MO. 2008, pp339-349.
8) Meuton JD. Tumors of the urinary system. In: Tumors in domestic animals, 4th ed. Meuten DJ Ed. Iowa State Press, Ames, IA. 2002, pp509-546.
9) 九郎丸正道,本道栄一,那須哲夫ほか.雄の生殖器,獣医組織学,第6版.日本獣医解剖学会編.学窓社.2014,pp195-208.
10) Fan TM, de Lorimier L-P. Tumors of the male reproductive system. In: Withrow and MacEwen's small animal clinical oncology, 5th ed. Withrow SJ, Page R, Vail DM, Eds. 2012, pp557-571.
11) 真鍋 昇,木村順平.雌の生殖器.獣医組織学,第6版.日本獣医解剖学会編.学窓社.2014,pp209-220.
12) de Lorimier L-P, Fan TM. Canine transmissible venereal tumor. In: Withrow and MacEwen's small animal clinical oncology, 5th ed. Withrow SJ, Page R, Vail DM, Eds. 2012, pp692-695.

第20章
尿・膀胱および前立腺

はじめに

　尿は容易に採取することができることから，臨床の現場において，日常的に様々な検査が行われている。尿は膀胱に貯留し，尿道を通過して排泄されるため，尿から得られた細胞は膀胱や尿道の病変を反映している。また，雄では尿道基部に前立腺が位置することから，前立腺の病変を反映する細胞が得られることもある。したがって，尿の細胞学的検査を行うことで尿路系病変や前立腺病変を診断するために重要な情報を得ることができる。例えば，膀胱の病変として多くみられる膀胱炎と膀胱腫瘍の鑑別は臨床症状だけでは困難で，細胞学的検査は両者を鑑別するために有用である。ただし，長時間尿中を浮遊していた細胞や炎症を伴った病変から得られた細胞は変性していることが多く，診断を困難にする。また，尿路系細胞と前立腺由来の細胞が混合して採取されることもあり，炎症部位を特定することが困難な場合もある。

　前立腺疾患は中年期の未去勢の雄イヌに多く，過形成，嚢胞，炎症，原発腫瘍，扁平上皮化生がみられる。前立腺病変の組織学的診断は組織構造と細胞の形態的特徴を評価できることから，診断のゴールドスタンダードとなっている[1]。しかしながら，細胞学的検査は非侵襲的で，かつ詳細な細胞形態や細菌などの病因因子を調べることができることから，ときに組織学的検査より有用な検査となる。

正常組織と構成細胞

1. 膀胱

　膀胱は，腎臓でつくられた尿を一時的に貯留しておく，伸縮性に富んだ筋膜性嚢状の器官で，その大きさ，位置，壁の厚さは中に貯留した尿の量によって著しく変化する[2]。膀胱の構造は粘膜，筋層，漿膜（または外膜）の3層からなる。粘膜の上皮細胞は数層の移行上皮細胞で構成され，内腔側から表在層，中間層，基底層とよばれる[3]（図1）。移行上皮細胞は膀胱の拡張および収縮によって上皮の形態を大きく変化させる。収縮時の上皮層は厚く，拡張するとそれぞれの細胞が扁平となって2～3層の上皮細胞になる。表層の細胞は被蓋細胞とよばれる大型の細胞で，しばしば二核である。固有層には腺様の上皮細胞塊が認められるが，ヒトで膀胱三角腺とよばれるような明らかな腺はみられない[2,4]。筋層は排尿筋といわれる平滑筋からなり，完全な層構造を示さず，複雑に交叉する筋束の集まりとして認められる。筋層の外側には，漿膜または外膜がみられる。漿膜は腹膜が反転して膀胱を覆ったもので，膀胱頚部付近から尾側は脂肪を含む疎性結合組織からなる外膜に変わる[2]。

2. 尿道

　尿道は膀胱に貯えられた尿を外部に排出する通路であるとともに，雄では精液の射出管でもある。雄の尿道は骨盤部と海綿体部に区分される[2]。尿道の粘膜上皮は，膀胱に近い部位から移行上皮，偽重層上皮へ

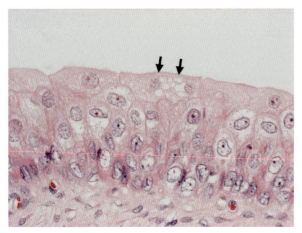

図1　正常な膀胱粘膜
粘膜は数層の移行上皮細胞により構成されているが，いずれの細胞も基底膜に接着しており，偽重層上皮の1種である[3]。矢印は膀胱粘膜最外層に存在する被蓋細胞。イヌ，膀胱，HE染色，200倍

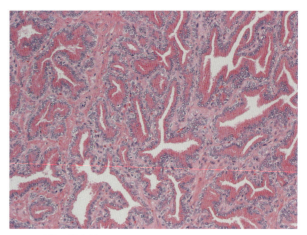

図2　正常な前立腺
単層の立方～円柱状の腺上皮で構成された腺である。
イヌ，前立腺，HE染色，75倍

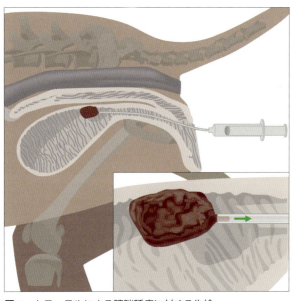

図3　カテーテルによる膀胱腫瘤に対する生検
超音波ガイド下にてカテーテルの先端を腫瘤に押しつけ吸引する。このときカテーテルにて尿量を増減し，膀胱の拡張を調節することで手技が容易になる
（文献20を元に作成）

と，そして外尿道口付近で重層扁平上皮へと変化する[3]。前立腺管の開口部付近には，内皮に裏打ちされた空洞が存在し，海綿層を構成している。筋層は膀胱付近では平滑筋が主体であり，それ以外は横紋筋で構成されている。筋層の周囲は疎線維性結合組織である外膜に囲まれている。

3. 前立腺

前立腺は精子の生存や運動性を助ける働きを持つ分泌液をつくる副生殖腺のひとつである[2,5]。解剖学的には，直腸腹側で膀胱頚の背位に位置し，左右両葉に分かれ，尿道の基部を球状に包囲している。複合管状腺で，表面は結合組織性の前立腺被膜で包まれている。被膜は腺実質に向かって結合組織の小柱を出し，腺実質を多数の小葉に分けている（図2）。前立腺の分泌上皮は単層立方ないし円柱上皮で，細胞質には糖蛋白を含む多くの好酸性分泌顆粒が認められる[3]。

採材法

1. 採尿

泌尿器系，特に膀胱や尿道では移行上皮癌の発生が多く，播種しやすいという特徴があることから，通常は針生検を第一選択とせず，自然排尿による尿中の沈渣，および一般尿検査を行う。腫瘍性疾患であれば，多くの症例で潜血反応と蛋白尿が認められる。尿沈渣による細胞診では，膀胱炎が合併している場合には腫瘍との鑑別が困難になる場合があるため，採材方法を変更するか，抗菌薬による治療を一週間程度行った後に再検査を行うようにする。尿沈渣で診断が困難な場合は，カテーテルによる吸引で細胞を採取するか（図3），内視鏡用の鉗子を用いて採取することも可能であ

各論

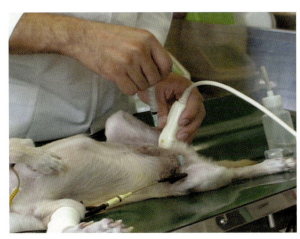

図4 超音波ガイド下での前立腺の針生検
超音波ガイドを用いることで，イヌのサイズを問わず容易に腹側正中から針生検を行うことができる

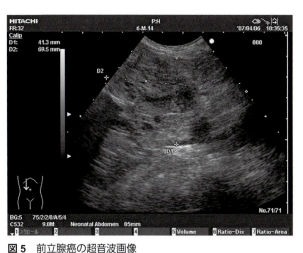

図5 前立腺癌の超音波画像
不均一な内部構造を持つ腫大した前立腺が認められるが，腫瘍か過形成かは画像からは判断できず生検が必要である
（画像提供：岐阜大学　前田貞俊先生）

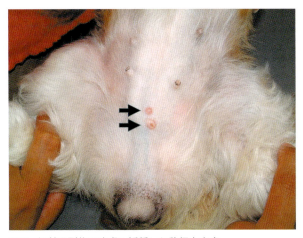

図6 細針吸引後に皮膚に播種した移行上皮癌
肥厚した尿道に対して細針吸引を行ったところ，移行上皮癌と診断されたが，その後，皮膚に丘疹様の小腫瘤が発生し（矢印），同様の腫瘍細胞が確認された

る。また，雌イヌであれば，硬性鏡を用いてもよい。カテーテルや内視鏡用鉗子を用いて採取する場合は，超音波ガイド下で膀胱内の尿量を調節しながら行うことで容易に採取できる。

2. 前立腺の採材

前立腺の異常では，前立腺液を採取する方法と，穿刺する方法がある。直腸に指を挿入して直腸壁を介して前立腺を1分ほどマッサージすることで，あらかじめ尿道に前立腺付近まで挿入しておいたカテーテルで前立腺液を採取することができるが，大型犬では指が届かないことがあることと，診断に十分な細胞が採取できない場合があることが欠点である。前立腺を穿刺するためには直腸からのアプローチ，会陰からのアプローチ，あるいは腹側正中からのアプローチ法があるが，超音波ガイドを利用できるのであれば，腹側正中からが最も容易である（図4）。骨盤腔内に前立腺が存在する場合は，腹側正中アプローチは困難になる場合があるが，何らかの原因で前立腺が腫脹していれば，ほとんどのケースで超音波により容易に描出できる（図5）。

採材時の合併症

尿路系の細胞診で最も問題になるのは，前述したとおり移行上皮癌の播種である[6]（図6）。しかしながら，実際に播種を起こすのは少数であると考えられていることから，尿沈渣やカテーテルによる検査でも診断がつかない場合は，飼い主に十分なインフォームドコンセントをした後に穿刺すべきである。その場合，可能であれば穿刺経路は外科的に摘出可能な部位を選択することが望ましい。

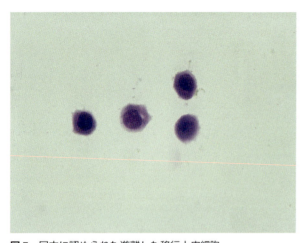

図7 尿中に認められた遊離した移行上皮細胞
円形の核と多角の好塩基性の強い細胞質を有する移行上皮細胞が孤在性に認められる。核は大きくなく、N/C比も小さい。異型性は認められない。イヌ、尿直接塗抹、ヘマカラー染色、150倍

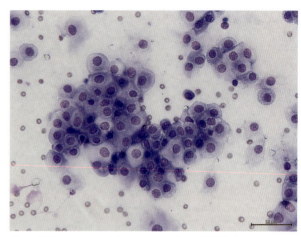

図8 尿カテーテルで採取したサンプルの塗抹標本
細胞質の広い細胞は核がやや大きく、細胞質が少ない細胞は核が小型であり、細胞質と核の大きさが細胞の成熟度と関連している。細胞質の広い移行上皮には空胞状構造が散在する。カテーテル採取尿では、細胞数は多く、細胞塊も多数得られることが多い。イヌ、ヘマカラー染色、200倍

正常な細胞像

1. 尿

　正常な動物から採取した尿には、細胞はほとんど認められず少数の赤血球や白血球などが認められる程度である[7]。採取直後の尿では好中球の変性はみられないが、1時間以上室温で放置された尿では好中球の細胞質は泡沫状を呈し、軽度の核崩壊、核濃縮、核融解がみられる[7]。古くなった移行上皮細胞が自然に脱落し、尿中に浮遊するため、正常な尿においても移行上皮細胞が孤在性にみられる[7]（**図7**）。移行上皮細胞は円形～卵円形で、淡青色あるいは淡赤色の細胞質を持つ[7]。細胞質には空胞が認められ、核は中央に位置し、クロマチンは点状を示す。まれに、二核の細胞が認められ、これは被蓋細胞である。カテーテル法で採取された尿では、カテーテルによって物理的に剥離されるため、観察される移行上皮は増える[7]（**図8**）。自然排尿あるいは圧迫排尿によって採取された尿では、扁平上皮細胞が混入することがある。これらの細胞は外尿道口付近の粘膜を構成する細胞で、特に発情中の雌に多く認められる[8]。扁平上皮細胞は多形で大型の細胞で、円形の核と淡青色の細胞質を持つ。扁平上皮細胞は膀胱穿刺によって採取した尿中には認められない[8]。尿中には前立腺に由来する細胞が認められることもあるが、正常な前立腺上皮細胞は形態から膀胱や尿道の細胞と区別される。

2. 前立腺

　正常な前立腺から得られた細胞は採取法により細胞の数や種類が異なる[9]。針生検によって採取されたサンプルでは、射精、前立腺マッサージ法、尿道洗浄によって採取されたサンプルにくらべ、多くの細胞が観察される[10]。正常な前立腺上皮細胞は小型～中型の均一な大きさや形態を示す細胞で、円形～卵円形の核と粒状、淡青色で円柱状～立方状の細胞質を有する[9]（**図9**）。核は細胞の中央部～辺縁にみられ、細かい斑点状あるいは網状のクロマチンパターンを示す[10]。腺上皮細胞であり、管腔状やロゼット様の細胞塊もしばしば観察される。また、精液サンプルや前立腺マッサージ法を用いて採取したサンプルには、精子や扁平上皮、移行上皮などが混入することがある。

非腫瘍性病変

1. 膀胱炎

　膀胱炎はイヌ、ネコにおける泌尿器疾患の代表的な疾患のひとつで、細菌感染、膀胱結石、膀胱腫瘍などが原因として挙げられる。また、ネコでは特発性膀胱

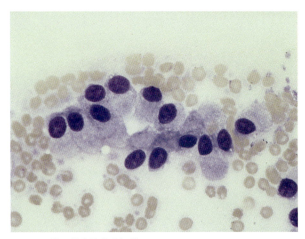

図9　正常な前立腺上皮細胞
偏在する卵円形の核を有する長方形〜二等辺三角形状の細胞質を有する細胞がシート状あるいは柵状に塗抹される。核染色質は均質で，濃染する。イヌ，ギムザ染色，300倍

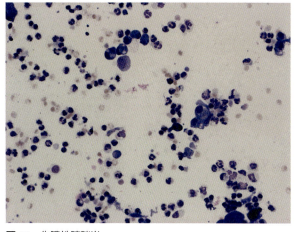

図10　化膿性膀胱炎
赤血球を背景に，多数の好中球が認められる。多数の赤血球は出血を示唆している。イヌ，尿，ヘマカラー染色，100倍

炎が多く認められる[11]。細胞学的には，多数の炎症細胞，特に好中球が認められる[12]（図10）。イヌの膀胱炎の多くは細菌感染を原因とし，細菌や細菌塊が観察される。細菌感染がみられるサンプルでは，好中球は変性し，泡沫状あるいは空胞を有する細胞質を持ち，核融解が認められる[7]。また，細胞質内に細菌を貪食した好中球も散見される（図11）。膨化して丸みを帯びた核を持つ好中球も認められる[8]。これらの細胞は形態的にほかの細胞と区別しにくいが，核におけるわずかな分節や細菌の貪食像が特徴となる。そのほか，マクロファージ，リンパ球，形質細胞も観察されることがある。マクロファージの中には，赤血球，細胞の断片などを貪食しているものも認められる。採尿法によっては尿道出口付近の常在菌が尿中に混入し，標本上に好中球と細菌が混在してしまうことがある[8]。このようなサンプルの場合，好中球の変性や細菌の貪食像は認められない。そのため，好中球の変性や細菌の貪食を確認することは膀胱炎を診断するうえで重要となる。膀胱穿刺材料では，このような細胞のコンタミネーションを防止することができる[8]。細菌性膀胱炎の中には細菌が観察されない症例もあるため，細菌培養を行うことが大切である[7]。

炎症あるいは結晶により粘膜が傷害され，過形成を呈した移行上皮細胞も認められる。これらの細胞は，塊状に塗抹され，細胞質の好塩基性の上昇，軽度の細胞あるいは核の大小不同などの弱い異型性が観察されるが，核／細胞質比（N/C比）の増加はみられず，核小体の明瞭化や増加も伴わない[5,7]（図12）。炎症時には，このような細胞はよく採取される。腫瘍細胞との鑑別が困難なことがあるが，これらの細胞は反応性の細胞であり，炎症あるいは結石などの原因が取り除かれれば，消失する。したがって，もし腫瘍性病変との鑑別が必要な場合は，抗菌薬，抗炎症療法などの処置を行った後に，再検査することが望ましい[7]。

2. 血尿

尿において赤血球が過度に存在するとき，血尿と定義づけられる[13]。その原因は様々で，外傷，炎症，腫瘍性疾患，尿結石症，寄生虫感染，血液凝固障害，腎梗塞，腎盂血腫，血管奇形が挙げられる。また，前立腺，陰茎包皮，膣における炎症，腫瘍性疾患，外傷も血尿を示す。このように，血尿の原因は様々であるため，細胞学的検査により標本上に塗抹される赤血球以外の細胞を評価することで出血の原因を明らかにすることが臨床的に重要である。

正常な尿沈渣においても赤血球が観察されることがある。これは，手による圧迫，カテーテル法および膀胱穿刺による外傷が原因となる[7]。正常な尿沈渣のサンプルでは，400倍視野ひとつ当たり，排尿法で0〜8個，カテーテル法で0〜5個，膀胱穿刺法で0〜3個の

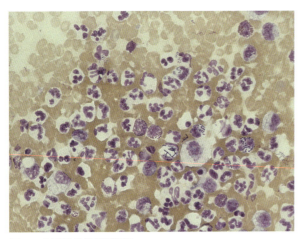

図11 細菌性化膿性膀胱炎
桿菌を貪食した好中球が散見され，マクロファージや好酸球も認められる。イヌ，尿，ヘマカラー染色，200倍

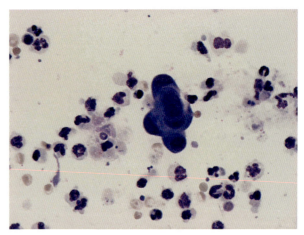

図12 過形成性移行上皮
N/C比がやや増加した移行上皮の小集塊が塗抹される。背景には好中球を主体とした炎症細胞が認められる。イヌ，尿，ヘマカラー染色，200倍

赤血球が認められる[13]。

腫瘍

1. 移行上皮癌

膀胱腫瘍はイヌでは一般的な腫瘍で，イヌの腫瘍の約0.5〜1.0%を占める[14]。特に，膀胱癌はイヌの悪性腫瘍の約2%ほどである[15]。その中で，最もよくみられる移行上皮癌は，膀胱や尿道の上皮細胞に由来するきわめて悪性度の高い腫瘍である。乳頭状あるいは非乳頭状の浸潤性増殖を示し，膀胱三角において多く発生がみられる[14]（図13）。

膀胱内に腫瘤が存在していても，必ずしも腫瘍とは限らず，腫瘍様病変としてポリープ様膀胱炎（好酸球性ポリープ様膀胱炎），ポリープなどが挙げられる。好酸球性ポリープ様膀胱炎は，比較的大きな病変になり，腫瘍との鑑別は難しい。また，腫瘤形成が明確でない移行上皮癌も存在する。超音波検査や肉眼所見では内腔に突出した腫瘤は形成せず，扁平，肥厚した増殖巣を形成する。このような場合，慢性膀胱炎との鑑別が困難になる。したがって，腫瘤の有無にかかわらず，尿塗抹による細胞検査を行うことは重要である。また，腫瘤がある場合，腫瘍構成細胞を採取できる前出のカテーテルによる採取は有効である。

移行上皮癌の場合，塗抹標本では多数の腫瘍細胞が採取されることが多い（図14）。腫瘍細胞は明らかな核の大小不同を示し，大小様々な多形性の核小体を持ち，N/C比も高く，染色性も様々な強度を示す[5,7]（図15）。しばしば分裂像も認められる（図16）が，診断には必ずしも必要ではない[7]。また，未熟な扁平上皮細胞様の細胞が認められることがある[7]。これは腫瘍細胞の扁平上皮化生によるものであるが，膀胱においては扁平上皮癌が発生することもあるため，注意しなければならない。移行上皮癌の多くでは，少数ではあるが，分泌物に由来するピンク色の細胞質内封入体を持つ腫瘍細胞が認められる[5]（図17）。これらが大型化したものは，組織学的に上皮細胞にみられる囊胞状変性した上皮細胞（図18）と同一のものと考えられる[16]。

正常移行上皮は深層部と表層部で細胞形態や大きさが異なったり，過形成性移行上皮にも軽度の異型性がみられる点など，非腫瘍性病変でも様々な細胞形態を示す。そのため，かなり高度な異型性を示さない限り，移行上皮癌と診断することは難しい。正常移行上皮と腫瘍性の移行上皮の鑑別ポイントを図19に示した。ポイントは核の大きさ，N/C比の増加，大きさの異なる複数の核を含む多核細胞の存在などである。また，尿中を長時間浮遊した細胞は変性し，核の膨化やクロマチンパターンの変化が認められるため，評価の対象にすることはできない[7]（図20）。変性し，膨化した移行上皮と腫瘍細胞との鑑別は，慣れないと困難な場合がある。図21に両者の比較を示す。変性した移行上皮は核染色質が網目状になり，核小体は単調な

各論

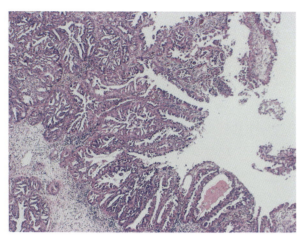

図13　移行上皮癌①
移行上皮由来の腫瘍細胞が膀胱腔内に向かって，乳頭状に増殖している。イヌ，膀胱腫瘤，HE染色，10倍

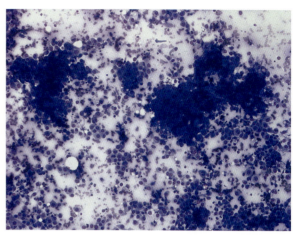

図14　移行上皮癌②
移行上皮癌の存在する尿は細胞が多数塗抹されることが多い。イヌ，尿，ヘマカラー染色，75倍

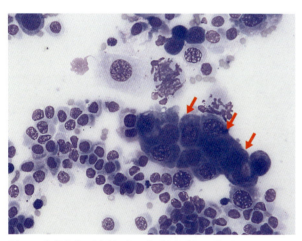

図15　移行上皮の腫瘍細胞と非腫瘍細胞との比較
矢印で示した細胞塊が腫瘍細胞塊。非腫瘍性の移行上皮細胞に比較して，腫瘍細胞の方が，核が2～3倍程度大きい。また細胞質の好塩基性も高まっている。イヌ，カテーテル採取尿，300倍

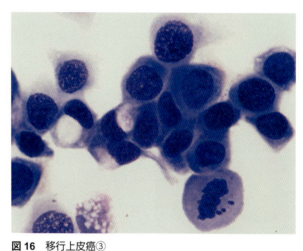

図16　移行上皮癌③
細胞塊を形成する腫瘍細胞は互いに接着性を示す。分裂像を認めることも多い。イヌ，膀胱腫瘤（スタンプ），ヘマカラー染色，400倍

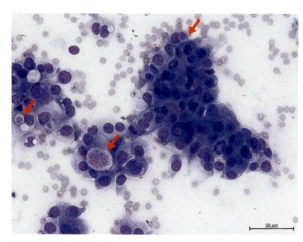

図17　移行上皮癌④
まれに，腫瘍細胞の細胞質内にピンク色の円形滴状物が認められる（矢印）。これは，移行上皮癌によくみられる所見である。イヌ，カテーテル採取尿，ヘマカラー染色，300倍

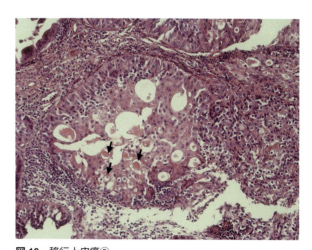

図18　移行上皮癌⑤
円形の核と好酸性の細胞質を持つ移行上皮由来の腫瘍細胞が胞巣状に増殖している。矢印で示す好酸性滴状物は，細胞診でみられるピンク色の滴状物に一致するものと思われる分泌物である。イヌ，膀胱腫瘤，HE染色，37.5倍

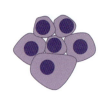
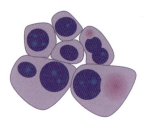

図19 移行上皮癌の鑑別ポイント
核の大きさ，N/C比などがポイントである

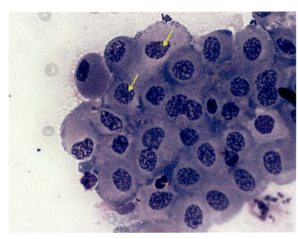

図20 変性移行上皮
核は若干，大型化するもののN/C比は小さく，細胞形態は均一である。細胞辺縁には細胞質の流出がみられる。核染色質は網目状で，トラの紋様のようになっている。矢印で示すように核小体は淡青色で，明瞭にみえる。腫瘍細胞の核小体はこれほど明瞭でない。イヌ，尿，ヘマカラー染色，300倍

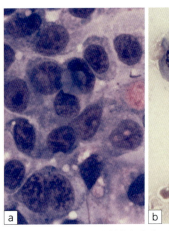
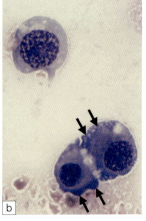

図21 移行上皮癌と変性移行上皮の違い
a：悪性腫瘍化した移行上皮
b：変性移行上皮
細胞形態を比較してほしい。矢印は流出した細胞質成分である。イヌ，尿，ヘマカラー染色，400倍

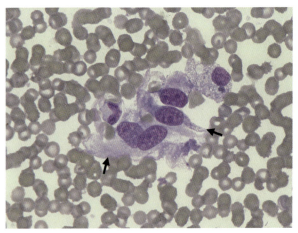

図22 肉腫（由来不明）
紡錘形の核と細胞質を持つ間葉系由来の腫瘍細胞が認められる。1～2個の明瞭な核小体が認められる。腫瘍細胞は互いに接着性に乏しい。細胞は有尾状の細胞質を持つ（矢印）。イヌ，膀胱腫瘤，ヘマカラー染色，400倍

淡青色を呈し，明瞭である。また，多くの変性細胞で，細胞の辺縁がアメーバ状にみえることがある。この部分は，通常，細胞質より暗調で，細胞外に流出した細胞成分である。変性細胞と腫瘍細胞の相違については第7～9章を参照されたい。

2. そのほかの腫瘍

膀胱および尿道に発生する腫瘍の多くは移行上皮癌であるが，そのほかにも扁平上皮癌，腺癌，様々な肉腫の発生が報告されている[15]。

膀胱あるいは尿道由来の肉腫では，孤在性の細胞が多数認められる[5]。ただし，粘膜上皮層の破綻がないと腫瘍細胞の細胞形態は多様で，円形〜卵円形，紡錘形の細胞質を持つ（**図22**）。間葉系由来の細胞であることを示唆する尾状の細胞質を示す細胞もみられる。核

各論

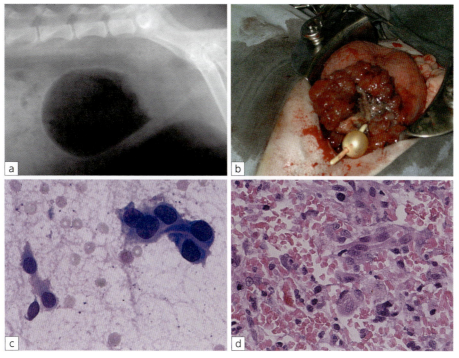

図23 イヌの膀胱ブドウ状肉腫（横紋筋肉腫）
a：X線像。膀胱頸部に腫瘍塊を認める
b：肉眼像。膀胱を切開し，粘膜面を露出させた状態。表面は赤色カリフラワー状を呈する
c：腫瘤割面のスタンプの細胞像。卵円形の核と紡錘形〜多角形の好塩基性の強い細胞質を有する間葉系細胞が塗抹される。ヘマカラー染色，300倍
d：組織像。紡錘形の細胞が増殖する。HE染色，200倍

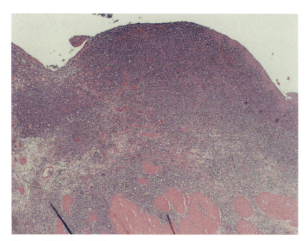

図24 膀胱リンパ腫
粘膜においてリンパ球様細胞がび漫性に増殖する。腫瘍は筋層深層にも及ぶ。イヌ，膀胱，HE染色，10倍

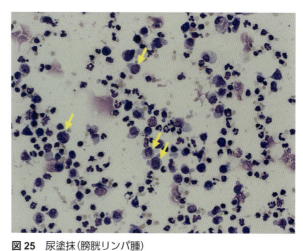

図25 尿塗抹（膀胱リンパ腫）
多数の好中球も存在するが，矢印で示すリンパ芽球様細胞が多数観察される。イヌ，尿，ヘマカラー染色，100倍

および細胞質は中等度に大小不同を示し，N/C比は様々である。また，核および細胞質は異型性を示し，染色性も様々な強度でみられる。間葉系由来の悪性細胞は細胞質に均一な点状の空胞を持つ。しかしながら，悪性度の高い間葉系腫瘍の場合，腫瘍の由来細胞を明らかにすることは困難なことが多い。

大型犬種の若齢個体でまれに発生がみられるものが，ブドウ状肉腫で，腫瘍の由来は胎生期の横紋筋である。腫瘍はカリフラワー状に膀胱内腔に突出する（図23）。尿塗抹あるいは針生検にて紡錘形〜多角形，卵円形の核の細胞が採取されるが，横紋は明瞭でない（図23）。

また，まれではあるが膀胱にリンパ腫がみられることがある（図24）。尿中に大型リンパ球が多数出現するが，細胞は変性しやすい（図25）。リンパ球が出現するので，慢性炎症との鑑別が考えられるが，慢性炎症でのリンパ球の浸潤は，粘膜の深層で起こるので，リンパ球自体は尿中にはあまり多数出現せず，出現したと

243

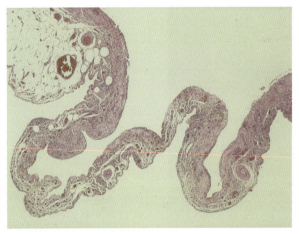

図 26　線維性傍前立腺嚢胞
線維性結合組織で構成された嚢胞で，線維芽細胞により裏打ちされており，前立腺上皮細胞は認められない。イヌ，前立腺嚢胞部，HE 染色，10 倍

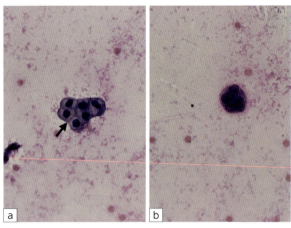

図 27　傍前立腺嚢胞
a：多数の赤血球を背景に，前立腺上皮細胞の細胞塊が認められる（矢印）。上皮細胞に異型性は乏しい。イヌ，前立腺，ヘマカラー染色，50 倍
b：多核の破骨細胞で，このような細胞の出現は嚢胞壁が骨化あるいは軟骨化していることを示す。イヌ，会陰部腫瘤，ヘマカラー染色，300 倍

しても成熟小型リンパ球あるいは形質細胞である。

前立腺の病変

1. 前立腺嚢胞

前立腺嚢胞には，前立腺過形成に関連する多数の小型嚢胞，液の滞留，傍前立腺嚢胞，前立腺扁平上皮化生に関連する嚢胞がある[9]。過形成に関連した嚢胞を除くと，前立腺嚢胞は前立腺の疾患の 2〜5％ ほどである。組織学的には，前立腺上皮細胞に裏打ちされた上皮細胞性嚢胞あるいは線維性結合組織のみから構成される線維性嚢胞が前立腺周囲に認められる[17]（**図 26**）。前立腺嚢胞の針生検では，血液を混じた赤〜茶色の液体が採取される[9]。細胞学的には，赤〜茶色の背景に少数の正常な上皮細胞が塗抹される（**図 27**）。ときどき，中等数の正常あるいはわずかに過形成を示す上皮細胞が認められる[10]。また，扁平上皮細胞，好中球，赤血球もみられる[9,10]。さらに時間が経過した嚢胞では，壁に骨軟骨形成を認めることもあり，それに伴い破骨細胞などが採取されることもある（**図 27**）。

2. 前立腺過形成

高齢な未去勢犬に多く認められる前立腺過形成は，血清アンドロジェン濃度が低下し，エストロジェンとのバランスが崩れるために引き起こされる[11]。前立腺過形成では，前立腺小葉の拡大，上皮細胞の乳頭状増殖，嚢胞状腺房の形成および間質の増加が認められ，間質組織の増生や腺腔の拡張により，前立腺の大きさや重量が増加する[9,18]。また，軽度の出血も認められる。細胞学的には，互いに接着性の強い上皮細胞により構成された単層のシート状の細胞集団を特徴とする[9,19]（**図 28**）。また，組織像を反映した腺様構造や 1 列に整列した細胞集団も認められる。過形成した上皮細胞は均一な核を細胞質の中心あるいは辺縁に持つ多形の細胞で，小型で円形の核小体を有する円形の核と，細胞境界明瞭な青色の泡沫状細胞質を持つ[6,19]（**図 29**）。N/C 比は低度〜中等度を示し，細胞の大きさや核の大小不同は軽度に認められる程度である[9]。そのため，正常な細胞形態を示す前立腺上皮細胞であっても，腫大した前立腺，特に両側性に腫大した前立腺から採取された場合，前立腺過形成と診断される。

各論

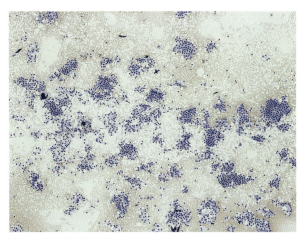

図28 前立腺過形成①
異型性に乏しい前立腺上皮細胞がシート状に認められる。イヌ，前立腺，HE染色，25倍

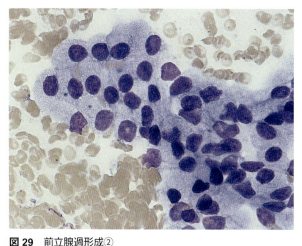

図29 前立腺過形成②
細胞は円形の核と泡沫状の比較的豊富な細胞質を持ち，細胞同士は互いに接着している。核は中心性あるいは偏在して認められる。イヌ，前立腺，ライト・ギムザ染色，400倍

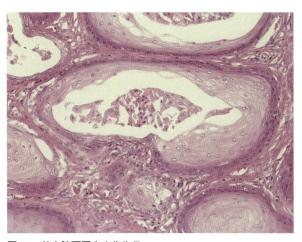

図30 前立腺扁平上皮化生①
前立腺の上皮細胞が扁平上皮細胞に化生し，管腔内に脱落している。この症例は，セルトリー細胞腫の合併症として認められた。イヌ，前立腺，HE染色，75倍

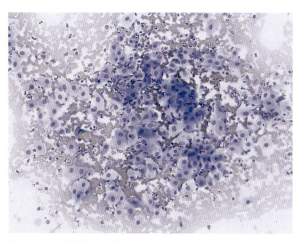

図31 前立腺扁平上皮化生②
多数の角化細胞が塗抹される。この中には正常の前立腺上皮成分は認めないが，混在することもある。イヌ，前立腺，ヘマカラー染色，50倍

3. 扁平上皮化生

血中エストロジェン濃度の上昇により，前立腺上皮細胞は扁平上皮化生を示す[9,10]（図30）。慢性刺激や慢性炎症もその原因となるが，内因性の最も多い原因はセルトリー細胞腫である[9,10]。細胞学的には，扁平上皮様の染色性と細胞形態を示す細胞が多数認められる[9,10]（図31）。大型で青色あるいは赤色の染色性を示す扁平な細胞質と核濃縮あるいは核崩壊した核を持つ。しかしながら，採取法によっては尿道出口付近の扁平上皮細胞が混入してしまうことがあるため注意が必要である。混入した扁平上皮は，表面に細菌が付着していることが多い。一方，細菌感染を伴う扁平上皮化生などでは，好中球浸潤を伴う。

4. 前立腺炎

感染症を原因とした前立腺炎は前立腺疾患の20〜70％を占める[9]。前立腺への感染は尿道を通した上行性の感染以外に，血行性あるいはほかの尿生殖器からの感染がある。急性前立腺炎および慢性前立腺炎では，*Escherichia coli* は最も多く分離される病原体で，

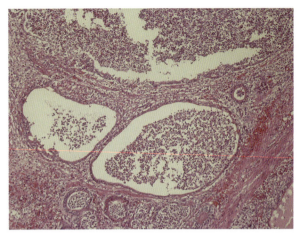

図32 化膿性前立腺炎①
囊胞内や間質において、好中球を主体とした炎症細胞の浸潤がみられる。上皮は一部で脱落している。本症例では、前立腺過形成を伴っている。イヌ、前立腺、HE染色、25倍

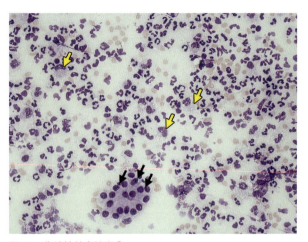

図33 化膿性前立腺炎②
好中球のほかにマクロファージも散見される（黄矢印）。小集塊状にみられる前立腺細胞には異型性は認められない（黒矢印）。イヌ、前立腺、ヘマカラー染色、50倍

そのほかに *Proteus* sp., *Staphylococcus* sp., *Streptococcus* sp. も原因となる。前立腺過形成，扁平上皮化生あるいは腫瘍性疾患による正常組織構造の変化も細菌の増殖を誘引することとなる（**図32**）。細菌性前立腺炎では，多数の好中球が認められ，慢性化によりマクロファージも出現する（**図33**）。好中球は変性し，核融解あるいは核崩壊を示す。抗菌薬による治療を行っていない症例では，多数の細菌が細胞内あるいは細胞外に観察される。前立腺穿刺により採取されたサンプルでは，細菌の存在は前立腺における細菌感染を示す[10]。しかしながら，尿道を通して採取されたサンプルでは，前立腺以外の細菌感染部位からの波及や尿道出口付近における細菌の混入について考慮する必要がある。

前立腺炎の症例では，正常あるいは過形成性の前立腺上皮細胞も認められる[9]。これらの細胞には軽度の異型性を認め，軽度の核の大小不同を示し，N/C比が増加している[9,19]。また，シート状の細胞集団は正常とくらべて不規則になり，細胞膜はやや不明瞭となる[19]。したがって，炎症が起きている場合，細胞異型を示す前立腺上皮細胞を腫瘍細胞と解釈しないように注意しなければならない。

5. 前立腺癌

イヌの前立腺癌はまれで，有病率0.2～0.6％であるとされる[6,9]。8～10歳のイヌに多く，去勢の有無にかかわらず発生が認められる[9]。前立腺癌の予後は治療の有無にかかわらず悪く，生存期間は通常2カ月以内である。転移しやすい腫瘍であり，腸骨リンパ節は最も転移のみられる部位で，肺，膀胱，腸間膜，骨が続く。腺癌は前立腺癌の中で，最も多く発生する腫瘍である[6,9]（**図34**）。続いて，扁平上皮癌や尿道前立腺部に発生した移行上皮癌が多く認められる[6]。細胞学的に前立腺の腺癌と移行上皮癌を区別することは難しく，組織学的な診断が必要となる[9,10]。

前立腺癌の針生検から得られたサンプルでは，正常あるいは過形成性の前立腺上皮に比較して，濃青色の上皮細胞が塊状，シート状あるいは腺房状に認められる（**図34**）。細胞膜はよく分化した腫瘍では明瞭であるが，未分化な腫瘍では不明瞭である[10,19]。細胞は高いN/C比を示し，核や細胞質の大小不同を示す[9,10,19]。核は円形～多形で，大きくクロマチンの粗造な核小体を持つ。多数の核小体を持つものや二核の細胞も認められる。腺房状あるいはシート状の構造物の存在は，移行上皮癌と鑑別するポイントとなる。

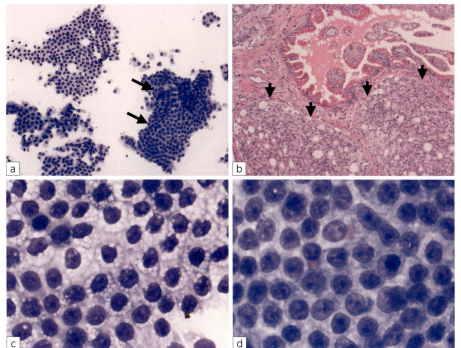

図34 前立腺の腺癌
a：針生検にて正常な前立腺上皮と腺癌細胞が採取された標本。矢印が腫瘍性細胞。イヌ，針生検，ヘマカラー染色，20倍
b：組織像。矢印が腫瘍増殖巣。組織形態は正常部位と非常に異なる。同一前立腺，HE染色，25倍
c：非腫瘍性前立腺細胞。核は濃染し，均一な大きさで，細胞質は泡沫様で広い。aの非腫瘍成分の拡大。300倍
d：前立腺腫瘍細胞。核小体が明瞭で，核は正常前立腺上皮に比較してやや大きく，淡明である。細胞質は少量で，好塩基性を増す。aの腫瘍成分の拡大。300倍

まとめ

　尿道を通った尿中に認められる細胞は膀胱や尿道だけでなく，前立腺の病変も反映している。このような尿における細胞学的検査では様々な細胞が入り混じる多彩な細胞所見が認められる。そのため，膀胱や前立腺の病変について細胞学的検査を行う場合，カテーテルによる採取，膀胱穿刺や前立腺穿刺などの手法を用いて，病変部から直接細胞を採取することで，さらに正確な細胞所見が得られることもある。しかし，このような手法によって採取することが困難な場合においても，あらゆる病態を想定し，塗抹されている細胞をふるい分けることで，本来の病態を明らかにすることは可能である。

■参考文献

1) Powe JR, Canfield PJ, Martin PA. Evaluation of the cytologic diagnosis of canine prostatic disorders. Vet Clin Pathol. 33: 150-154, 2004.
2) 加藤嘉太郎，山内昭二．新編家畜比較解剖図説 下巻．養賢堂．2003.
3) 獣医組織学，第6版．学窓社．2014.
4) 標準組織学各論，第4版．医学書院．2010.
5) Borjesson D. Urinary tract. In: Canine and feline cytology a color atlas and interpretation guide, 3rd ed. Raskin RE, Meyer DJ, Eds. WB Saunders, PA. 2015. pp284-294.
6) Fan TM, Lorimier L-Pd. Tumors of the male reproductive system. In: Withrow and MacEwen's Small Animal Clinical Oncology, 5th ed. Withrow SJ, Vail DM, Eds. WB Saunders, PA. 2012, pp557-571.
7) Zinkl JG. Examination of the Urinary sediment. In: Cowell and Tyler's diagnostic cytology and hematology of the dog and cat, 4th ed. Valenciano AC, Cowell RL, Eds. Saunders, PA. 2014, pp350-368.
8) Meyer DJ. Microscopic Examination of the Urinary Sediment. In: Canine and feline cytology a color atlas and interpretation guide, 3rd ed. Raskin RE, Meyer DJ, Eds. WB Saunders, PA. 2015, pp295-312.
9) Henson KL. Reproductive System. In: Canine and feline cytology a color atlas and interpretation guide, 3rd ed. Raskin RE, Meyer DJ, Eds. WB Saunders, PA. 2015, pp313-352.
10) Zinkl JG. the Male Reproductive Tract: Prostate, Testis, and Semen. In: Cowell and Tyler's diagnostic cytology and hematology of the dog and cat, 4th ed. Valenciano AC, Cowell RL, Eds. Saunders, PA. 2014, pp369-377.
11) Westropp JL, Buffington CAT. Urinary system; feline lower urinary tract disease. In: Textbook of veterinary internal medicine, 6th ed, 2 vol. Ettinger SJ, Feldman EC, Eds. WB Saunders, PA. 2005, pp1828-1850.
12) Adams LG, Syme HM. Urinary system; canine lower urinary tract disease. In: Textbook of veterinary internal mediciene, 6th ed, 2 vol. Ettinger SJ, Feldman EC, Eds. WB Saunders, PA. 2005, pp1850-1874.
13) DiBartola SP. Renal disease: clinical approach and laboratory evaluation. In: Textbook of veterinary internal medicine, 6th ed, 2 vol. Ettinger SJ, Feldman EC, Eds. WB Saunders, PA. 2005, pp1716-1730.
14) Meuten DJ. Tumors of the Urinary System. In: Tumors in domestic animals, 4th ed. Meuten DJ, Ed. Iowa State Press, IA. 2008, pp509-546.

15) Knapp DW. Tumors of the Urinary System. In: Withrow and MacEwen's Small Animal Clinical oncology, 5th ed. Withrow SJ, Vail DM, Eds.WB Saunders, PA. 2012, pp572-581.
16) Meuten DJ, Everitt J, Inskeep W, et al. Urinary bladder tumors. In: Histological classification of tumors of the urinary system of domestic animals, vol XI, 2nd ed. Armed forces institute of pathology, Washington DC. 2004, pp26-40.
17) 動物病理学各論，第2版．文永堂出版．2006．
18) MacLachlan NJ, Kennedy PC. Tumors of the genital systems. In: Tumors in domestic animals, 4th ed. Meuten DJ, ed. Iowa State Press, IA. 2008, pp547-573.
19) Orell SR, Sterrett GF, Whitaker D. Male and female genital organs. In: Fine needle aspiration cytology, 4th ed. Orell SR, Sterrett GF, Whitaker D, Eds. ELSEVIER, PA. 2005, pp361-392.
20) Managing the canine cancer patient. In: Veterinary learning systems. Ogilvie GK, Moore AS, Eds. Yardley, PA. 2006.

第21章

体腔貯留液
～胸水・腹水および心嚢水～

はじめに

　腹水に代表される体腔液は臓器相互あるいは臓器と体壁との摩擦を軽減するために，正常でも少量認められる。体腔液の異常貯留は臨床的に頻繁に遭遇する細胞診の対象である。ほかの細胞診対象とは異なり，一般的には組織学的検査し得ない検体である。手軽に標本を作製できる一方で，その解釈には注意が必要である。

体腔貯留液の採取

1. 胸腔穿刺

　姿勢は立位でも伏臥位でも可能だが，呼吸困難を呈している場合が多いため，呼吸を抑制しない姿勢が望ましい。全身状態が悪ければ，酸素吸入しながら行うべきである。全身状態がそれほど悪化しておらず，検査に非協力的であれば鎮静下で行った方がよい。

　穿刺は第7あるいは8肋間の肋軟骨結合部付近で行う。穿刺針はネコおよび超小型犬，痩せた小型犬であれば18〜22Gの翼状針を用いることができる。それ以上のイヌでは，18〜22G，1.5インチの針などを使用できるが，術者の好みにもよる。ゆっくりと針のみを穿刺していき，胸腔内に達して液体がハブから流れ出てきたら，針先で肺を傷付けないように，針を腹腔に向けて進める。その後，三方活栓付きの延長チューブを装着したシリンジで液体を回収する。

　穿刺針に様々な留置針を用いることもできるが，一般的な over-the-needle タイプを用いた場合，呼吸による胸壁の動きで皮下で折れ曲がってしまい，吸引できなくなることが多い。

　超音波ガイドが利用できるのであれば，容易かつ安全に胸腔内の液体を採取することができる。超音波にて最も液体が貯留している部分をみつけ，穿刺する。特に胸腔内に腫瘍性病変が存在する場合は，それを避けて穿刺する。

　胸腔穿刺で最も多い合併症は，肺の裂傷と医原性の気胸である。通常はこれらの治療に開胸手術が必要となることはきわめてまれで，まず胸腔穿刺で空気を吸引してみるのがよい。その後，気胸が持続的な空気の漏れにより再発するのであれば，胸腔チューブの留置で持続的に吸引する。

2. 腹腔穿刺

　腹腔穿刺の手技は通常容易であるが，大量の腹水貯留などによる呼吸困難が存在する場合は，体位に注意する。通常は立位か側臥位で，腹部正中のへその1〜2cm尾側を穿刺する。穿刺針は腹壁を貫通する長さの18〜20Gの注射針か留置針を使用する。注射器で吸引すると，大網などで針先端が詰まることが多いため，そのまま自然に排出するのを好む術者もいる。腹水が少量の場合，超音波ガイド下で行えば，うまく採取できることが多い。

　合併症はまれだが，腹部臓器の穿孔，皮下血腫の形成や皮下における腹水の貯留などがある。

3. 心嚢穿刺

通常，心嚢穿刺は，超音波ガイド下にて行うことが最も安全である。盲目的に行う場合は，誤って心臓穿刺してしまったり，致死的な不整脈を発生させてしまったりする危険性があるため，緊急時のみに行うべきである。保定は横臥位で行うが，患者が興奮するようであれば最低限の鎮静が必要な場合もある。よく用いられる穿刺部位は，右側第5肋間の肋軟骨結合部である。穿刺時は，心電図をモニターすべきであり，針先が心臓に接触すると，心室性不整脈が発生する。穿刺針は18〜20Gの注射針あるいは，大型犬であればカテラン針を用いることができる。十分な長さがあれば，留置針も使用可能である。

体腔貯留液検査の考え方

様々な原因で体腔液が貯留するが，原因が必ずしも貯留液に細胞学的特徴として反映されるわけではない。腹膜炎や胸膜炎はまさに体腔が炎症の舞台となっているので，炎症そのものが滲出液として反映される。一方，循環障害によって体腔液が貯留する場合，脈管圧の亢進で漏れ出た血液成分が体腔に貯留するので，そこに出現する細胞には異常なものは観察されない。このようなときは，貯留液の性状から心不全や肝臓の異常などの鑑別診断リストを挙げて，体腔液貯留の原因を探る。また，体腔内に腫瘍の存在が確認され，体腔液の貯留が認められたとしても，必ずしも腫瘍細胞が液体の中に出現するとは限らない。腫瘍細胞が体腔内に播種した，いわゆる癌性腹膜炎あるいは胸膜炎では腫瘍細胞が出現するが，腫瘍が循環を阻害する場所に存在することで体腔液が漏出する場合には，腫瘍細胞が出現するとは限らない。したがって，腫瘍細胞が観察できないからといって，腫瘍は否定され得ない。

上記のことを踏まえると，得られた情報の解釈には注意が必要である。病態として，① 体腔そのものが疾患の舞台となっているもの，② 内臓の異常が体腔液の貯留という形で現れているもの，の2つが存在する。①の場合は，その体腔貯留液の細胞学的特徴，肉眼的特徴などを観察することで判断できるが，②

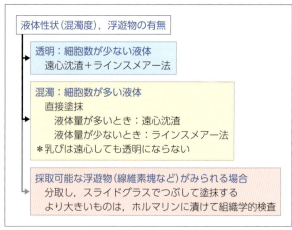

図1 体腔貯留液の肉眼性状による塗抹法の選択
混濁度により，おおよその細胞数を予測して塗抹法を選択する

では多くの場合，細胞学的特徴，肉眼的特徴のみでは判断できない。したがって，画像検査などのほかの検査と併せて，病態を絞っていく必要がある。なお，特徴的な細胞像や肉眼像を示す体腔貯留液は，疾患診断可能な場合も多い。これらについては後述する。

肉眼・生化学性状および総有核細胞数（TNCC）

胸水，腹水および心嚢水の細胞診を行うにあたり，得られた液体の量，色，混濁度および粘稠度などの肉眼的特徴は重要な検査項目であるので，詳細に観察しなければならない。また，総蛋白質量（TP），総有核細胞数（TNCC）も重要なパラメータであり，可能な限り測定するべきである。

1. 量，色，混濁度および粘稠度

正常な体腔液は無色透明であり，体腔貯留液には無色，褐色（麦藁色），赤色，血様などの色調がみられる。出血が多量であれば血様であるが，少量の場合や時間経過したものでは赤色透明となる。一般的に漏出液では透明であるが，滲出液では混濁する。混濁している場合は，細胞成分が多い液体と考えられ，遠心すると透明な上澄みと沈渣が生じる。しかし，後述の乳び性体腔貯留液では，遠心しても上澄みは変化なく混濁したままである。混濁度をもとに，おおよその細胞密度を考えて塗抹法を選択する（図1）。

表　体腔貯留液の分類

	色調	混濁度	TP(g/dL)	比重	TNCC(/μL)	細胞種など
漏出液	無色	透明	<2.5	<1.017	<1,000	中皮細胞，単核細胞，細胞密度低い
変性漏出液	淡黄～淡赤色	透明～混濁	2.5～5.0	1.017～1.025	1,000～8,000	単核細胞，原因によって様々な細胞
滲出液　非化膿性　化膿性	淡赤～褐色	混濁	>3.0	>1.025	>3,000	非変性好中球　変性好中球
出血性	桃色～赤色	混濁	>3.0	>1.025	>1,000	血様，赤血球やヘモジデリン，貪食マクロファージ
腫瘍性	淡黄～淡赤色		>2.5	>1.017	様々	腫瘍細胞
乳び性	白色	不透明	>2.5	>1.017	様々	急性：リンパ球　慢性：混合性
胆汁性	濃黄，茶，緑色	不透明	>3.0	>1.025	>5,000	様々，青緑，茶，黄色の物質を貪食したマクロファージ

TP：総蛋白質，TNCC：総有核細胞数
(文献1, 3を元に作成)

通常の体腔貯留液では粘稠度は高くないが，猫伝染性腹膜炎ウイルス感染症での体腔貯留液では高粘稠性となる。そのほかに貯留液の中に固形物が浮遊している場合は，それらを別に採取し，押しつぶし法などで塗抹して観察する方法も有用である（**図1**）。有核細胞はこのような浮遊物に付着していることも多い。

2. 総蛋白質量(TP)および比重

体腔貯留液の遠心上澄みを材料にTPを測定する。正常な体腔液のTPは2.5 g/dL以下とされる[2]。通常は屈折計で測定可能である。一般的に2.5 g/dL以下の場合，漏出液であり，3.0 g/dL以上で滲出液となる[1,3]。比重はTPにおおよそ相関しており，1.017以下で漏出液，1.025以上で滲出液，その間が変性漏出液に分類されるが，比重は目安であり，より正確にはTPを用いるべきである。

3. 総有核細胞数(TNCC)

TNCCも体腔貯留液を分類するうえで重要なパラメータとなる。炎症性滲出液では多数の細胞が出現する。また，腫瘍性のものでも多くの細胞が得られる場合があり，リンパ腫では特に多数出現する。細胞数を計数した後に細胞種を塗抹標本で観察する。もし，細胞数を計数できるほど液体が得られなかった場合は，通常の血液塗抹と同様に直接塗抹を引き，さらに遠心沈渣あるいはラインスメアー法で有核細胞を濃縮して観察する。細胞数が得られない場合は，必ず直接塗抹を引き，細胞密度の情報を得ることが重要である。直接塗抹標本からはおおよその細胞数が得られる[1]。その計算式は，(1視野の細胞数)×(対物レンズの倍率)^{2}であり，例えば，40倍対物レンズで5つの細胞がみえたとき，$5 \times 40^2 = 8,000/\mu L$となる。対物レンズはどの倍率でもよいが，1～10個／視野程度になるように対物レンズを選択する。より正確な方法としては，ユノペット™と血球計算盤を用いる方法や自動血球計算器などがある。正常なイヌおよびネコの体腔液のTNCCは3,000/μL以下で，多くの場合1,000/μL以下であり[2]，20倍対物レンズ視野では2～3個程度である。

体腔貯留液の分類

体腔貯留液は，前述の特徴を中心に，中でも主にTPとTNCCによって，以下の3つに大別される（**表**）。TPとTNCCともに低い漏出液(transudate)，TPとTNCCともに高い滲出液(exudate)，さらにこれらの中間にあたる変性漏出液(modified transudate)である[1,3]。

漏出液ではTPは2.5 g/dL以下，比重は1.017以下，TNCCは1,000/μL以下であり，滲出液では，TPは3.0 g/dL以上，比重は1.025以上，TNCCは3,000/μL以上である[3]。変性漏出液では，TPは2.5～5.0 g/dL，比重は1.017～1.025，TNCCは1,000～8,000/μLと幅広い。

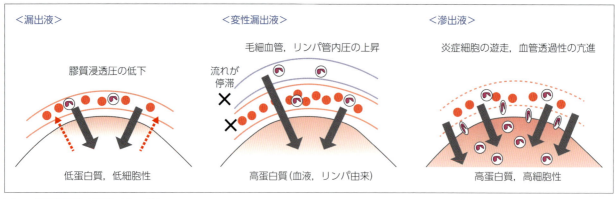

図2 体腔貯留液の貯留メカニズム
体腔貯留液は3種類に大別される。漏出液や変性漏出液では，受動的な体腔液貯留であるが，滲出液は液体成分や細胞成分が積極的に体腔へにじみ出る

　これら3つの貯留液の貯留メカニズムを**図2**に示した。漏出液は低蛋白質血症に起因する膠質浸透圧の低下を修正するために起こるので，TPも低く，細胞の移動もないのでTNCCも低くなる。低蛋白質血症の主な原因は，アルブミン産生の低下，蛋白質吸収障害あるいは蛋白質喪失である。漏出液はTPとTNCCによって決定されるので，細胞診はあまり意味をなさないが，構成細胞はマクロファージ，成熟小型リンパ球，中皮細胞とごく少数の好中球である[3,4]。

　変性漏出液は，細胞成分に異常なものはみられず，循環障害によって貯留するものや，異型細胞が観察されることもある腫瘍によるものまで，様々な原因に起因する。よって，細胞診で異常細胞の有無を観察する。さらに，変性漏出液には，特定の疾患に特徴的な細胞像を示すものが含まれる。これらについては後述する。

　一方，滲出液は，炎症などに起因する血管透過性の上昇により起こり，血漿成分のみならず多数の細胞が浸潤する。感染性のものでは，細菌などが原因となり，そのほか，膵炎のような臓器の炎症の波及，炎症を伴う腫瘍，腸管穿孔，肺膿瘍，胆汁や尿の漏出による刺激などが原因となる[3]。また，長期間持続する変性漏出液が非化膿性滲出液に変化することもある[1]。TNCCの10％以上の好酸球が含まれる場合は好酸球性滲出液とし，リンパ腫，全身性肥満細胞腫，血管肉腫などの腫瘍性病変に付随して発生しやすいことが報告されている[5]。そのほかの原因として，アレルギー疾患，寄生虫性疾患，肺葉捻転，腸管リンパ管拡張症，リンパ腫様肉芽腫症などが報告されている[3,5,6]。出現する細胞が何かによって炎症の性質が決まるので，塗抹による出現細胞の分類が重要である。

体腔貯留液内の細胞

1. 中皮細胞

　中皮細胞は体腔漿膜の表面を覆う単層扁平上皮である（**図3**）。正常な腹水，胸水中にはごく少数の中皮細胞がみられる。複数の中皮細胞が採取される場合は，臓器の穿刺，あるいは偶発的であることが多く，卵円形の核とひし形の細胞質を有する細胞がシート状に採取される（**図3**）。

　腹水あるいは胸水が貯留した場合，中皮細胞がその貯留液に脱落する。これらの細胞は活性化中皮（あるいは過形成性中皮）とよばれる。組織学的には，中皮細胞が腫大して立方化したもので，空胞化などの変性を伴うことがある（**図4**）。後述するが，心嚢水では正常な場合でも活性化中皮が認められる。活性化中皮は単独のものでは円形，また複数のものでは，半月状のものが向かいあわせに接着したり（**図5**），集塊状に塗抹されている（**図6**）。二核あるいは多核化したものも頻繁にみられる。細胞質は好塩基性が強く，暗調であり，その程度は核が不明瞭になるほどである。核は円形〜卵円形であり，二核の場合，中心部で，核が重なるように存在したり，向かいあわせに対になったりす

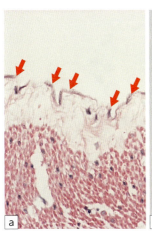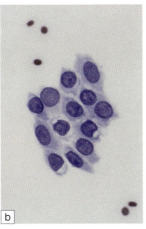 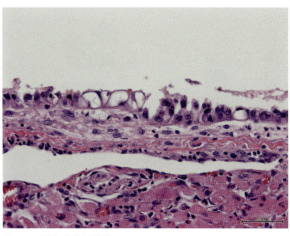

図3 中皮細胞
 a：腸管漿膜面の中皮細胞(矢印)。中皮細胞は単層扁平上皮である。イヌ，HE 染色，50倍
 b：活性化していない中皮細胞。休止した中皮細胞はひし形〜多角形で，シート状に塗抹される。イヌ，ギムザ染色，100倍

図4 活性化中皮細胞①
 中皮細胞は立方化し，細胞質が空胞状を呈するものもみられる。イヌ，HE 染色　200倍

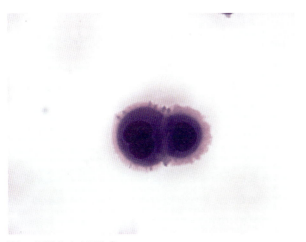 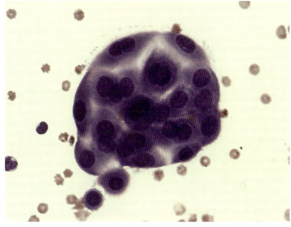

図5 活性化中皮細胞②
 2つの活性化中皮細胞が接着している。細胞質は高い好塩基性で，非常に暗調な細胞である。左側の細胞は2つの核を有する。これらの細胞の辺縁にはピンク色のコロナが形成されている。イヌ，ギムザ染色，200倍

図6 活性化中皮細胞の集塊
 図5でみられる活性化中皮細胞がゆるく接着し，大きな集塊を形成している。細胞の接着はゆるく，"窓"とよばれる間隙が形成されている。イヌ，ギムザ染色，200倍

る。活性化した中皮細胞の集塊では，細胞同士の接着が緩く，細胞間に"窓"とよばれる隙間ができることも多い[7]（**図6**）。さらに活性化中皮細胞の細胞辺縁には，ピンク色のコロナが形成されることがある。核小体は明瞭で，複数個存在することも多く，また核分裂像も観察される。これらの細胞所見は，悪性腫瘍に類似しており，悪性上皮性腫瘍との鑑別あるいは中皮腫との鑑別が問題となる。鑑別点については後述する。

2．マクロファージ

マクロファージは，細胞質が広く泡沫様で，核が偏在する。出血があると赤血球の貪食や，ヘマトイジン結晶あるいはヘモジデリンの貪食がみられる。また液体中ではマクロファージは小集塊を形成することも多い。このような場合は，上皮性細胞との鑑別が必要となるが，マクロファージは集塊を形成しても，形態的には単離したものと同様に泡沫様で広い細胞質と偏在する核を有するので鑑別は容易である（**図7**）。

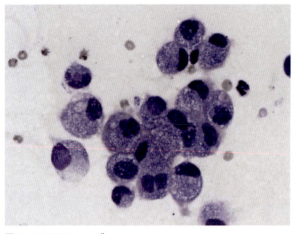

図7　マクロファージ
泡沫様で豊富な細胞質と偏在する核を有するマクロファージが弧在性あるいは集塊状にみられる。イヌ，ギムザ染色，200倍

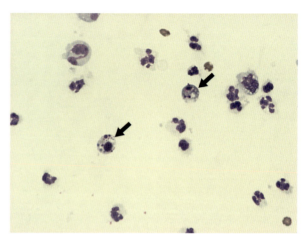

図8　好中球
非変性好中球。矢印は寿命により核濃縮が起きた好中球。イヌ，ギムザ染色，100倍

3. 好中球

好中球の増加は，炎症によって起こるが，ほかの組織と同様に，浸潤好中球には変性好中球と非変性好中球の2種類がある。

変性好中球は細菌の毒素によって変性に陥ったもので，細胞膜透過性の亢進により細胞，核が腫脹してしまったものである。通常の好中球より，核は太く，染色性も淡明になる。細胞質内には細菌が貪食されていることもある。

非変性好中球は末梢血中の好中球と同様である。分葉は進み，過分葉であったり，核破砕がみられるものも観察される（**図8**）。核破砕した好中球は寿命に達したもので，マクロファージが貪食していることもある。

4. リンパ球および形質細胞

リンパ球系細胞は様々な体腔貯留液に混在するが，リンパ球が主体となるのは乳びとリンパ腫に起因する体腔貯留液である。

特徴的な体腔貯留液

以下に紹介する疾患は，貯留液の肉眼性状，細胞像が特徴的で，疾患の診断に至る場合が多い。

1. 猫伝染性腹膜炎（FIP）

猫伝染性腹膜炎ウイルス感染による貯留体腔液は滲出液に分類される（**図9**）。TNCCは1,000～30,000/μLと症例によって幅広い[3]。TPは高く，4.0 g/dL以上に達することもある。蛋白質濃度が高いので，液体を振盪すると泡立つほどである[4]。電気泳動では，グロブリンが最も多く，A/G比が0.8以下の場合，FIPの疑いが非常に強まる。細胞像としては，マクロファージ，非変性好中球を主体とし，リンパ球，形質細胞が少数認められ，塗抹一面の背景には赤紫色の細顆粒が認められる（**図10**）。この顆粒状背景は高蛋白質滲出液によるためで，FIPに特徴的な細胞像である。

2. 胆汁性腹膜炎

胆汁が腹腔内に漏出した場合に起こる。胆嚢あるいは胆管の破裂が原因となる。腹水は淡緑～オレンジ色を呈し，特徴的である。胆汁漏出が化学的刺激となり，炎症を起こすため，液性状は滲出液となる。急性期は非化膿性であるが，時間経過とともに，特に胆道系感染症がある場合，化膿性になる。

細胞学的には，出現細胞はマクロファージ，好中球を主体とし，そのほかに少数のリンパ球などの細胞も混ずる。マクロファージは茶色の不定形色素塊（漏出胆汁）を貪食したり，色素がマクロファージによって取り囲まれる像がみられる（**図11**）。

各論

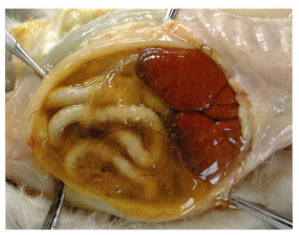

図9　猫伝染性腹膜炎①
腹腔内に黄色透明で、粘稠度の高い腹水が貯留している。小腸の表面には小結節が多数みられる。若齢ネコ

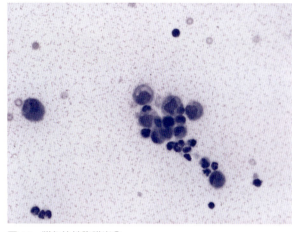

図10　猫伝染性腹膜炎②
塗抹の背景には、赤紫色の細顆粒が一面に認められる。細胞成分はマクロファージと好中球がみられる。ネコ、ギムザ染色、100倍

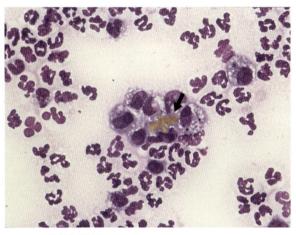

図11　胆汁性腹膜炎
矢印は漏出した胆汁。周囲にはマクロファージが取り囲む。好中球も多数みられる。イヌ、ギムザ染色、200倍

乳び性体腔貯留液

乳び性体腔貯留液は、腸管で吸収されたカイロミクロンを多量に含むリンパ液である。リンパ液は胸管を経由して、大静脈に合流する。カイロミクロンは、脂質を含む食事の摂取後、腸管から吸収されたトリグリセライドが豊富なリポ蛋白である[4]。イヌ、ネコでは両側性に胸腔に発生するが、腹腔での発生はあまりない。肉眼的には、白濁またはピンク色を帯びた白濁した液（**図12**）で、この混濁は遠心によって除去できない。肉眼的液性状が診断に重要である。細胞数とTPは変性漏出液と同程度であるが、屈折計では正確なTPは得られない。細胞学的には、成熟小型リンパ球、細胞質が泡沫状のマクロファージが出現する（**図13**）。リンパ腫に起因する場合は、異型リンパ球を含む。

乳び性体腔貯留液は、リンパ流の阻害により起こり、胸管の破裂に起因するものはまれとされる[3,8]。胸管の物理的閉塞の原因は、腫瘍、肉芽腫、胸管や血管を圧迫する縦隔の炎症などである[4]（**図14**）。また機能的閉塞として、右心不全による中心静脈圧亢進などで起こりうる[4]。

尿腹

尿の腹腔内への漏出による。通常は、低TNCCおよび低TPの液体となる（TNCC 4,000/μL以下、TP 3.0 g/dL以下）。漏出初期は変性漏出液を思わせる単核細胞が主体で、好中球は変性し、核辺縁が"毛羽立った"形態をとる[3,4]。細菌性の膀胱炎が存在する場合は、細菌性化膿性炎となる。また、尿結晶が観察されることもあり、このようなときは貯留液が尿であることの裏付けとなる[3]。尿素窒素は血液とすぐに平衡状態になってしまうので、その測定意義は少ないとされるが、貯留液と血清のクレアチニン濃度の比較は有用である[1,4]。

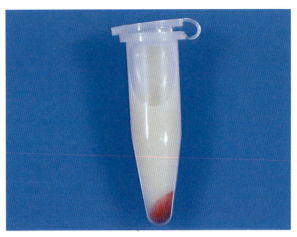

図12　乳び性胸水①
遠心後の乳び性胸水。赤血球は沈殿しているが，白色混濁は消失していない。ネコ

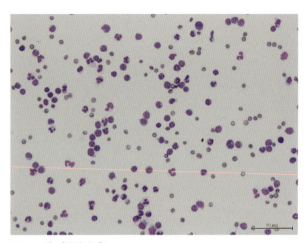

図13　乳び性胸水②
塗抹される有核細胞の主体は成熟リンパ球で，そのほかにマクロファージや非変性好中球も散見される。ネコ，ヘマカラー染色，200倍

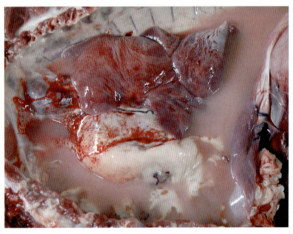

図14　胸腔内に貯留した乳び性胸水
胸腔内には2L程度の乳び性胸水が貯留していた（写真は胸水をかなり除去した後）。心底部〜縦隔に手拳大の腫瘤が存在し，循環障害を起こしていた。腫瘍は大動脈小体腫瘍であった。イヌ

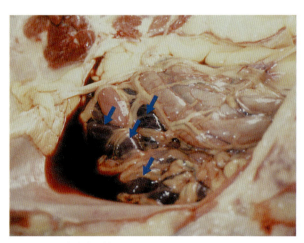

図15　血様腹水（出血）
矢印で示す部位が，捻転により壊死した回腸。多量の血様腹水を認めた。イヌ

出血

　体腔内出血は，体腔臓器あるいは体腔内臓器の腫瘍（血管肉腫など）の破裂，損傷による（図15）。赤血球の含有量はPCVとして，末梢血の10〜25%とされる[1]。体腔内出血と穿刺時の血液の混入の区別は，血小板の有無である。出血して1時間以上たったものでは，血小板はみられない[1]。数時間〜数日経過した出血では，マクロファージ内に貪食された赤血球（図16），ヘモジデリンやヘマトイジン結晶が認められる。

感染性滲出液

　細菌や真菌の感染に起因した滲出液である。

　細菌感染によるものがよくみられ，このような場合は貪食された細菌が認められる（図17）。ただし，塗抹上に細菌が存在しないということで，細菌感染は否定できない。特に，変性好中球が出現しているときは，細菌感染を疑い，細菌培養などの微生物検査を行うべきである。原因となる細菌は絶対あるいは通性嫌気性菌のことが多い。*Actinomyces*や*Nocardia*は長く，

各論

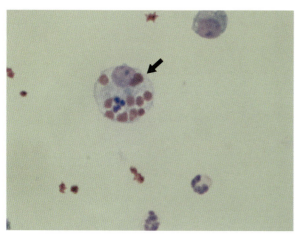

図16 赤血球を貪食したマクロファージ
きわめて豊富な細胞質内に多数の赤血球と好中球（矢印）を貪食している。イヌ，ギムザ染色，200倍

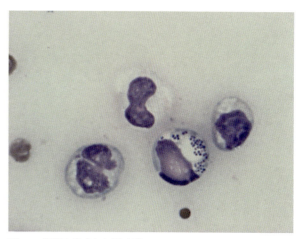

図17 細菌を貪食した好中球
多数の短桿菌が貪食される。好中球は核が膨化し，変性している。ネコ，ギムザ染色，400倍

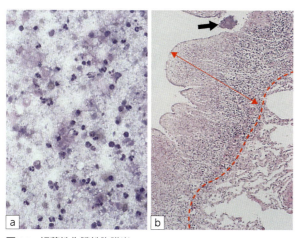

図18 細菌性化膿性胸膜炎
a：胸水塗抹。好中球はほとんどが変性し，背景には多数の細菌がみられる。ネコ，ギムザ染色，50倍
b：同一検体の肺組織像。肺実質は破線より右で，肺胸膜は高度に肥厚し（赤矢印），細菌塊もみられる（黒矢印）。HE染色，10倍

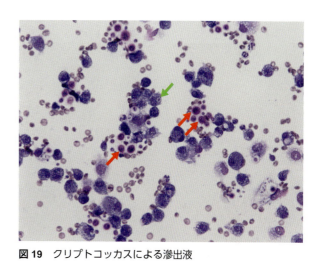

図19 クリプトコッカスによる滲出液
細胞外には染色されない莢膜を有する大型の酵母様真菌が散在し（赤矢印），そのほかにマクロファージに貪食された小型の真菌体も認められる（緑矢印）。細胞の主体はマクロファージである。イヌ，ヘマカラー染色，300倍

フィラメント状の特徴的な形態であるために，細胞診でも同定しやすいが，通常の細菌は細菌培養により同定して，抗菌薬選択を行う。これらの細菌性炎症は，体壁の外傷，肺や消化管の破裂，内臓膿瘍や蓄膿した子宮の破裂が原因となることが多い[1]（**図18**）。

また，まれにクリプトコッカスなどの真菌による滲出液が認められる。真菌感染ではマクロファージの反応が主体である（**図19**）。

腫瘍性貯留液

腫瘍細胞が貯留液内に存在すれば，腫瘍性と判断しうる。腫瘍細胞が出現している貯留液の多くは変性漏出液であるが，腫瘍が炎症を誘引する場合は滲出液となる[4]。リンパ腫，肥満細胞腫，中皮腫，様々な癌および腺癌と，まれに肉腫が貯留液の細胞診で検出可能である。

リンパ腫では，大型のリンパ芽球様細胞が多数塗抹される（**図20**）。小型リンパ球を主体としたような，高

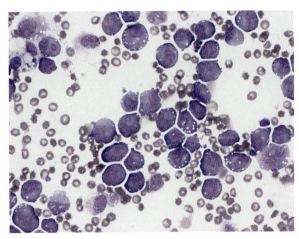

図20　リンパ腫性胸水
多数のリンパ芽球が出現している。ネコ，ギムザ染色，200倍

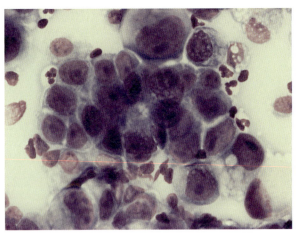

図21　癌性胸水
腫瘍細胞はN/C比が高く，核の大小不同もみられる。核小体は明瞭で，複数個認められる。腫瘍細胞同士は密に接着する。本症例は乳腺癌が肺に転移していた。ネコ，ギムザ染色，400倍

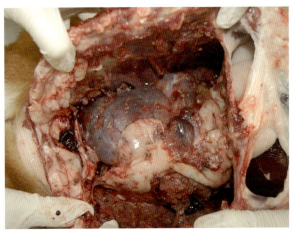

図22　イヌの胸腔中皮腫
胸壁および臓器表面に大小の腫瘤が認められるが，大型の腫瘤は認めない

分化型のリンパ腫は，滲出細胞がリンパ球を主体とした貯留液との鑑別は非常に困難である。

肥満細胞腫は肥満細胞が多数塗抹された場合に診断される。ディフ・クイック染色では，肥満細胞の顆粒が染色されない場合がある[4]。我々の経験からも，ネコやフェレットなどでその傾向がある。このような場合は，メイ・ギムザあるいはライト・ギムザ染色標本も作製すべきである。顆粒が染色されない肥満細胞には細胞質内に形の整った微小空胞が充満しており，細胞質は網目状になり，核は中心に位置することが多い。このような細胞が多数みられたり，あるいは好酸球が多数出現している場合は肥満細胞に注意すべきである。

上皮性悪性腫瘍である癌あるいは腺癌は，比較的体腔内に腫瘍細胞が出現しやすいが，それらが出現した場合，中皮細胞との鑑別が困難なことが多い。一般的に，反応性中皮またはマクロファージと悪性上皮性腫瘍との鑑別点は，①核の巨大化，②著明な核の大小不同，③大きく，複数，あるいは角ばった核小体，④異常な塊状クロマチン，⑤多型性，⑥多核化，⑦分裂像の存在で，これら7項目のうち4つ以上に当てはまる場合，悪性上皮性腫瘍と判断される[2]（図21）。

中皮腫はまれな腫瘍で，体腔壁や臓器表面に大小の腫瘤を形成するものであり（図22），細胞学的診断は非常に困難である。中皮腫と反応性中皮細胞の鑑別は，反応性中皮細胞が様々な形態を示し，細胞増殖活性もみられる点から困難で，さらに癌あるいは腺癌との鑑別も細胞学的特徴からは非常に困難である（図23）。中皮腫に罹患したイヌの腹水はTNCCが中程度～多数（5,000～10,000/μL）であり，TNCCを参考にするとよい[9]。これらの細胞の形態学的鑑別は，とても困難であるので，専門家に判断をゆだねるべきであり，確定診断には組織学的検査が必要である（図24）。

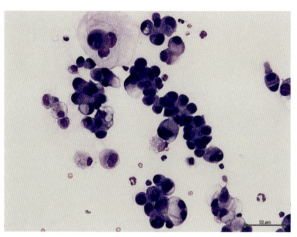

図23 中皮腫（図24）の腹水の細胞診
類円形の核と濃染する細胞質を有する腫瘍細胞が孤在性あるいは接着し，集塊状に塗抹される。細胞質が淡明で風船状に腫大するものもみられる。細胞質の量は様々で，核の大小不同も観察される。イヌ，ヘマカラー染色，300倍

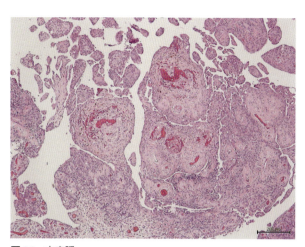

図24 中皮腫
腫瘍細胞が乳頭状構造を呈しつつ，増殖する

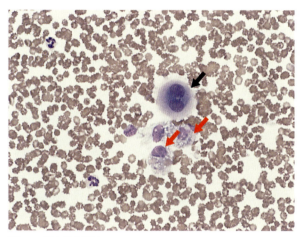

図25 出血性心嚢水
心嚢水貯留のほとんどが，心嚢出血である。出現細胞は，活性化中皮細胞（黒矢印），マクロファージ（赤矢印）である。イヌ，ヘマカラー染色，100倍

細胞学的検査では，得られる情報は少ない。これは，心内では中皮細胞は常に活性化しており，腫瘍細胞との鑑別が困難なためである（図25）。ただし，炎症性疾患や感染を除外するという点では意義がある[3]。Sissonらの報告では，19例の腫瘍性心嚢水のうち，74％で細胞学的に腫瘍は検出できず，また31例の非腫瘍性心嚢水のうち13例で腫瘍性と判断されたとしており，腫瘍性および非腫瘍性の鑑別に細胞診は有用でないとしている[12]。

イヌの心タンポナーデの原因として血管肉腫があるが（図26），まれに出血性の心嚢水内に腫瘍細胞が出現する（図27）。ただし，必ずしも出現するわけではないので，判断には注意が必要である。

心嚢水

心嚢水もほかの体腔貯留液と同様に漏出液，変性漏出液および滲出液に区別されるが，多くの場合，出血性である[3]。その原因は報告によって様々であるが，おおよそ半数が腫瘍に起因し[10,11]，45％は良性特発性心出血とされている[10]。そのほかの原因としては，感染，心不全，尿毒症，外傷，異物，血液凝固異常，僧帽弁閉鎖不全に起因する高度な左心房拡張に続発する心破裂が挙げられている[1]。

まとめ

体腔貯留液はその性状が疾患を特定できる場合もあるが，多くの例では症状の一部として現れる。したがって，特定の疾患に結びつかないような場合，その性質から体腔貯留液を分類し，鑑別診断をリストアップする。体腔貯留液の性質を決定するうえで，TPとTNCCは必須の情報であり，その数値を元に漏出液，変性漏出液あるいは滲出液が区別される。滲出液では，出現する炎症細胞の種類，病原体の有無が鑑別ポイントである。また変性漏出液では，多くは循環障

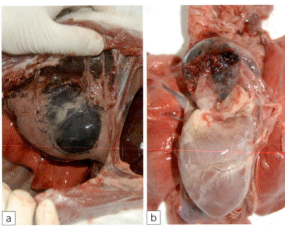

図26 イヌの心臓の血管肉腫
a：心タンポナーデ。心嚢内に出血が認められる
b：心嚢を除去し、心臓を露出した状態。右心房に血管肉腫が認められる。腫瘍の中央が破れている

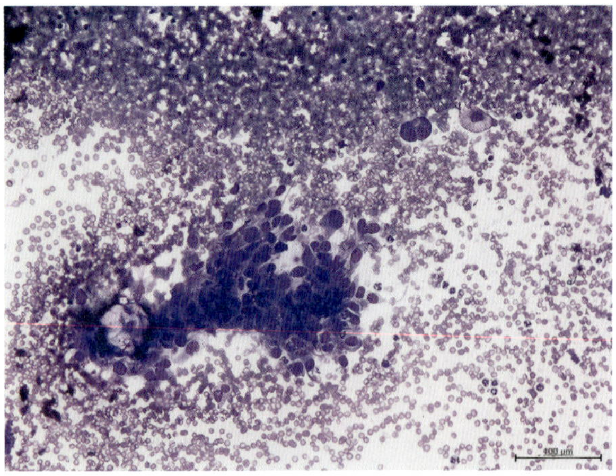

図27 心臓血管肉腫の細胞像
多量の血液を背景に、卵円形の核と紡錘形から多角形の腫瘍細胞がみられる。孤在性のものもあるが、互いに接着し集塊をなす。悪性度は高い。イヌ、ヘマカラー染色、200倍

害によるものであるが、腫瘍性のものも含まれることがある。したがって、細胞像は重要である。ただし、反応性中皮と腫瘍細胞の鑑別は困難なことが多いので、区別できないときは専門家に助言を仰ぐ必要がある。

■参考文献

1) Alleman AR. Abdominal, thoracic, and pericardial effusion. In: The veterinary clinics of North America. Cowell RL, Ed. WB Saunders, PA. 2002. pp90-118.
2) O'Brien PJ, Lumsden JH. The cytologic examination of body cavity fluids. *Semin Vet Med Surg*. 3: 140-156, 1988.
3) Thompson CA, Rebar AH. Body cavity fluids. In: Canine and feline cytology-a color atlas and interpretation guide, 3rd ed. Raskin RE, Meyer DJ, Eds. Saunders, PA. 2015. pp191-219.
4) Rizzi TZ, Cowell RL, Tyler RD et al. Effusions: Abdominal thoracic, and pericardial In: Diagnositic cytology and hematology of the dog and cat, 3rd ed. Cowell RL, Tyler RD, Meinkoth JH et al, Eds. Mosby, MO. 2008, pp235-255.
5) Fossum TW, Wellman M, Relford RL, et al. Eosinophilic pleural or peritoneal effusions in dogs and cats: 14 cases (1986-1992). *J Am Vet Med Assoc*. 202: 1873-1876, 1993.
6) Bounous DI, BienzleD, Miller-Leibl D. What is your diagnosis? Pleural effusion in a dog. *Vet Clin Pathol*. 29: 55-58, 2000.
7) 西　国広，城後博康．迅速細胞診におけるギムザ染色の活用．*Medical Techinology*．30：813-822，2002．
8) Meadows RL, MacWilliams PS. Chylous effusions revisited. *Vet Clin Pathol*. 23: 54-62, 1994.
9) Baker R, Lumsden JH. Pleural and peritoneal fluids. In: Color atlas of cytology of the dog and cat. Baker R, Lumsden JH, Eds. Mosby, MO. 2000, pp159-176.
10) Kerstetter KK, Krahwinkel DJ Jr, Millis DL, et al. Pericardiectomy in dogs: 22 cases (1978-1994). *J Am Vet Med Assoc*. 211: 736-740, 1997.
11) Dunning D. Pericaldial effusion. In: Veterinary emerging medicine secret. Wingfield WE, Ed. Hanley and Belfus, PA. 1999, pp190-193.
12) Sisson D, Thomas WP, Ruehl WW, et al. Diagnostic value of pericardial fluid analysis in the dog. *J Am Vet Med Assoc*. 184: 51-55, 1984.

第22章

乳腺

はじめに

イヌとネコの乳腺腫瘍はよく遭遇する乳腺疾患と思われる。しかし，イヌとネコでは，乳腺腫瘍の病理学的特徴や臨床的動態は大きく異なる。ネコでは，乳腺腫瘍のほとんどは悪性の乳腺癌であるが[1]，イヌでは，良性，悪性腫瘍ともにみられ，多中心性に発生することが非常に多く，良性腫瘍から，きわめて悪性な腫瘍まで，臨床動態および病理組織像も幅広い[2]。

乳腺腫瘍の細胞診による診断の意義は低いとされ，特にイヌの乳腺腫瘍では，細胞診による良・悪性の判断は困難とされている[3]。これにはいくつかの理由があるが，イヌの乳腺腫瘍の構造的な特性を正しく理解し，細胞診の目的をよく考えて用いることで，完全とはいわないまでも，予想以上の情報が得られることが多い。本章では，なぜイヌの乳腺腫瘍では細胞診が適用しにくいのかを組織学的特徴も併せて説明する。また，乳腺腫瘍の細胞診はどのように適用し，その解釈をどうすべきかを含め，乳腺の細胞診を解説する。

乳腺の構造

乳腺は腹側皮下に左右2列に存在する分泌腺であり，脂肪組織に取り囲まれて存在する。乳腺は汗腺の変形腺と考えられる複合管状胞状腺で，乳汁を分泌する乳腺細胞からなる腺房と，乳汁を排出する導管系から構成される[4]（図1）。乳腺は，乳汁分泌活性によってその形態が大きく変化する。分泌活性の高い状態で

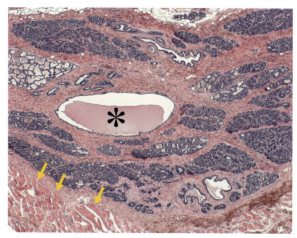

図1　正常な乳腺
＊は乳管で，腔内に好酸性の分泌物が存在する。乳管周囲には腺房が集まった乳腺小葉がみられる。矢印は体幹皮筋。イヌ，HE染色，20倍

は，腺房内に多量の分泌物を含み，腺房の内腔は拡張するが，分泌活性がない状態では，腺腔は狭く，内容はほとんどない（図2）。乳管内あるいは分泌物が貯留する腺房内には，マクロファージあるいは好中球の浸潤をしばしば認める（図3）。

腺房は，乳汁を分泌する単層の立方あるいは円柱状の乳腺細胞が腺腔を囲み，その周囲を筋上皮細胞がバスケット状に取り囲む。分泌された乳汁は導管である乳管を通り，外部に分泌される。導管の最後は乳頭管となって乳頭表面に開口する[4]。乳管は単層の円柱上皮により裏打ちされるが，乳頭管は皮膚と同じく，角化重層扁平上皮に裏打ちされる[3]。

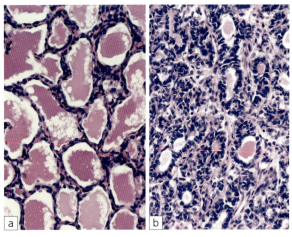

図2　正常な乳腺腺房
a：活性化した状態。個々の腺房内には分泌物（乳汁）が認められる
b：非活性化状態。多くの腺房は内腔が狭小化している。また，腺房間の間質結合組織が増加している。イヌ，HE染色，50倍

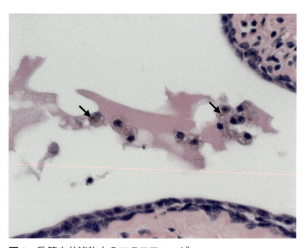

図3　乳管内分泌物中のマクロファージ
細胞質は泡沫状で，褐色色素（矢印）を有する場合もある。この色素は乳汁成分に含まれる脂質由来の色素と考えられている。イヌ，HE染色，75倍

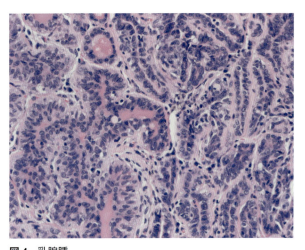

図4　乳腺腫
不規則に分岐した管腔構造が認められる。一部の管腔では好酸性分泌物を腔内に容れる。イヌ，HE染色，50倍

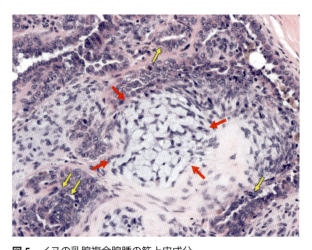

図5　イヌの乳腺複合腺腫の筋上皮成分
赤矢印で囲まれた部位は，紡錘形，星形の間葉系細胞が増殖。細胞間には弱好塩基性の粘液様基質が存在する。黄矢印は腺上皮成分。HE染色，50倍

乳腺腫瘍と類似病変の組織学

1. イヌの乳腺腫瘍

　WHO分類に従うと，乳腺腫瘍はまず悪性および良性に分類される。悪性腫瘍は，大きく非浸潤性癌，複合癌，単純癌，特殊型癌，肉腫，癌肉腫，良性腫瘍内の癌あるいは肉腫に区別され，良性腫瘍は腺腫（単純腺腫，複合腺腫および基底細胞様腺腫），線維腺腫，良性混合腫瘍および乳管乳頭腫に分類される[3]。これらの中で，複合性のものは，腺上皮と筋上皮の両成分が増殖し，癌肉腫，線維腺腫，良性混合腫瘍では，上皮成分のほかに腫瘍内に線維性間質や骨，軟骨などの間葉系組織の分化を混じる。乳腺の腺房上皮あるいは筋上皮のみに由来する場合，単純性（simple）（図4），両成分が増殖している場合は複合性（complex）としている（図5）。混合腫瘍では，骨や軟骨組織が認められる[3]（図6，7）。

　イヌの乳腺腫瘍は多中心性に発生する場合が多く，

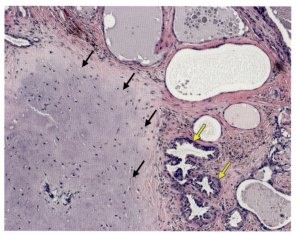

図6 イヌの乳腺良性混合腫瘍①
黒矢印の部分には軟骨形成がみられる。黄矢印は腺上皮成分。HE染色，20倍

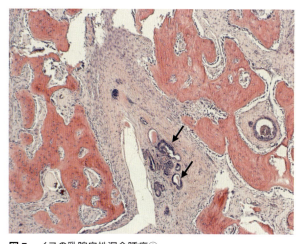

図7 イヌの乳腺良性混合腫瘍②
多量の骨形成がみられる。肉眼的には，非常に硬い腫瘤であった。矢印は腺上皮成分。HE染色，20倍

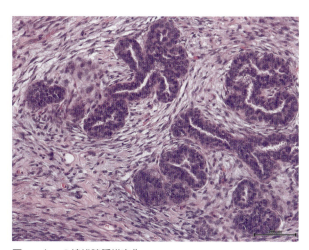

図8 ネコの線維腺腫様変化
過形成性の乳腺腺房の周囲を紡錘形の細胞が高度に増生する。HE染色，200倍

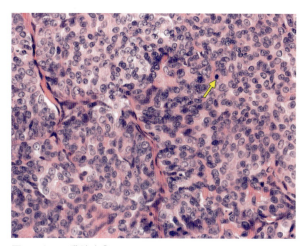

図9 ネコの乳腺癌①
腺上皮由来の腫瘍細胞が充実性に増殖。矢印は分裂像。HE染色，75倍

さらにそれぞれの腫瘍で組織像，悪性度が異なることは普通である。また，肉眼的にひとつの腫瘤であっても，その中に悪性腫瘍と良性腫瘍が混在することもある。

2. ネコの乳腺腫瘍

ネコの乳腺腫瘍は前述のとおり，ほとんどが悪性腫瘍であるが，良性腫瘍もみられる。良性病変のひとつとして，通常，若齢の未避妊雌に発生する線維腺腫様変化(fibroadenomatous change)が存在する[3]。ホルモンによって誘導された良性の過形成性病変であり，水腫性の線維性間質組織の増殖の中に乳腺上皮の過形成を認める[3]（図8）。肉眼的には乳腺全体が腫脹する特徴的な像を示す。

ネコの悪性腫瘍は，浸潤性の高い乳腺癌が多く，組織学的には管状乳頭状癌や充実癌（図9）などが主体である[3]。増殖巣中心部は壊死することが多い（図10）。

3. 乳腺（乳管）の囊胞状拡張

乳管が囊胞状に拡張する。複数の囊胞が形成されると全体で大きな腫瘤状病変となることもある（図11）。囊胞内には，分泌物が充満しており，マクロファージや好中球が浮遊していることが多い。イヌ，ネコのどちらでもみられるが，未避妊ネコで頻発する。

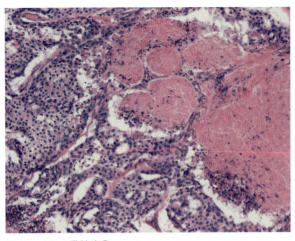

図10 ネコの乳腺癌②
右半分の好酸性が増した部分は壊死した部位である。悪性腫瘍では，このように増殖巣中心が壊死することが多い。ネコの乳腺癌では，頻繁にみられる。HE染色，50倍

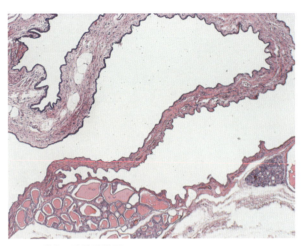

図11 乳管の嚢胞状拡張
乳管が高度に拡張し，嚢胞状を呈する。本症例では下部に乳腺小葉が残存するが，萎縮してしまう場合もある。ネコ，HE染色，20倍

乳腺腫瘍の針生検

　乳腺腫瘍における細胞診は，非常に容易に行うことができ，合併症もほとんどない。しかし，その結果の判断については注意を要する。全体の約1/3で偽陰性の結果が出る可能性があり[5]，それほど感度は高くない。また悪性度についても注意が必要で，我々の経験では，良性と診断されたものの約半数が手術後の組織学的検査によって悪性と診断された。これは乳腺腫瘍の特殊性によるもので，乳腺腫瘍における細胞診の限界として考慮しなければならない。

　これらのことから，術前に細胞診を行わない獣医師も多いが，細胞診を行うことで肥満細胞腫と手術不適応である炎症性乳癌を除外できる利点がある。特に炎症性乳癌を手術してしまった場合，著しく患者のQOLを低下させてしまうため，飼い主との信頼関係が損なわれかねない。炎症性乳癌では，腫瘍細胞が認められない場合があり，その場合には皮膚のパンチ生検を行うか，ステロイドを1週間ほど処方した後，細胞診を繰り返すことで診断できることが多い。

　乳腺腫瘍は腹部に発生するので，表面に潰瘍が生じやすい。腫瘍の増殖が真皮に及んで，潰瘍が形成されることもあるが，多くは物理的刺激により潰瘍ができる。特に大きな腫瘍では，その傾向が強い。したがって，潰瘍表面を擦過しても，有意な細胞が得られないことが多い。潰瘍を伴った腫瘍がある場合は，腫瘍そのものの針生検の方が適する。また，ほかの臓器と同様にコア生検あるいはパンチ生検検体のスタンプ標本も迅速な診断には有効である。

　そのほかの方法として，乳頭分泌物を塗抹する方法もあるが，分泌物中に浮遊する細胞が塗抹されるため，必ずしも異型細胞が出現するとは限らず，診断的意義は確立されていない。

乳腺の細胞像

　乳腺上皮細胞は，通常の上皮細胞と同様の形態を示す。正常あるいは過形成性の場合，上皮細胞はシート状に出現する（**図12**）。乳汁分泌活性が高い場合，細胞質内に空胞を多数容れる場合もある。筋上皮は，正常組織あるいは乳管の拡張などの非腫瘍性病変では，細胞学的に認識することは困難である。

　腫瘍性病変では，上皮細胞は同様に，少量から中等量の好塩基性の細胞質と円形～卵円形の核を持つ接着性のみられる細胞塊として塗抹される。シート状あるいは塊状に採取される（**図13**）。悪性の場合，壊死成分が背景にみられることも多い（**図14**）。

　筋上皮由来成分は，"上皮"という名前とは異なり，細胞形態は紡錘形で，細胞同士の接着性は有しない典型的な間葉系細胞の形態を示す。細胞周囲には，

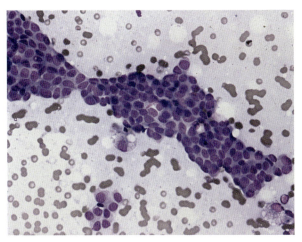

図12　正常乳腺の細胞像
　　卵円形核と中等量の細胞質を有する細胞が互いに接着しつつ，シート状に採取される。イヌ，スタンプ標本，ヘマカラー染色，100倍

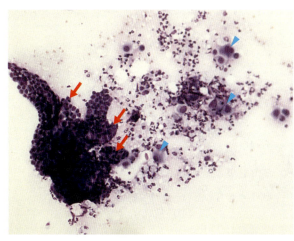

図13　乳腺腫瘍の細胞像①
　　円形核と好塩基性の細胞質を有する細胞が，集塊状に塗抹される。矢印で示す細胞塊は比較的異型性は弱いが，矢頭で示す細胞は，弱い接着があるものの核は腫大し，異型性も強い。背景には好中球の浸潤も認める。イヌ，乳腺単純癌，ヘマカラー染色，50倍

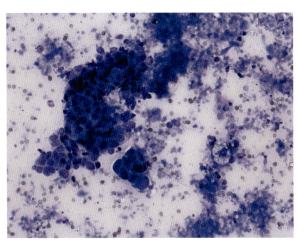

図14　乳腺腫瘍の細胞像②
　　上皮細胞塊がみられる。N/C比の増加，核の大小不同も高度である。背景には壊死成分が塗抹され，"汚い"塗抹になっている。ネコ，乳腺癌，ヘマカラー染色，50倍

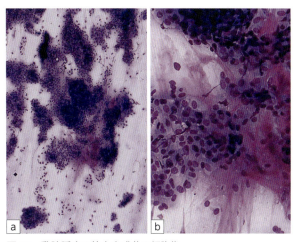

図15　乳腺腫瘍の筋上皮成分の細胞像
　　細胞質は淡明で，紡錘形～多角形，核は類円形を呈する。細胞間にはピンク色の粘液様基質がみられる。イヌ，乳腺混合腫瘍，ヘマカラー染色，a：20倍，b：50倍

不定形な赤紫～ピンク色の細胞外基質をまとう（**図15**）。さらに腫瘍内に骨あるいは軟骨組織が形成されると，これらの成分も出現してくる。骨形成が著明な場合，通常細胞は得にくいが，少数得られた細胞の中に大型，多核の破骨細胞を混ずることがある。

まれではあるが，腺上皮が皮脂腺に分化することがあり（**図16**），皮脂腺由来腫瘍との鑑別が必要なこともある。

出現細胞の良悪性の判断は，ほかの臓器と同じである（**図17**）。ただし，イヌの場合，出現細胞に異型性が乏しいからといって，腫瘍全体として良性と判断できない場合が多い。これは，前述のようにひとつの腫瘍の中に良性腫瘍と悪性腫瘍が混在することがあるためである。したがって，悪性所見が得られなかった場合は，悪性腫瘍が存在していることも想定して，総合的に判断する必要がある。また，複数の腫瘍が存在する場合，悪性度，組織形態が異なることもよくあるので，確認できる腫瘍はすべて検査することが望ましい。

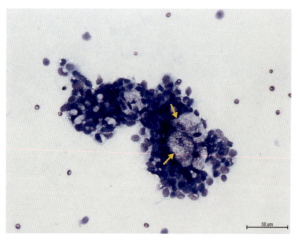

図 16　乳腺上皮性腫瘍細胞の皮脂腺分化
矢印で示す泡沫状の細胞質を有する大型の細胞が皮脂腺分化した細胞である。悪性は認めない。イヌ，ヘマカラー染色，200 倍

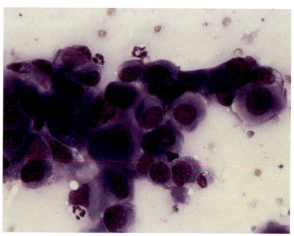

図 17　乳腺癌の細胞像
核は腫大し，大小不同がみられる。N/C 比にもばらつきがある。ネコ，乳腺癌，ライト・ギムザ染色，150 倍

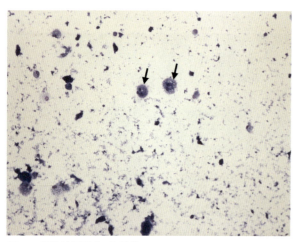

図 18　嚢胞状過形成の細胞像
針生検で液体が採取され，マクロファージ（矢印）を主体とした有核細胞が塗抹される。マクロファージは細胞質内に空胞あるいは灰青色の色素を容れる。上皮細胞は採取されないことが多い。ネコ，乳腺腫瘤，ヘマカラー染色，50 倍

乳腺病変

1. 嚢胞状過形成

　乳管の嚢胞状拡張の場合，嚢胞内には，分泌物が満たされている。したがって，針生検した際には，液体成分が採取される。採取後，病変部が縮小することが多い。得られた液体は赤色を帯びた透明な液体か，炎症を伴った場合は混濁する。透明な液体では，直接塗抹で細胞密度は低く，遠心沈渣を作製したり，ラインスメアー法で塗抹する。出現細胞は，マクロファージが主体であり，嚢胞を裏打ちする上皮細胞は得られにくい（図 18）。

2. ネコの線維腺腫様変化

　前述のように若齢未避妊のネコにみられる変化であり，針生検では血液とともに上皮細胞塊と線維状の細胞外基質が認められる（図 19）。いずれの成分も明瞭な核小体がみられるものの，核の大小不同は乏しい。診断にあたっては，年齢，避妊の有無，肉眼像も重要である。

3. 乳腺の炎症

　乳腺の炎症は，乳腺あるいは乳管を舞台に，外界からの感染によって起こったり，産後の泌乳や偽妊娠に関連したりする場合がある[6]。針生検では，好中球を主体とした炎症細胞の出現が認められる。細菌感染があれば，好中球は変性する（図 20）。上皮細胞には軽度の異型性がみられることがあり，良性腫瘍との鑑別が困難な場合もある。このようなときは抗菌薬などを投与し，再度針生検を行う。腫瘤が残存し，炎症細胞が消失しても異型乳腺上皮が採取されるようであれば，腫瘍の可能性が高い。特殊な細菌として，抗酸菌の感染では，マクロファージが主体となる肉芽腫性炎を呈する。

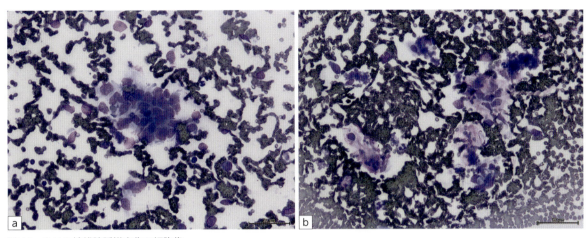

図19　ネコの線維腺腫様変化の細胞像
　a：腺上皮細胞の集塊
　b：紡錘形細胞と赤紫色の線維状細胞外基質からなる集塊が散在する。腺細胞紡錘形細胞ともに核の大小不同は乏しく，細胞異型性は低い。ヘマカラー染色，200倍

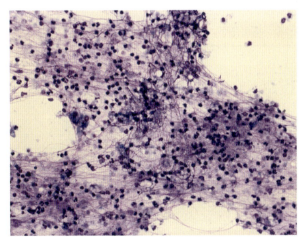

図20　化膿性乳腺炎の細胞像
　好中球が多数塗抹される。イヌ，乳腺の腫脹，ヘマカラー染色，50倍

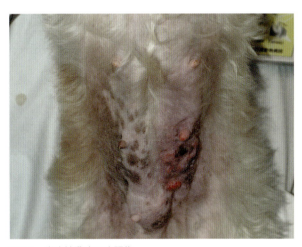

図21　炎症性乳癌の肉眼像
　左側4〜5乳腺部に発赤した腫脹を認める

4. 炎症性乳癌

　炎症性乳癌とは，臨床的に用いられる言葉であり，炎症兆候を伴った高悪性の乳腺腫瘍を指す。肉眼的に明瞭な腫瘤を形成しない（図21）。組織学的には，いくつかのバリエーションがあるが[7]，表在リンパ管内への腫瘍細胞の侵襲を認める（図22）。針生検標本では，その名前ほど炎症細胞は採取されない。異型細胞の細胞同士の接着性は弱く，一見すると独立円形細胞様にみえることが多いが，よく探すと細胞同士の接着が認められる。細胞は円形〜多角形で，細胞質は好塩基性が強く，核／細胞質比（N/C比）も高い（図23）。細胞が多数採取されたときは，分裂像も容易にみつかり，細胞像としては非常に悪性度が高い。

5. そのほかの腫瘍

　そのほかの腫瘍として，皮膚あるいは皮下組織の腫瘍はすべて発生する可能性がある。上皮性あるいは紡錘形細胞腫瘍が発生した場合，乳腺腫瘍との鑑別が困難な場合があるが，ひとつの腫瘤から，上皮成分と紡錘形細胞成分が採取される混合腫瘍の形をとるのは，ほとんどが乳腺腫瘍である。

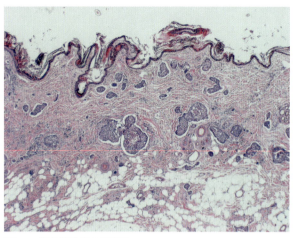

図 22　炎症性乳癌の組織像
真皮内リンパ管に多数の腫瘍細胞の浸潤増殖を認める。
イヌ，乳腺癌，HE 染色，20 倍

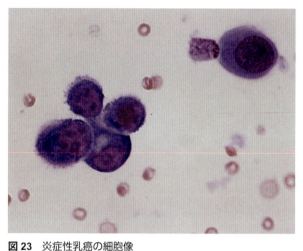

図 23　炎症性乳癌の細胞像
図 22 の細胞像である。強く好塩基性に染色される細胞質と，卵円形の核を有する異型細胞がゆるく接着して出現する。核小体は明瞭で，複数個認められる。ヘマカラー染色，400 倍

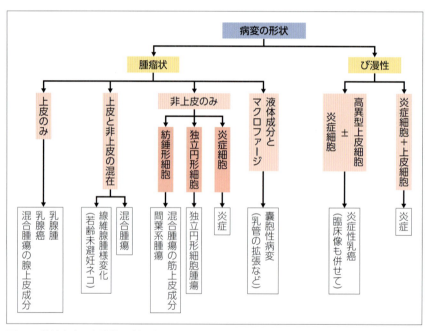

図 24　乳腺病変の細胞診の考え方

乳腺腫瘍の針生検の考え方

　以上のことを総合して，乳腺病変に対する細胞診の適用を**図 24** に示した。腫瘤状病変，限局性病変に関しては，炎症と腫瘍の鑑別，乳腺腫瘍とそれ以外の腫瘍との鑑別に重点をおいて検査する。また，乳腺腫瘍の場合に，筋上皮増殖成分が腺上皮成分とともに採取されたら，混合腫瘍となる。悪性度評価は，前述のよ

うに悪性所見があれば，悪性と判断できるが，異型性が乏しい細胞のみしか得られないときは，大きさ，増殖速度なども加味して判断する。
　び漫性病変の場合，最も注意すべきは炎症性乳癌である。炎症性乳癌という名前にとらわれ，炎症細胞に注意が向きやすいが，上皮細胞の観察が重要である。**図 23** のように炎症細胞の浸潤が少数な症例も多い。また，組織学的に**図 25** のような未分化癌の場合，細

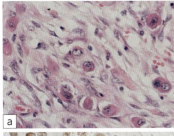
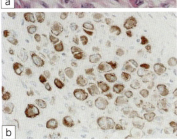
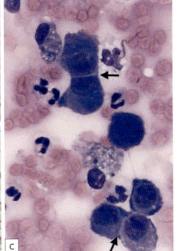

図25　未分化癌の組織像と細胞像
a：周囲に線維性結合組織の増生を伴いつつ，好酸性の細胞質を有する腫瘍細胞が孤在性に浸潤増殖する。HE染色，50倍
b：形態的に上皮性と判断しにくいが，サイトケラチンの免疫染色にて陽性（茶色）を示す点より，上皮細胞と判断される。免疫染色，50倍
c：同一検体の針生検標本。細胞同士の接着はあまり強くないが，矢印のように少数ながら接着を認める。ヘマカラー染色，400倍

乳腺病変の細胞診
1. 腫瘍か？炎症か？
2. 乳腺由来腫瘍か？それ以外の腫瘍か？
3. 高悪性腫瘍（手術が不適応の腫瘍）
4. 良性悪性の判断には注意が必要
　　特に，悪性細胞が採取されないときは注意

図26　乳腺病変の細胞診で分かることと注意点

胞診でも細胞が個々に独立していることが多く，上皮性腫瘍と判断するのが困難な場合もある。最終的には，パンチ生検などによる組織学的検査で確定となるが，細胞学的には異型性の高度な腫瘍細胞間の接着性を確認し，悪性上皮性腫瘍と判断する。

まとめ

乳腺腫瘍の細胞診の目的を図26に示した。乳腺腫瘍の特性，特にイヌの場合はその多様性を十分理解し，細胞診を適用することが肝要である。このことは，飼い主にも十分説明し，誤解がないように努めたい。

■参考文献

1) Hayes AA, Mooney S. Feline mammary tumors. *Vet Clin North Am Small Anim Pract.* 15: 513-520, 1985.
2) Misdorp W. Tumors of the mammary gland. In: Tumors of domestic animals, 4th ed. Meuten DJ, Ed. Iowa State Press, IA. 2002, pp575-606.
3) Histological classification of mammary tumor of the dog and the cat. MIsdorp W, Else RW, Hellmén E, et al, Eds. AFIP, Washington DC, 1999.
4) 獣医組織学　第6版，日本獣医解剖学会編，学窓社．2014．
5) Allison RW, Maddux JM. Subcutaneous glandular tissue: Mammary, salivary, thyroid, and parathyroid. In: Diagnostic cytology and hematology of the dog and cat, 3rd ed. Cowell, RL, Tyler, RD, Meinkoth JH, et al, Eds. Mosby, MO. 2008, pp112-129.
6) Allen SW, Prasse KW, Mahaffey EA. Cytologic differentiation of benign from malignant canine mammary tumors. *Vet Pathol.* 23: 649-655, 1986.
7) Pe a L, Perez-Alenza MD, Rodriguez-Bertos A, et al. Canine inflammatory mammary carcinoma: histopathology, immunohistochemistry and clinical implications of 21 cases. *Breast Cancer Res Treat.* 78: 141-148, 2003.

第23章

内分泌系

はじめに

　内分泌系臓器で細胞診の対象として比較的よく遭遇するものは甲状腺の腫瘍であろう。また腹腔内の内分泌臓器の腫瘍は，腹腔内腫瘤の細胞診で鑑別すべきもののひとつと考えられる。腹腔内腫瘤では，由来を判断するうえで，画像上の位置や臨床症状と併せ，超音波ガイドを駆使した針生検がより正確な情報を与えてくれる。ほとんどの内分泌系臓器の細胞診の対象はそれらの腫瘍や炎症であり，それら以外の病変の細胞学的診断は困難である。内分泌系腫瘍は他部位の腫瘍と異なり，あまり異型性がみられないものの広く全身へ転移するものがあり，その細胞像と臨床動態が一致しないものがあるので注意が必要である。また，内分泌細胞自体は全身臓器に分布しており，ごくまれではあるがそれら細胞の腫瘍化により非内分泌系臓器に内分泌系腫瘍が発生することもある。

　本章では内分泌系臓器の腫瘍を中心とした細胞診を解説する。

内分泌系の正常構造

　内分泌系臓器は内分泌細胞からなる内分泌腺で構成される。内分泌腺は導管を持たず，その分泌物，つまりホルモンは細胞周囲の組織液中に放出され，その後，毛細血管を介して，血中に入る[1]。内分泌臓器の発生学的な由来は様々で，主な内分泌系臓器は下垂体，甲状腺，膵臓ランゲルハンス島，副腎である。また，神経性外胚葉から由来し，豊富な自律神経支配を受ける組織としてパラガングリオン（傍節）が存在する。パラガングリオンに属する組織には副腎髄質，頚動脈小体，大動脈小体などがある[1]。そのほか，内分泌臓器以外の臓器に，腺構造はとらず，単一細胞として散在するホルモン産生細胞が存在する。胃腸内分泌細胞はその代表例である。

　構成細胞や組織構造はそれぞれの臓器によって異なるので，各臓器の病変の項目で詳解するが，内分泌系に共通する構造として，非常に血管が豊富な点がある。これはホルモン分泌細胞から血中へ迅速なホルモン分泌を可能にするためである。

甲状腺，副腎の針生検

　一般的に，甲状腺腫瘍は血流が非常に豊富であり（図1），出血の危険性が高い。針生検は侵襲性が低いことから，甲状腺腫瘍に対する生検として優れているが，血液の混入が多いため，診断精度はそれほど高くない[2,3]。血液の混入をできるだけ少なくするため，シリンジを付けずに針だけを刺入する"needle-off"法で採取し，また，超音波ガイドを用いて，血管を避けるように穿刺する。

　副腎腫瘍は，通常は血液検査と画像検査によって確定することが多いため，細胞診を行う機会は多くない。しかし，非機能性で腫瘍の確定ができない場合は，適応となる場合がある。後大静脈に接近している場合が多いため，超音波ガイド下で穿刺するべきであ

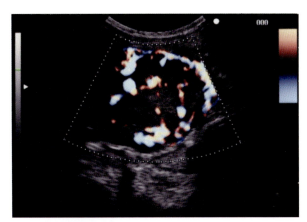

図1 甲状腺癌のカラードップラー像
豊富な血流が認められる

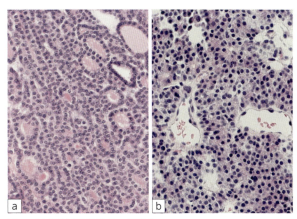

図2 甲状腺濾胞細胞癌の組織像
管腔構造が明瞭なもの(a)や管腔構造が明瞭でなく充実性増殖が主体のもの(b)など，組織像は様々である。また，これらの像がひとつの腫瘤に混在することも少なくない。ともにイヌ，HE染色，75倍

る。また，褐色細胞腫の約半数で高血圧症が存在しており，出血のリスクファクターとなり得るため，穿刺前に血圧を測定しておくことが望ましい。

内分泌系腫瘍の細胞学的特徴

内分泌系腫瘍は適切に採材がなされた場合，採取される細胞数は多い。ただし，血液の混入は少なくないので，血液による材料の希釈には注意が必要である。背景に血液が多いと細胞の伸展が不良となり，細胞内の微細な形態観察が困難になる。また，細胞は裸核化しやすく，これは内分泌臓器の特性によるものと考えられている[4]。内分泌系腫瘍が予想される場合，細胞学的に悪性度が高くないからといって，良性と判断するのは危険である[4]。一般的に内分泌系腫瘍は，病理組織学的検査であっても，細胞異型性のみでの正確な良悪性の判断は困難である[5]。細胞異型性が乏しくても，浸潤性を示すことや，遠隔転移を起こす可能性があることを留意すべきである。

甲状腺の腫瘍

甲状腺実質は，甲状腺ホルモンを分泌する囊胞状構造を形成する濾胞と，その濾胞間に存在し血中カルシウム濃度を低下させるカルシトニンを分泌する傍濾胞細胞からなる。甲状腺腫瘍には濾胞上皮から由来するものと傍濾胞細胞(C細胞)から由来するものが存在する。

1. 濾胞細胞腫瘍

甲状腺の濾胞上皮に由来する腫瘍である。甲状腺濾胞の増殖性疾患としては甲状腺濾胞上皮の過形成性反応である甲状腺腫，腫瘍性変化である甲状腺腺腫および甲状腺濾胞細胞癌がみられる。細胞学的に過形成と良性腫瘍との鑑別は不可能である[4]。また，腺癌であってもあまり強い細胞異型性がみられない場合が多い。したがって，甲状腺腫瘍の良悪性を鑑別するというより，ほかの腫瘍，例えば頸部リンパ節における腫瘍，皮下腫瘍などとの鑑別を考えた細胞診を目的とする。

良悪性の鑑別は，動物種(イヌでは悪性が多く，ネコでは良性が多い)，大きさ，増殖速度などを加味して，総合的に判断すべきである。甲状腺の濾胞細胞癌では，組織学的に濾胞構造を呈するものがあるが，充実性増殖を示し，必ずしも管腔状構造が存在するとは限らない(**図2**)。

細胞像は上皮細胞の特徴を有する。つまり，細胞質は広く，ほぼ円形に近い核を有する細胞が互いに密に接着した細胞塊として塗抹される(**図3〜5**)。通常は背景に多量の血液が採取され，採取される細胞が少ないことも多い。細胞質は比較的暗調な青色で，細胞質内の灰青色の色素顆粒やコロイドと考えられる桃色の構

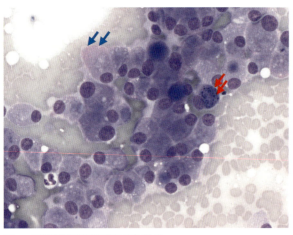

図3 甲状腺濾胞細胞癌の細胞像①
細胞は青みある広い円形〜卵円形核を有する。細胞質と細胞同士は緩く接着し，集塊状に採取されるが，弧在する細胞も多い。赤矢印で示す灰青色の色素顆粒が細胞質内に含まれたり，青矢印で示すコロイドと考えられる桃色の構造物が細胞質内あるいは細胞周囲に観察される。イヌ，ディフ・クイック染色，200倍

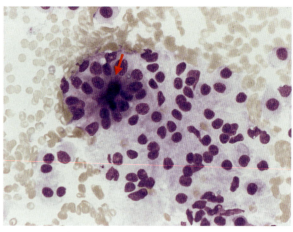

図4 甲状腺濾胞細胞癌の細胞像②
濾胞状構造と思われる管腔構造が認められ，内腔にコロイドと思われる桃色不定形物質を容れる(矢印)。イヌ，メイ・ギムザ染色，150倍

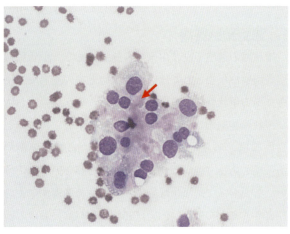

図5 甲状腺濾胞細胞癌の細胞像③
腫瘍細胞間に桃色不定形物質(コロイド)が付着する。この症例では核の大小不同が著明である。イヌ，ヘマカラー染色，150倍

造物が細胞周囲あるいは細胞間にみられることがあり(図3，4)，これらが存在する場合は甲状腺濾胞上皮由来と判断できる。まれに濾胞構造を反映したロゼット様構造がみられることがある(図5)。

2. 傍濾胞細胞腫瘍

甲状腺濾胞間に存在する傍濾胞細胞に由来する腫瘍である。C細胞腫瘍ともよばれる傍濾胞細胞腫瘍は，髄様癌とも表現されるまれな腫瘍である。組織学的に濾胞構造は形成されず，充実性の増殖を示し，カルシトニンの産生がみられる(図6)。しばしば，アミロイドの産生もみられ，腫瘍細胞がアミロイド内に包埋されるように存在することもある[5]。

細胞学的に，濾胞細胞癌との鑑別が難しいこともあるが，濾胞由来腫瘍の細胞に比較して，細胞同士の接着性は乏しく，むしろ独立円形細胞様を呈する(図7)。ただし，詳細に観察すると弱いながら接着性が観察される。濾胞細胞より細胞質は淡明である。発生部位から後述する頸動脈小体腫瘍との鑑別も必要となるが，細胞学的形態は類似するため，鑑別は困難である。

3. 甲状腺の肉腫

甲状腺のまれな腫瘍として，甲状腺癌肉腫などの肉腫成分を含むものがある(図8)。骨肉腫や軟骨肉腫成分を混じるものが多い[6]。細胞学的にも肉腫成分が得られる(図9)。

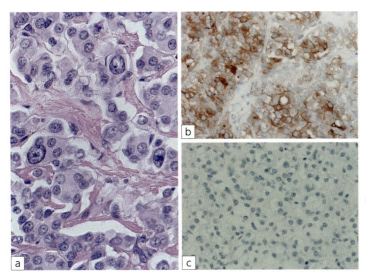

図 6　傍濾胞細胞腫瘍の組織像
濾胞構造はみられない。間質にアミロイド産生する場合もある。bは同症例のカルシトニン免疫染色陽性像，cはサイログロブリン免疫染色陰性像を示す。腫瘍細胞がC細胞に由来することを示す。イヌ，a：HE染色，100倍，b：50倍

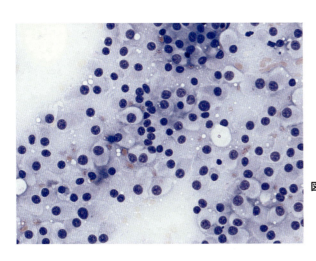

図 7　傍濾胞細胞腫瘍の細胞像
C細胞由来の腫瘍細胞は裸核になることも多いが，淡明な細胞質と円形核を有する。細胞同士の接着は弱く，独立円形細胞様の細胞像，特に組織球のような像を示すことがある。イヌ，メイ・ギムザ染色，100倍

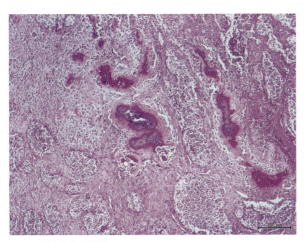

図 8　甲状腺癌肉腫①
画像右側に類骨形成を認め，左側は間葉系成分と胞巣状の濾胞細胞由来の腫瘍細胞が混在する。イヌ，HE染色，100倍

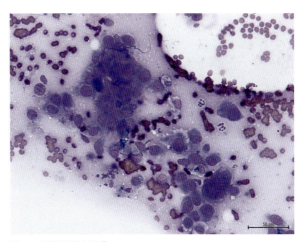

図 9　甲状腺癌肉腫②
図8の針生検。卵円形核と多角形から短紡錘形の中等量の細胞質を有する異型間葉系細胞が塗抹される。細胞間には赤紫色の細胞外基質がみられる。核小体は複数個認められ，核の大小不同も明らかである。左上には多核化した腫瘍細胞が観察される。イヌ，ヘマカラー染色，200倍

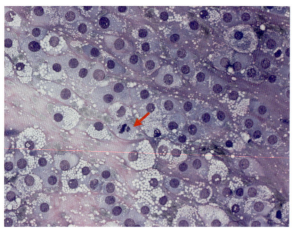

図10 副腎皮質腺癌の細胞像
円形核と，多角形で淡青色の細胞質を有する細胞が多数塗抹される．細胞同士の接着性は強くない．特徴は，細胞質内に明瞭な小空胞が多数含まれる点である．矢印は分裂像を示す．イヌ，ディフ・クイック染色，100倍

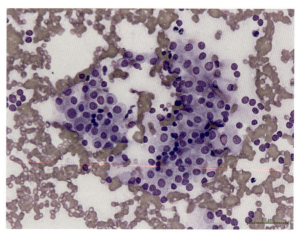

図11 副腎髄質褐色細胞腫の細胞像
比較的広い細胞質と卵円形核を有し，接着性がみられる腫瘍細胞塊が認められる．本症例では，背景には壊死成分も認められる．イヌ，ヘマカラー染色，300倍

副腎の腫瘍

　副腎は二層構造をなしており，それぞれ由来，機能の異なる構造がみられる．中胚葉に由来する表層部の皮質と，外胚葉由来の中心部の髄質から構成される[1]．皮質からはステロイドホルモンが産生され，髄質からはアドレナリンおよびノルアドレナリンが分泌される．組織学的にもこれらの構成細胞は異なるので，由来する細胞によって腫瘍細胞の形態も異なる．

1．皮質腫瘍

　副腎皮質機能亢進症はイヌで多く，まれにネコでもみられるが，イヌの場合，副腎皮質腫瘍に関連したものが10〜20％含まれるとされる[7]．皮質細胞の増殖性疾患には過形成，腺腫および腺癌がみられるが，細胞診では，過形成と良性腫瘍の鑑別は不可能である[4]．腺癌は腺腫や過形成に比較して異型性が高い．しかし，細胞異型性が低くても被膜への浸潤を示し，組織学的に悪性のものもあるため，細胞異型性が低いからといって，完全に腺癌は否定できない[4]．細胞像として特徴的なものは，細胞質内に多数認められる小空胞である．空胞は明瞭で，脂肪滴を示唆し，細胞質は好塩基性が高く，青色を呈し，細胞質の量も豊富である．核は整った円形である（**図10**）．

2．髄質腫瘍

　副腎髄質腫瘍は褐色細胞腫ともよばれる．副腎髄質ではステロイド合成が行われていないため，細胞内に脂質滴は認めない．細胞像は，後述する大動脈小体や頚動脈小体などのパラガングリオンに由来する腫瘍ときわめて類似する．細胞質の量は比較的豊富で，淡青〜灰青色を呈し，細胞質に不明瞭な青色顆粒を含む場合もある（**図11**）．内分泌系腫瘍に共通することであるが，核の大小不同が認められるのみであまり強い異型性はみられないことが多く，通常，細胞学的に悪性腫瘍と判断するのは困難である．

大動脈小体腫瘍および頚動脈小体腫瘍

　大動脈小体と頚動脈小体はパラガングリオンに属する内分泌臓器である．大動脈小体は右鎖骨下動脈と右総頚動脈，または両頚動脈の分岐部（右大動脈小体）あるいは左鎖骨下動脈起始部と大動脈弓の間（左大動脈小体）に位置し，頚動脈小体は内頚動脈の起始部に位置している[8]．これらの小体は血中の酸素濃度や二酸化炭素濃度に反応し，血管系や呼吸器系に作用する化学受容体である[8]．

　これらの腫瘍のうち，イヌの心底部腫瘍として大動脈小体腫瘍がまれにみられる．大動脈小体腫瘍は，そ

各論

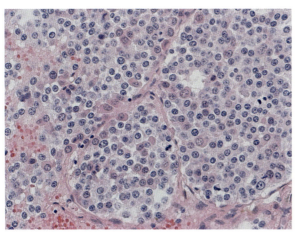

図 12　心底部大動脈小体腫瘍の組織像
淡明な細胞質と円形核を有する腫瘍細胞が胞巣状に増殖する。分裂像も散見される。イヌ，HE 染色，75 倍

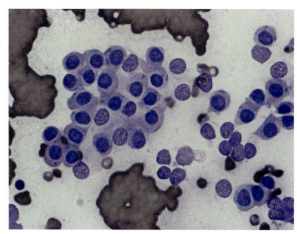

図 13　心底部大動脈小体腫瘍の細胞像
中等量の細胞質と円形核を有する腫瘍細胞が集塊状に塗抹される。細胞質には青褐色顆粒がみられる。イヌ，ヘマカラー染色，150 倍

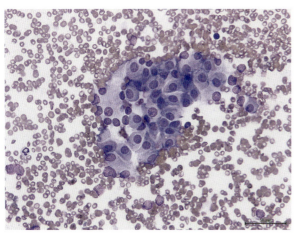

図 14　頸動脈小体腫瘍
形態的に大動脈小体腫瘍や褐色細胞腫に類似する。イヌ，ヘマカラー染色，200 倍

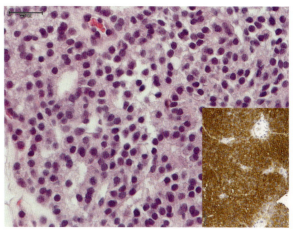

図 15　心底部甲状腺濾胞細胞腫瘍①
不明瞭であるが濾胞構造が観察される。イヌ，HE 染色，200 倍。挿入図はサイログロブリンの免疫染色，100 倍

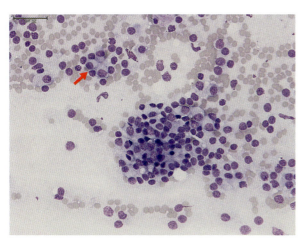

図 16　心底部甲状腺濾胞細胞腫瘍②
図 15 の細胞像である。卵円形の核と淡明から好塩基性の細胞質を有する腫瘍細胞が集塊状に塗抹される。ロゼット様構造を呈するものも観察される（矢印）。ヘマカラー染色，200 倍

の発生部位から循環障害を引き起こし，胸腹水，心嚢水貯留などが症状として現れることが多い[9,10]。画像検査で心底部腫瘍として認識されるが，組織学的，細胞学的には前述の副腎髄質腫瘍に類似する（**図 12～14**）。また，心底部などに発生段階で迷入した甲状腺組織から腫瘍が発生することがある（**図 15**）。甲状腺腫瘍に一致する濾胞細胞癌の場合，形態的には，濾胞を思わせるロゼット様構造などは診断の手がかりとなるが，大動脈小体腫瘍との鑑別が困難なことも多い（**図 16**）。

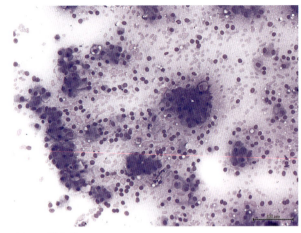

図17 膵島癌
円形核と淡明で広い細胞質を有する腫瘍細胞が接着し、集塊をなして塗抹される。核の大小不同は乏しいものの、組織学的には浸潤性がみられ、悪性と判断された。細胞学的な良悪性の判断は困難である。イヌ、ヘマカラー染色、100倍

膵臓ランゲルハンス島由来腫瘍

膵臓のランゲルハンス島には血糖調節にかかわるホルモンを分泌する細胞などが存在する。これらの細胞にはインスリンを分泌するβ細胞、グルカゴンを分泌するα細胞があるが、これらの細胞から腫瘍が発生する。どのホルモンを産生するかによって、腫瘍の診断が決まる。細胞像は、一般的な内分泌細胞腫瘍の範疇に入る(図17)。すなわち、卵円形核と淡明な細胞質を有する腫瘍細胞が集塊状をなして出現する。ほかの内分泌系腫瘍と同様に、細胞学的な特徴に乏しく、細胞形態のみでは確定できない。

非内分泌臓器の内分泌系腫瘍

全身に内分泌細胞が存在するので、ごくまれであるがそれらの腫瘍が認められる。

イヌでは鼻腔における神経内分泌癌や肝臓の神経内分泌癌(第16章を参照)、カルチノイドなどが報告されている。ほかの内分泌系腫瘍と同様に、比較的早期の転移が起こるとされ、肝臓カルチノイドでは90%、腸管由来のカルチノイドでも、高い転移率が報告されている[7]。細胞像は内分泌細胞腫瘍に類似するが、確定診断には組織学的検査が必要である。

まとめ

内分泌系腫瘍は細胞学的に異型性が高くないことが多い。核の大小不同が認められても、核／細胞質比(N/C比)の増加や、核染色質の粗造化あるいは核小体の明瞭化も明確でない場合も多い。したがって、発生部位、臨床経過を含めて細胞像を評価する必要がある。

■参考文献

1) 藤田尚男, 藤田恒夫. 標準組織学各論, 第4版. 医学書院. 2010.
2) Harari J, Patterson JS and Rosenthal RC. Clinical and pathologic features of thyroid tumors in 26 dogs. *J Am Vet Med Assoc*. 188: 1160-1164. 1986.
3) Thompson EJ, Stirtzinger T, Lumsden JH, et al. Fine needle aspiration cytology in the diagnosis of canine thyroid carcinoma. *Can Vet J*. 21: 186-188. 1980.
4) Choi US, Arndt T. Endocrine/Neuroendcrine system. In: Canine and feline cytology-a color atlas and interpretation guide, 3rd ed. Raskin RE, Meyer DJ, Eds. Saunders, PA. 2015. pp430-452.
5) Capen CC. Tumors of the endocrine glands. In: Tumors in domestic animals, 4th ed. Meuten DJ, Ed. Iowa State Press, IA. 2002. pp607-696.
6) L.P. ガートナー, J.L. ハイアット. 最新カラー組織学. 石村和敬, 井上貴央監訳. 西村書店. 2007.
7) Ogilivie GK, Moore AS. 犬の腫瘍. 桃井康行監訳. インターズー. 2006.
8) 大森保成, 山本雅子, 平松浩二ほか. 内分泌系. 獣医組織学, 第6版. 日本獣医解剖学会編. 学窓社. 2014. pp233-248.
9) Ehrhart N, Ehrhart EJ, Willis J, et al. Analysis of factors affecting survival in dogs with aortic body tumors. *Vet Surg*. 31: 44-48. 2002.
10) Vicari ED, Brown DC, Holt DE, et al. Survival times of and prognostic indicators for dogs with heart base masses: 25 cases (1986-1999). *J Am Vet Med Assoc*. 219: 485-487. 2001.

各論

第24章

脳神経系

はじめに

　脳神経系の異常に対する細胞学的アプローチとしては，脳脊髄液の採取，観察が第一である．最近では，獣医学領域でも脳脊髄腫瘍の外科処置がよく行われているが，脳脊髄の腫瘤状病変では脳脊髄が硬い骨に被覆されているので，術前検査としての針生検が不可能である．したがって，病変部を露出させ，術中に細胞診を行い，ある程度の診断を行うということは非常に有効な手段と考えられる．本章では内分泌系臓器の腫瘍を中心とした細胞診と，脳神経系の脳脊髄液および腫瘍性病変の細胞診を解説する．

脳神経系の正常構造

　中枢神経系は脳と脊髄からなり，その表面は髄膜で覆われる．髄膜は最外層から硬膜，くも膜および脳や脊髄の切れ込みや溝に沿って，隅々まで入り込む軟膜からなる．また，くも膜下腔，脳室および中心管を無色透明な脳脊髄液(cerebrospinal fluid：CSF)が満たす．

　脳および脊髄の実質は，肉眼的に神経細胞体が多数存在する灰白質と神経線維束が走行する白質からなる．刺激伝達などの神経系の働きの中心をなす細胞が神経細胞であり，神経細胞の維持や，中枢神経系の免疫能を担う細胞が膠細胞(グリア)である．

脳脊髄液の採取

　通常，CSFの採取は，大槽か腰椎から行う．小型犬や超小型犬では大槽からの採取の方が容易で大量に採取可能である．脊髄あるいは脊柱管に病変が存在する場合は，腰部から採取したCSFに異常が認められやすい．穿刺針は20〜23Gのスパイナル針を用いることが多いが，小型犬であれば通常の注射針を用いても穿刺可能である．

　大槽の穿刺部位は，環椎翼の前縁を通る線と後頭隆起を通る正中線が交差する部位である．呼吸状態に注意しながら，頸部を約90度屈曲させ，針先を口吻に向けて穿刺する．スパイナル針を用いた場合は，皮膚を貫通したら，スタイレットを抜き，ゆっくりと針を進めていく．先端が大槽に到達すると，ハブからCSFがあふれ出てくるので，試験管などに滴下し採取する．このとき，シリンジで吸引すると，急激な脳圧の低下を引き起こすことがあるため，推奨されない．

　腰椎の穿刺部位は第4腰椎〜第6腰椎の間がよく用いられている．腸骨翼のすぐ頭側が第6腰椎である．棘突起の頂点から穿刺し，棘突起のすぐ横を通り椎間に向かうようにする(図1)．そのまま進めていくと，針が脊髄を貫通したときに，後肢がぴくっと動く反応が認められる．さらに進めると脊柱管の腹側に当たり，くも膜下腔で針先が止まるので，そこでCSFを採取する．脊髄を貫通させずに，背側のくも膜下腔から採取した方が，神経に対する障害は少ないが，通常，問題が起こることはまれである．

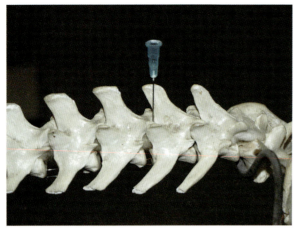

図1　腰椎穿刺時の穿刺針の位置

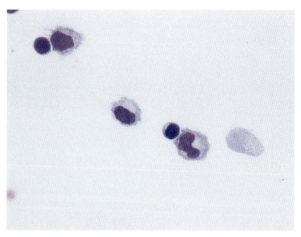

図2　正常な脳脊髄液の細胞像
正常なCSFでは類円形，一部で弱いくびれを有する核と，中等量の細胞質を有する単核細胞が主体である。小型の核が濃染する細胞はリンパ球である。イヌ，サイトスピン標本，ヘマカラー染色，150倍

脳脊髄液の評価と標本作製[1,2]

　採取されたCSFは，EDTAチューブあるいは培養用無菌チューブに移す[1]。採取後のCSFは不安定であり，冷蔵状態では4〜8時間安定するが，30分〜1時間以内に検査すべきである。

　ルーチンの検査として，肉眼観察(色，懸濁度)，赤血球数，有核細胞数，総蛋白質量，塗抹標本の顕微鏡観察が行われる。

　1mL以上採取された場合，検体のCSFを2つに分け，ひとつは総蛋白質の定量，有核細胞数，赤血球数の計数用に，もうひとつは20％の牛胎児血清あるいは10％の自己血清をともに加え，細胞形態観察に用いる。0.5mL以下の場合は，等量のヘタスターチなどの血漿増量剤を加える。細胞数計測には0.5mL程度必要である[1]。

　CSFは細胞数が少ないので，サイトスピンなどを用いた遠心塗抹法，自然沈降法あるいは膜濾過法などで細胞を濃縮する。遠心塗抹法はサイトスピンなどの遠心塗抹機が必要なため，通常は検査所に依頼することとなる。自然沈降法は，ツベルクリンシリンジと，濾紙，クリップなどの病院内にある簡単な材料で行うことも可能である[3]。膜濾過法はポアフィルターを用いてCSFを濾過し，残った細胞をフィルターとともに固定する方法である。

正常な脳脊髄液の細胞像

　健康なイヌ，ネコの正常なCSFは無色透明で，水様の粘稠性の液体である。出現細胞は主に単核細胞である(図2)。これらの細胞の大きさは様々である。貪食像がみられたものはマクロファージと判断され得るが，そうでないものはほかの単核細胞と区別できない。非変性好中球は，有核細胞の10％以下である[1]。

脳脊髄液の異常

1. 血液の混入と出血

　赤血球の混入がある場合，その由来が穿刺時の血液混入か，または出血かを区別する必要がある。肉眼的に陳旧な出血があったCSFは，血性CSFを遠心した後に上清みが黄色調を呈する(キサントクロミー)。この黄色調は出血後7〜8日で著明になり，20日程度で消失するとされる[3]。一般的に，細胞診では，血液混入と出血の区別は，貪食細胞による赤血球あるいは赤血球廃退物の貪食像と血小板の有無を観察することで行われる。赤血球貪食は，出血後12時間以上ではじまるとされる[1]。血小板の存在は，確認しにくいことも多い[1]。血液混入は細胞数や総蛋白質量にも影響するが，その程度は混入量に依存する。赤血球100個に対し，白血球が1個より多ければ，白血球の増加は真

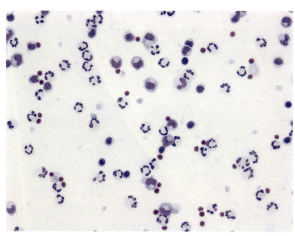

図3　好中球性細胞増加症の脳脊髄液
有核細胞の半数以上を好中球が占め，そのほかに単核細胞，リンパ球が認められる。イヌ，サイトスピン標本，ヘマカラー染色，100倍

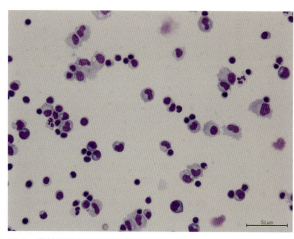

図4　単核細胞性細胞増加症
塗抹される有核細胞の主体は小型成熟リンパ球，マクロファージ様単核細胞である。イヌ，サイトスピン標本，ヘマカラー染色，100倍

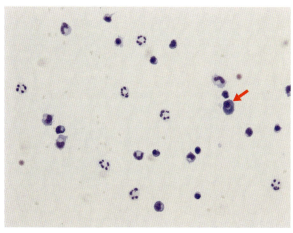

図5　混合細胞性細胞増加症
塗抹される有核細胞は非変性好中球，小型成熟リンパ球，マクロファージ様単核細胞である。形質細胞も観察される(矢印)。イヌ，サイトスピン標本，ヘマカラー染色，100倍

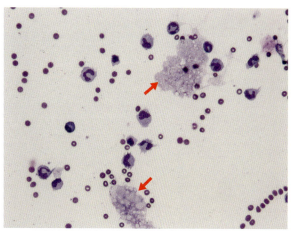

図6　変性ミエリン
弱好塩基性で，泡沫状の構造物(矢印)は変性ミエリンである。イヌ，サイトスピン標本，ヘマカラー染色，100倍

の増加と考えられる。

2. 細胞増加症

　CSFにおける総有核細胞数の増加は細胞増加症(pleocytosis)とよばれる[1,2]。増加する細胞種によって，好中球性(**図3**)，好酸球性，単核細胞性(**図4**)，混合細胞性(**図5**)に分類される。それぞれの細胞増加症で疑われる疾患を**表**に示す。脳脊髄の梗塞などの壊死や変性性病変では変性したミエリンが認められることがある(**図6**)。

脳脊髄病変の細胞像

　近年の獣医学の進歩により，脳脊髄腫瘍に対する外科的治療の報告も徐々に増加しているが，脳脊髄腫瘍は骨に覆われているために針生検の対象になりにくい。したがって，脳脊髄内の腫瘤状病変の術中診断は，手術方針を決定するうえで非常に有効な方法と考えられる。ここでは，脳脊髄のスタンプ標本を中心に正常像と脳脊髄腫瘍の細胞像などを解説する。

表　脳脊髄液の細胞増加症の分類と鑑別疾患

増加する細胞	細胞数(/μL)	疑われる疾患	細胞診以外の検査
好中球性(50%以上)	高度 >100	ウイルス感染(FIP) 細菌性髄膜脳炎(細菌培養陽性) ステロイド反応性髄膜脳炎(ビーグル, ボクサー, バーニーズ・マウンテン・ドッグ) 肉芽腫性髄膜脳炎(若~中齢犬, 細菌培養陰性)	ウイルス検査 細菌培養
	中等度 26~100	ウイルス感染(ジステンパー, FIP) 真菌感染(クリプトコッカス〔酵母用真菌〕など) 髄膜腫	ウイルス検査 真菌検査 画像検査(CTなど)
	軽度 5~25	ウイルス感染(ジステンパー, FIP) 真菌感染(クリプトコッカス〔酵母用真菌〕など) トキソプラズマ感染(ネコ)	ウイルス検査 真菌検査 抗体検査
好酸球性(20%以上)	高度 >100	真菌感染(クリプトコッカス〔酵母用真菌〕など) 特発性好酸球性髄膜脳炎(ゴールデン・レトリーバー, ロットワイラー)	真菌検査
	中等度 26~100	真菌感染(クリプトコッカス〔酵母用真菌〕など) 寄生虫迷入 特発性好酸球性髄膜脳炎(ゴールデン・レトリーバー, ロットワイラー)	真菌検査
	軽度 5~25	寄生虫迷入 特発性好酸球性髄膜脳炎(ゴールデン・レトリーバー, ロットワイラー) トキソプラズマ感染(ネコ)	
混合細胞性/単核細胞性	高度 >100	ウイルス感染(FIP) 壊死性髄膜脳炎(パグ, マルチーズ, ヨークシャー・テリア) 細菌性髄膜炎(細菌培養陽性) 腫瘍(腫瘍細胞±) 肉芽腫性髄膜脳炎(若~中齢犬, 細菌培養陰性)	ウイルス検査 脊髄造影 細菌培養 抗体検査 画像検査(CTなど)
	中等度 26~100	ウイルス感染(FIP) 腫瘍(腫瘍細胞±) 真菌感染(クリプトコッカス〔酵母用真菌〕など) 造影剤による炎症 肉芽腫性髄膜脳炎(若~中齢犬, 細菌培養陰性) Shaker dog syndrome(犬種による)	ウイルス検査 真菌検査 細菌培養 画像検査(CTなど)
	軽度 5~25	外傷性/圧迫性脊髄疾患(イヌ) 腫瘍(腫瘍細胞±) トキソプラズマ感染(ネコ)	脊髄造影 抗体検査 細菌培養 画像検査(CTなど)

FIP：猫伝染性腹膜炎
(文献1を元に作成)

脳脊髄組織の細胞像

通常，正常な脳脊髄組織は採取することはできないが，外科切除時の周辺組織として得られることがある。神経細胞や膠細胞は，神経細胞の軸索や樹状突起，膠細胞の突起が複雑に絡み合った神経絨(ニューロピル)の中に散在する[4]。神経絨は塗抹標本において赤紫色の細繊維状を呈する(図7)。その細線維の塊の中に，細胞質が好塩基性で，樹枝状に突起を伸ばした神経細胞がみられ，さらに細胞質がほとんどみられず，裸核状の膠細胞が散在する(図7)。これらの膠細胞は希突起膠細胞と考えられている[2]。そのほか，長円形の大型の核を有する星状膠細胞は，細胞質はほとんど分からない程度で(図8)，小膠細胞はマクロファージに類似し，細胞質が泡沫状を呈する[2](図8)。小膠細胞は血管の近くに散在することが多いので，血管とともに採取されることがある(図9)。

脳脊髄組織の出血および壊死

新鮮な出血では，赤血球を主体とした血液がみられるが，時間が経過したものでは，出血に対する細胞反応がみられる。赤血球は活性化した小膠細胞によって貪食，代謝されヘモジデリンに変化する(図10)。ヘマトイジン結晶がみられることもある。

脳脊髄組織の壊死，いわゆる軟化巣からはミエリン

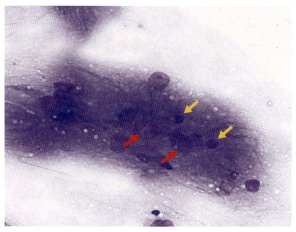

図7　正常な脳組織のスタンプ標本①
卵円形の核と，青色で樹枝状の細胞質を有する神経細胞（赤矢印）が，赤紫色の細線維状の神経網に包埋されている。小型の濃染する裸核状の細胞は希突起細胞と思われる（黄矢印）。イヌ，ヘマカラー染色，200倍

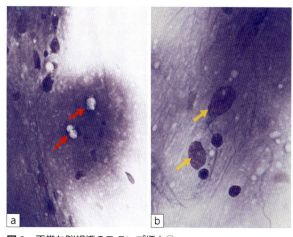

図8　正常な脳組織のスタンプ標本②
a：小膠細胞（赤矢印）。細胞質は空胞状あるいは泡沫状を呈する。イヌ，ヘマカラー染色，200倍
b：星状膠細胞（黄矢印）。細胞質はほとんど判別できない。核は長円形で大きい。イヌ，ヘマカラー染色，300倍

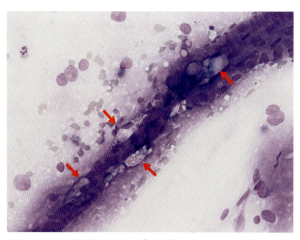

図9　正常な脳組織のスタンプ標本③
中心の血管の近傍に細胞質が泡沫状あるいは空胞状の小膠細胞が認められる（矢印）。イヌ，ヘマカラー染色，200倍

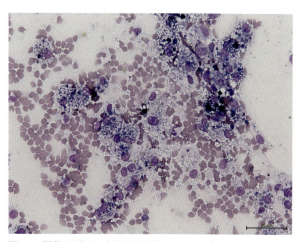

図10　損傷を受けた中枢神経組織のスタンプ標本
多数のマクロファージ様の活性小膠細胞が塗抹される。泡沫状を呈する細胞質内には灰青色のヘモジデリンが含まれる。イヌ，ヘマカラー染色，200倍

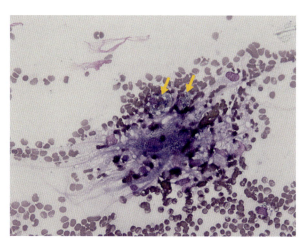

図11　活性化した星状膠細胞
細胞質の辺縁に，放射状の突起が形成され，細胞質が豊富になる。周囲には赤血球を含む細胞質を有する活性化した小膠細胞も散在する（矢印）。

の変性物や細胞質に脂肪滴を多数含み，泡沫状を呈する活性化した小膠細胞である脂肪顆粒細胞が出現する[2]。

これらの出血巣や軟化巣の周囲では，星状膠細胞が活性化し，細胞質が豊富になって，細胞質の辺縁に放射状の突起がみられるようになる（**図11**）。

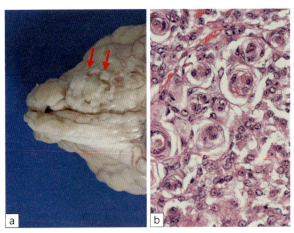

図12　髄膜腫の肉眼像と組織像
a：本症例では大脳前半底部に腫瘤がみられた（矢印）。髄膜腫はこのように脳表面に認められる
b：aの組織像。好酸性細胞質を有する腫瘍細胞が，シート状あるいは同心円状に増殖する。イヌ，HE染色，100倍

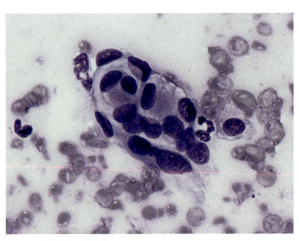

図13　髄膜腫の細胞像
紡錘形の細胞質を有する腫瘍細胞が，同心円状構造と思われる細胞集塊を呈する。イヌ，ヘマカラー染色，300倍

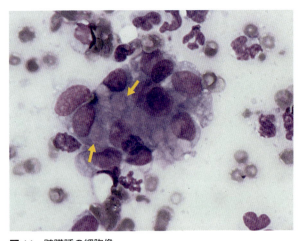

図14　髄膜腫の細胞像
細胞質内に桃色の不定形構造を認めることがある（矢印）。イヌ，ヘマカラー染色，300倍

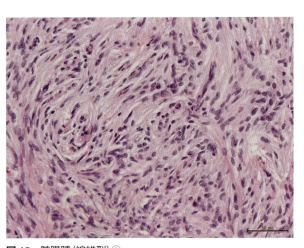

図15　髄膜腫（線維型）①
紡錘形の腫瘍細胞が束状に増殖する。ネコ，HE染色，200倍

脳脊髄腫瘍

1. 髄膜腫

　イヌ，ネコの脳腫瘍で比較的多い腫瘍である。腫瘍の由来から，通常は脳の表面に発生することが多いが（**図12**），視神経周囲に発生するものもよく知られている。イヌ，ネコでは脳実質への浸潤性がない良性のものが多い。

　細胞像は，細胞質が淡青色で比較的広く，上皮様に細胞同士が接着するものから，間葉系細胞様に接着の乏しいものまで様々である。組織像も非常にバリエーションに富むが，同心円状に渦巻く構造を呈するタイプでは（**図12**），細胞像でも同様な像がみられることがある（**図13**）。また，細胞質内に桃色の不定形物質がみられることが多い[2]（**図14**）。

　ネコでは線維型とよばれる紡錘形細胞が主体のものがよくみられる（**図15**）。細胞像も同様に紡錘形細胞が集塊状に採取される（**図16**）。

　まれな髄膜腫のサブタイプとして顆粒細胞型が知られている。スタンプ標本では，細胞質内に赤紫色の顆粒が充満する独立円形細胞様の異型細胞が多数塗抹される（**図17**）。細胞内の顆粒は組織標本では好酸性に染

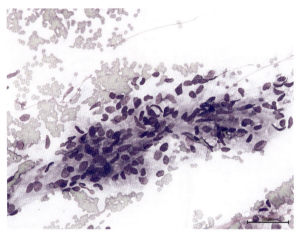

図16 髄膜腫（線維型）②
図15の細胞像。細胞質が比較的広い紡錘形細胞が集塊状に認められる。ネコ，ヘマカラー染色，200倍

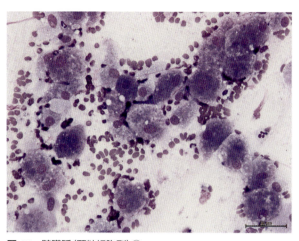

図17 髄膜腫（顆粒細胞型）①
細胞質に赤紫色で不定型の顆粒が充満する腫瘍細胞が多数塗抹される。核の大きさは均一で，悪性所見は乏しい。細胞同士が弱く接着するものもある。イヌ，ヘマカラー染色，200倍

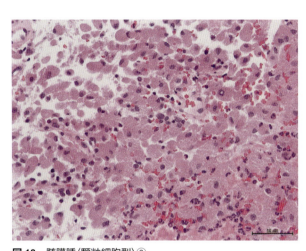

図18 髄膜腫（顆粒細胞型）②
図17の組織像。細胞質に好酸性の顆粒が充満する腫瘍細胞が増殖する。細胞像と同様に核の大きさは均一で，悪性所見は乏しい。イヌ，HE染色，100倍

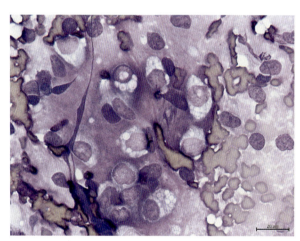

図19 星状膠細胞腫の細胞像
卵円形の核と，空胞を含む細胞質を有する腫瘍細胞が赤紫色の基質をまといつつ集塊をなす。イヌ，ヘマカラー染色，200倍

色され（**図18**），リソソームの集積像とされている[2]。

2. 膠細胞由来腫瘍

　膠細胞由来の腫瘍は，由来によって細胞像も異なる（**図19**）。悪性度が高いものとして膠芽腫が挙げられる（**図20**）。細胞像は肉腫様で，膠芽腫と確定できる像はないが（**図21**），細胞同士の接着性が乏しく，少量の基質を介在した集塊として塗抹される。

3. 脈絡叢上皮由来腫瘍

　第三脳室，第四脳室および側脳室壁には，脳室上衣と軟膜が密着した脈絡組織が認められる。軟膜の毛細血管とともに脳室に向かって突出して脈絡叢を形成し，この脈絡叢から脳脊髄液が産生される[4]。脈絡叢の表面を覆う上衣細胞は単層立方上皮で，この上衣細胞から腫瘍が発生する。良性のものは脈絡叢乳頭腫（**図22，23**），悪性のものが脈絡叢癌（**図24，25**）である。組織学的にも上皮様の構造を呈し（**図23，25**），細

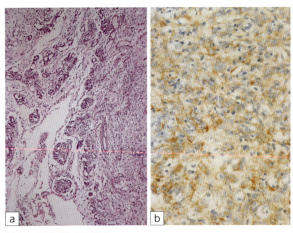

図20　膠芽腫の組織像
　a：組織の辺縁では，血管構造の発達がみられる。
　　　イヌ，HE染色，25倍
　b：腫瘍細胞はGFAP免疫染色に陽性である。
　　　イヌ，HE染色，50倍

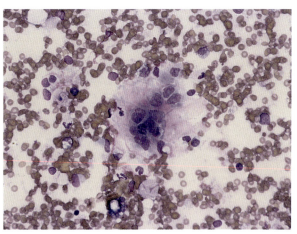

図21　膠芽腫の細胞像
　図20のスタンプ標本である。不整形の核と多角形の細胞質を有する腫瘍細胞が塗抹され，細胞周囲に細胞外基質様物質がみられる。腫瘍細胞は核小体明瞭で，染色質は粗造である。ヘマカラー染色，100倍

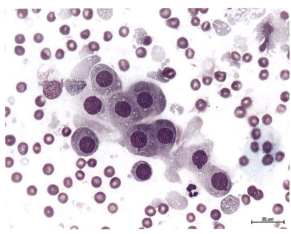

図22　脈絡叢乳頭腫の細胞像
　円形の核と，好塩基性で広く多角形から円形の細胞質を有する腫瘍細胞が，接着し集塊をなし塗抹される。核小体は小型で，不明瞭であり，核の大きさも均一である。イヌ，ヘマカラー染色，200倍

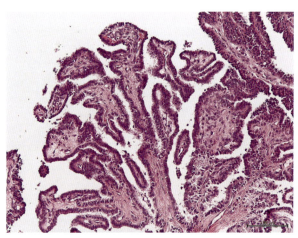

図23　脈絡叢乳頭腫の組織像
　図22の組織像。脈絡叢乳頭腫　脳室内に乳頭状に増殖する。表面を覆う腫瘍細胞は単層であり，細胞異型性や核分裂像は乏しい。HE染色，100倍

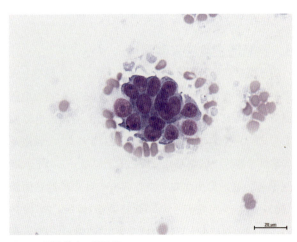

図24　脈絡叢癌の細胞像
　脈絡叢乳頭腫の細胞に類似するものの，核／細胞質比は大きく，明瞭で大型の核小体も観察される。イヌ，ヘマカラー染色，200倍

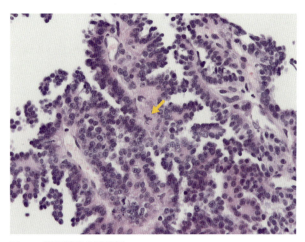

図25　脈絡叢癌の組織像
　図24の組織像。図23に比較して核が腫大し，多層化もみられる。核分裂像も観察される（矢印）。HE染色，100倍

各論

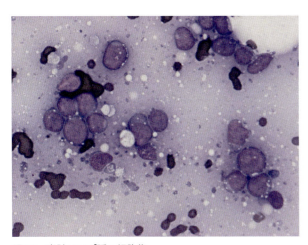

図26 脊髄リンパ腫の細胞像
細胞像は通常のリンパ腫と同様の大型リンパ球である。リンパ節外リンパ腫でよくみられる細胞質内小空胞が観察される。イヌ，ヘマカラー染色，150倍

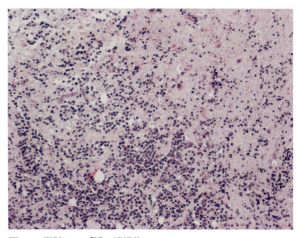

図27 脊髄リンパ腫の組織像
図26の組織像で，脊髄実質内に腫瘍細胞浸潤が認められる。HE染色，50倍

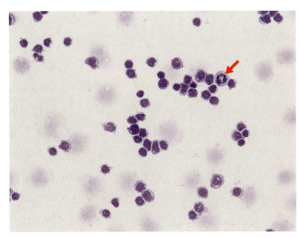

図28 中枢神経系のリンパ腫の脳脊髄液
大型リンパ球が多数塗抹される。核小体は明瞭である。矢印は核分裂像を示す。ネコ，サイトスピン標本，ヘマカラー染色，100倍

胞学的にも接着性のある上皮性細胞集塊として認められる（**図22，24**）。脈絡叢癌と中枢神経系への上皮性腫瘍の転移との鑑別は，細胞学的には困難である。

4．リンパ系腫瘍

細胞形態は他部位あるいはリンパ節のリンパ腫と同様である（**図26，27**）。CSF内に腫瘍性リンパ球が出現することもある（**図28**）。しかし，神経系に発生する未分化な腫瘍はリンパ腫様を呈するものがあるので注意が必要である。このような場合は，組織学的，さらには免疫組織学的に確定が必要である。

まとめ

CSFは中枢神経系の異常を反映するものであり，炎症性疾患などの鑑別には非常に有用である。ただし，サンプルの採取，標本作製にはある程度の経験が必要である。さらに獣医学においても脳神経外科の進歩により，術中診断としての細胞診は重要度を増すと考えられる。

■参考文献

1) Desnoyers MC, Bedard JH, Meinkoth JH et al. Cerebrospinal fluid analysis. In: Diagnositic cytology and hematology of the dog and cat, 3rd ed. Cowell RL, Tyler RD, Meinkoth JH, et al, Eds. Mosby, MO. 2008, pp215-234.
2) Freeman KP, Raskin RE. Cytology of the central nervous system. In: Atlas of Canine and Feline Cytology, 2nd ed. Raskin RE, Meyer DJ, Eds. WB. Saunders, PA. 2010, pp325-365.
3) 稲垣清剛．カラー版ポケットマニュアル穿刺液細胞　メイ・ギムザ染色．医歯薬出版．2002.
4) L.P. ガートナー，J.L. ハイアット．最新カラー組織学．石村和敬，井上貴央監訳．西村書店．2003.

第25章

耳

はじめに

　耳は耳介，外耳，中耳および内耳からなり，外耳と中耳の間には鼓膜が存在する。耳介および外耳表面は体表に連続し，角化重層扁平上皮に覆われ，耳介では，軟骨を中心に表皮が密着する[1]（図1a）。外耳には，豊富な皮脂腺と耳垢腺が認められる（図1b）。鼓膜は外耳から連続する扁平上皮を含む薄い膜状構造である[1]（図1c）。一方，中耳は，鼻腔の粘膜上皮と同様に線毛を有する呼吸上皮により被覆される[1]（図1d）。

　耳介は容易に観察可能であるが，外耳は耳鏡などを用いて観察する。中耳および内耳は鼓膜が存在するために肉眼的には観察できないものの，CTやMRIで詳細な構造変化を知ることが可能となる。

　耳介および外耳は容易に細胞診の対象となる。耳介は一般的な体表と同様であるが，外耳は綿棒によるスワブ作製などで検査できる。一方，中耳の検査は鼓膜があるため容易ではない。中耳内に滲出物が貯留した場合は，鼓膜を穿刺することで内容を得られる。腫瘤状病変に対しては，針生検が可能な場合があり，また切除生検時のスタンプ標本も一手となる。骨により取り囲まれる内耳の病変は，針生検を含め生検などの対象になりにくい。

耳介

　耳介に発生する病変は，体表のほかの部位と同様であるが，耳介で頻発するものもある。イヌでは，皮膚組織球腫，皮膚形質細胞腫（図2）などがよくみられる。ネコでは，肥満細胞腫（図3）や扁平上皮癌の発生が知られている。特に，白猫の耳介の扁平上皮癌は光線角化症 actinic keratosis を前がん病変として発生するものである[2]（図4）。比較的大型になった扁平上皮癌では，スタンプなどの細胞診で診断可能であるが（図5），初期病変では，肉眼的にも皮膚病のような様相を呈し，細胞学的にも診断は困難である。ネコの肥満細胞腫の多くは，肉眼的にいぼ状の小型の腫瘤で，良性のものが多いが，大型に増大したものは悪性の場合が多い。そのほかに皮脂腺腫（図6），メラニン産生細胞腫瘍（図7）なども認められる。

外耳

　外耳道における病変として最も多いものは外耳炎であるが，慢性化した外耳炎では増殖性変化が強く，耳道の閉塞などもみられる。スワブ標本は容易に作製でき，標本上には角化物とともに，細菌やマラセチアなどが塗抹される（図8）。組織学的には炎症細胞浸潤とともに耳垢腺や皮脂腺の過形成や線維性結合組織の増生もみられ，細胞像は非常に複雑である（図9）。

　腫瘍では，耳垢腺由来腫瘍，皮脂腺由来腫瘍，扁平上皮癌などが発生する[3]。細胞学的に耳垢腺由来腫瘍

各論

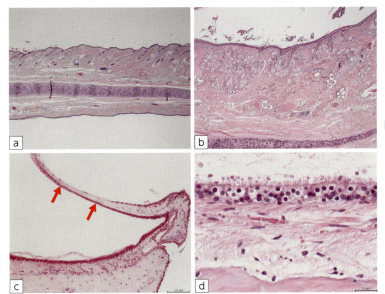

図1 耳の組織構造

a：耳介。中央に軟骨が認められ，その上面は密な毛包がみられる尾側で，下面が頭側である。両側ともに体表に連続した角化重層扁平上皮が表面を覆う。イヌ，HE染色，10倍
b：外耳道。下側に耳道軟骨がみられる。表面は角化重層扁平上皮に覆われ，皮脂腺，耳垢腺が多数観察される。イヌ，HE染色，10倍
c：鼓膜。鼓膜は外耳から連続する皮膚層(矢印)と結合組織からなる固有層，鼓室の粘膜に連続する粘膜層の3層がみられる。イヌ，HE染色，40倍
d：中耳。表面には線毛を有する上皮細胞が認められる。イヌ，HE染色，200倍

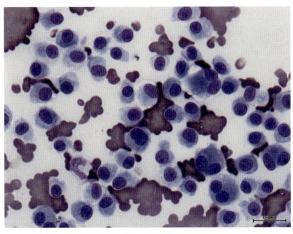

図2 耳介の皮膚形質細胞腫の細胞像
濃染する円形の核と好塩基性の広い細胞質を有する形質細胞様腫瘍細胞が塗抹される。二核化したものも多い。イヌ，ヘマカラー染色，400倍

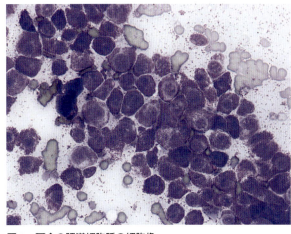

図3 耳介の肥満細胞腫の細胞像
細胞質内に赤紫色の微細顆粒を多量に含む肥満細胞が多数塗抹される。ネコ，ヘマカラー染色，400倍

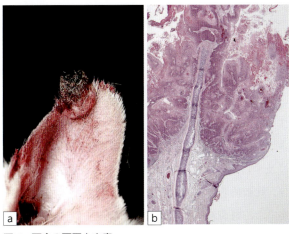

図4 耳介の扁平上皮癌
a：肉眼像。耳介先端部に痂疲が付着した潰瘍性の腫瘍が存在する
b：組織像。耳介先端に自壊した腫瘤が形成される。ネコ，HE染色，10倍

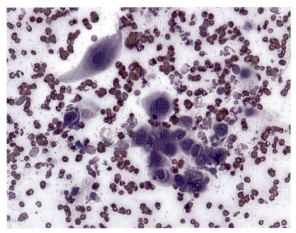

図5 耳介の扁平上皮癌の細胞像
異型扁平上皮細胞が塗抹される。ネコ，ヘマカラー染色，100倍

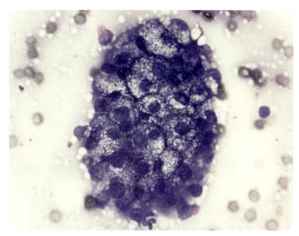

図6　皮脂腺腫の細胞像
細胞質が泡沫状の腫瘍細胞が密着し，集塊をなして塗抹される。ヘマカラー染色，400倍

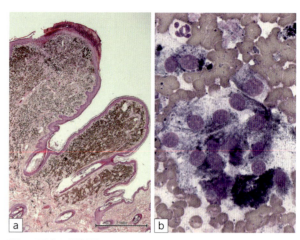

図7　耳介の黒色腫
a：組織像。真皮においてメラニン色素を含む腫瘍細胞が増殖し，腫瘍は乳頭状を呈する。イヌ，HE染色，10倍
b：細胞像。卵円形の核とメラニン色素を含む腫瘍細胞が散在する。イヌ，ヘマカラー染色，400倍

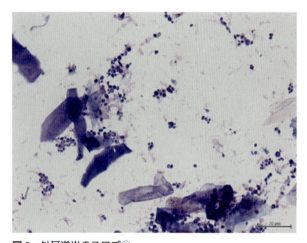

図8　外耳道炎のスワブ①
角化物とともに好塩基性に濃染する酵母状のマラセチアが多数塗抹される。イヌ，ヘマカラー染色，400倍

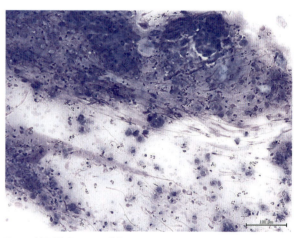

図9　外耳道炎のスワブ②
好中球，マクロファージなどが多数塗抹される。マクロファージの細胞質内には，貪食した耳垢腺の分泌物と思われる灰青色の物質を多量に含む。イヌ，ヘマカラー染色，200倍

は一般的な上皮性腫瘍の細胞像を呈するが，青色不定形の分泌物がみられることもある(**図10**)。また，潰瘍が形成されると好中球などの炎症細胞も混じる。ネコでは非腫瘍性であるものの囊胞性病変として，囊胞性アポクリン腺過形成がみられ，穿刺により混濁した褐色の液体が採取され，囊胞は縮小することが多い。細胞学的にはマクロファージが塗抹される程度で，有意な有核細胞は得にくい。

中耳

重篤な中耳炎では，中耳に滲出液が貯留し，その液体を細胞学的検査に用いることが可能である(**図11**)。ネコでは，鼻咽頭部のリンパ腫が耳管を介し，中耳に波及することがある(**図12**)。ネコの鼻咽頭ポリープは，比較的若齢のネコで発生する非腫瘍性ポリープであり，中耳や耳管の粘膜に由来するものである[3]。耳管から咽頭部に突出する場合もあるが，鼓膜を破り外耳道に突出するものが多い(**図13**)。鼻咽頭ポリープは

各論

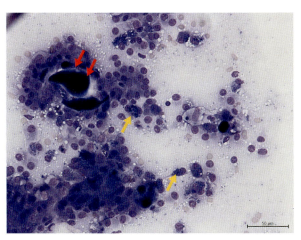

図10 耳垢腺癌の細胞像
卵円形の核と豊富な好塩基性の細胞質を有し，互いに密に接着し集塊をなす腫瘍細胞が多数塗抹される。細胞集塊内には青色に染まる分泌物がみられる（赤矢印）。腫瘍細胞の細胞質内にも灰青色の顆粒が含まれる（黄矢印）。イヌ，ヘマカラー染色，200倍

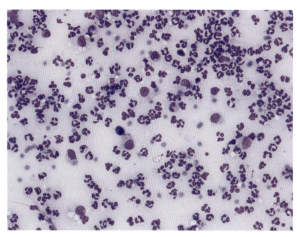

図11 中耳炎の細胞像
多数の好中球が塗抹される。マクロファージも少数散在する。ネコ，ヘマカラー染色，200倍

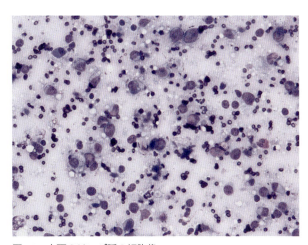

図12 中耳のリンパ腫の細胞像
多大型リンパ球が散在する。ヘマカラー染色，200倍

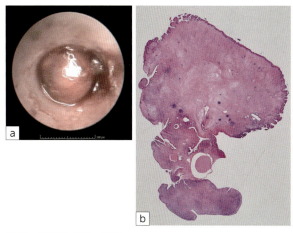

図13 鼻咽頭ポリープ①
a：肉眼像。腫瘤は鼓膜を破り，中耳側から突出し，外耳道を閉塞する
b：組織像。腫瘤はポリープ状で，線維性結合組織の増生もみられる。表面は上皮に覆われる。ネコ，HE染色，4倍

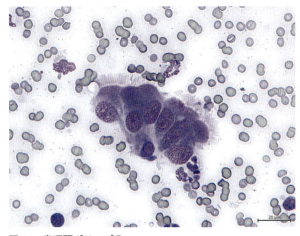

図14 鼻咽頭ポリープ②
細胞の一端に線毛を有する呼吸上皮細胞が，柵状に配列した集塊として塗抹される。ネコ，ヘマカラー染色，400倍

中耳や耳管の粘膜に由来するため，外耳にみられる占拠性病変であっても，表面あるいは内部に線毛を有する呼吸上皮様上皮細胞が認められる[4]（図14）。

まとめ

　耳介の病変は，体表と類似しているが，腫瘍では耳介に好発するものもみられる．外耳の細胞診のサンプルは容易に採取可能であるが，解釈が難しい場合もある．中耳の病変も細胞は得にくいものの，ネコの鼻咽頭ポリープのような特徴的な病変は，細胞学的に迅速な診断が可能な場合もある．

■参考文献
1) 獣医組織学．第6版．日本獣医解剖学会編．学窓社．2014.
2) Gross TL, Ihrke P, Walder EJ, et al. Actinic keratosis. In: Skin diseases of the dog and cat, 2nd ed. Wiley-Blackwell, Oxford, UK. 2005, pp575-578.
3) Wilcock B, Dubielzig RR, Render JA. Histological classification of Otic tumors of domestic animals. In: Histological classification of ocular and otic tumors of domestic animals. vol. IX 2nd ed. Armed Forces Institute of Pathology, Washington DC. 2002, pp34-38.
4) 大脇啓嗣，伊藤祐典，川部美史ほか．外耳道に突出した猫の鼻咽頭ポリープの細胞学的特徴．日獣会誌．69：401-404, 2016.

索 引

あ行

- 悪性度評価 ... 87
- 悪性メラノーマ ... 171
- アズール顆粒 ... 67
- アスペルギルス症 ... 208
- アミロイド ... 20
- アミロイド産生性歯原性腫瘍 ... 174
- アミロイド染色 ... 190
- アミロイド変性 ... 190
- アレルギー性炎症 ... 82
- 胃癌 ... 177
- 異型性 ... 85
- 異形成 ... 91
- 移行癌
  - 鼻腔 ... 210
- 移行上皮癌 ... 240
- 異染色質(ヘテロクロマチン) ... 68
- 異染性顆粒 ... 67
- 胃腸間質腫瘍(GIST) ... 178
- 陰影細胞(shadow cell) ... 110
- 上載せ法 ... 51
- エオジン ... 47
- 炎症性疾患 ... 19
- 炎症性乳癌 ... 267
- 炎症性病変 ... 76
- 炎症性ポリープ ... 179

か行

- 開口絞り ... 59
- 可移植性性器肉腫 ... 119, 233
- 外分泌部由来悪性腫瘍 ... 181
- カイロミクロン ... 255
- 核 ... 68
- 角化物産生腫瘍 ... 109
- 核/細胞質比(N/C比) ... 89
- 核所見 ... 87
- 核線 ... 44
- 過形成性結節 ... 194
- 画像ガイド下FNA ... 31
- 活性化中皮 ... 252
- 褐色細胞腫 ... 274
- 滑膜細胞肉腫 ... 132
- カテラン針 ... 26
- 化膿性炎 ... 79
  - 関節 ... 130
  - 肝臓 ... 191
- 化膿性肉芽腫 ... 78
- ガマ腫 ... 175
- 顆粒膜細胞腫 ... 231
- 簡易ライト・ギムザ染色 ... 57
- 肝コクシジウム症 ... 193
- 肝細胞由来腫瘍 ... 195
- 肝細胞癌 ... 195
- 管状乳頭状癌 ... 263
- 関節液 ... 73, 128
  - 採取 ... 129
  - 性状 ... 129
- 関節内出血 ... 130
- 感染性滲出液 ... 256
- 汗腺嚢胞 ... 101
- 汗腺由来腫瘍 ... 107
- 乾燥固定標本 ... 39
- 肝膿瘍 ... 191
- 間葉系細胞 ... 70
- 間葉系腫瘍(紡錘形細胞腫瘍) ... 86
  - 肝臓 ... 197
  - 口腔 ... 173
  - 消化管 ... 178
  - 体表 ... 111
  - 乳腺 ... 267
- 肝様腺 ... 107
- 肝リピドーシス症候群 ... 188
- 気管支肺胞洗浄(BAL) ... 215
- 気管洗浄(TTW) ... 215
- キサントクロミー ... 279
- 気道粘膜上皮 ... 217
- ギムザ染色 ... 47
- 胸腔穿刺 ... 249
- 胸腔内結節性病変 ... 219, 220
- 胸腺腫 ... 152
- 莢膜細胞腫 ... 231
- 棘細胞性エナメル上皮腫 ... 174
- 棘融解細胞 ... 98
- 嗅神経芽細胞腫 ... 212
- 巨細胞腫(巨細胞型悪性線維性組織球腫) ... 114
- 空胞変性 ... 187
- グリコーゲン変性 ... 187
- クリプトコッカス ... 97, 208

クレンメル	58
クローナリティ	18
クロマチン	68
形質細胞	72
形質細胞性腫瘍	
脾臓	162
頸動脈小体腫瘍	274
血液系細胞（独立円形細胞）	71
血管系腫瘍	
体表	113
脾臓	161
血管周皮腫	101
血管肉腫	
肝臓	197
心臓	259
体表	113
肺	222
脾臓	163
血腫	
体表	101
脾臓	158
血尿	239
ケラチンパール	209
ケリオン	96
限局性石灰化症	101
コア生検針	30
膠芽腫	284
膠細胞由来腫瘍	284
好酸性顆粒	67
好酸球性肉芽腫	
口腔	171
体表	101
肺	219
鼻腔	207
抗酸菌	21, 78
体表	96
肺	220
乳腺	266
抗酸菌染色	49
肛門アポクリン腺癌	110
肛門周囲腺由来腫瘍	107
コクシジオイデス	98
骨基質	73
骨巨細胞腫	125
骨髄脂肪腫	160
骨髄腫	125
骨・軟骨病変	121
骨肉腫	123
コリメート法	63
コレステリン結晶	110
コンゴーレッド染色	190
コンデンサー	58

さ行

細菌感染	77
細針吸引法（FNA）	26
再生性結節	194
サイト・クイック	49
サイトスピン	42
細胞外基質	72
細胞質	66
細胞診	18
細胞増加症	280
擦過法	29
滲出液	251
色素沈着	189
歯原性腫瘍	174
肢端舐性皮膚炎	100
湿固定標本	39
視度調整環	59
脂肪細胞	70
脂肪織炎	99
脂肪腫	111
脂肪染色	49
脂肪滴	67
脂肪肉腫	112
脂肪変性	188
視野絞り環	59
充実癌	263
出血性梗塞	158
腫瘍性疾患	18
腫瘍性貯留液	220
腫瘍性病変	18, 84
肝臓	195
口腔	171
腎臓	227
体表	103
乳腺	264
脳脊髄	283
鼻腔	209
脾臓	161
膀胱	240
小腸癌	177
上皮細胞	69
上皮細胞性囊胞	244
上皮性腫瘍	86
胃・小腸	177
肝臓	195
胸腺	152
口腔	171
腎臓	227
膵臓	181
大腸	179
体表	109
肺	221
鼻腔	209

上皮性粘液	73
腎芽腫	227
新 Kiel 分類	146
真菌感染	78
体表	96
鼻腔	207
神経内分泌系腫瘍	199
神経内分泌細胞	199
腎腺癌	227
迅速染色	47
迅速発育非定型抗酸菌	96
心嚢水	259
心嚢穿刺	250
腎リンパ腫	227
髄外造血	160
髄質腫瘍	274
膵臓ランゲルハンス島由来腫瘍	276
髄膜腫	283
スカッシュ法	40
スクラッチ(掻破)	43
スタンプ(押捺)法	43
スパイナル針	26
スワブ	43
精上皮腫(精細胞腫, セミノーマ)	229
正染色質(ユウクロマチン)	68
赤血球貪食性組織球性肉腫	166
セルトリー細胞腫	229
線維芽細胞	70
線維細胞	70
線維細胞由来腫瘍	232
線維腫	111
悪性線維性組織球腫	114
線維性嚢胞	244
線維肉腫	173
腺癌	
体表	106〜110
胃	177
肝臓	196
甲状腺	271
腎臓	227
膵臓	181
前立腺	246
乳腺	261
肺	221
鼻腔	210
副腎	274
卵巣	231
前立腺炎	245
前立腺過形成	244
前立腺癌	246
前立腺嚢胞	244
双眼光学顕微鏡	58

造血器系腫瘍	
肝臓	197
脾臓	161
分類	144
増殖性炎症	82
増殖性疾患	
肝臓	196
甲状腺	271
骨・筋肉	121
副腎	274
リンパ節	144
総蛋白質量(TP)	251
総有核細胞数(TNCC)	251
組織球系腫瘍(悪性)	119
組織球性肉腫	
関節	132
体表	119
肺	222
脾臓	165

た行

体腔貯留液	249
大動脈小体腫瘍	274
対物レンズ	58
唾液嚢胞	175
多核化	88
多形核細胞	77
多小葉性腫瘍	124
多発性嚢胞	194
単核細胞	77
胆管癌	196
胆管上皮由来腫瘍	196
胆汁色素沈着	201
胆汁性腹膜炎	254
胆汁栓	189
注射部位反応	99
中皮細胞	185, 252
中皮腫	258
超音波ガイド法	32
直腸癌	179
沈着症(代謝障害)	20
ディフ・クイック	49
デジタル撮影	63
転移性癌	
肝臓	197
転移性肺腫瘍	
リンパ節	152
肺	223
天疱瘡(自己免疫疾患)	98
銅沈着症	189
トキソプラズマ症	192
独立円形細胞	71

独立円形細胞腫瘍
　肝臓 199
　骨・筋肉 132
　消化管 178
　体表 114

な行

内分泌系腫瘍 199, 270
軟骨基質 70, 121
軟骨肉腫 122
肉芽腫性炎 19, 76, 82
　肝臓 192
肉芽組織 76
肉腫 85
乳腺 261
乳腺腫瘍 262
乳腺の炎症 266
乳腺(乳管)の囊胞状拡張 263
乳頭腫
　体表 104
　肺 221
　鼻腔 209
乳び性体腔貯留液 255
尿腹 255
猫伝染性腹膜炎(FIP) 254
ネコの肝リピドーシス症候群 188
脳脊髄液(CSF) 278
脳脊髄組織の壊死(軟化) 281
囊胞 152
囊胞状過形成 266
囊胞状変化 194

は行

肺原発腫瘍 221
播種性組織球性肉腫 165
白血球 77
パパニコロウ染色 49
パラガングリオン(傍節) 270
反応性過形成 142
脾炎 158
鼻炎 207
皮下肉芽腫(脂肪織炎) 99
鼻腔洗浄液 206
皮脂腺由来腫瘍 106, 286
脾腫 160
鼻汁塗抹 206
非腫瘍性病変
　口腔 171
　腎臓 226
　体表 94
　脾臓 158
　膀胱 238
　リンパ節 142

非上皮細胞 70
非上皮性腫瘍 85
　胃・小腸 177
　大腸 179
　肺 222
　鼻腔 212
　脾臓 161
ヒストプラズマ 98
非内分泌臓器の内分泌系腫瘍 276
皮膚形質細胞腫 115
皮膚糸状菌 96
皮膚組織球腫 114
皮膚リンパ腫 114
肥満細胞 72
肥満細胞腫
　肝臓浸潤 199
　消化管 178
　体表 115
　脾臓 161
腹腔穿刺 249
副腎皮質腫瘍 274
プラーク 205
ブラストミセス 98
フロスト付スライドグラス 40
分化度 85
ヘマカラー 49
ヘマトイジン結晶 74, 158, 256
ヘマトキシリン 39
ヘモジデリン 74
ヘモジデリン沈着 189
変形性関節症 130
変性(代謝障害) 187
変性好中球 80
変性漏出液 251
扁平上皮化生
　前立腺 245
扁平上皮癌
　口腔 172
　体表 104
　鼻腔 209
扁平上皮由来腫瘍
　体表 104
膀胱炎 238
紡錘形細胞 70
紡錘形細胞腫瘍(間葉系腫瘍) 86
　肝臓 197
　口腔 173
　消化管 178
　体表 111
　乳腺 267
傍濾胞細胞腫瘍 272

ポリープ
　大腸 179
　鼻咽頭 288
　膀胱 240

ま行

マイコバクテリウム感染 192
マイボーム腺 106
マクロファージ 20, 71, 95
マラセチア 96, 286
未分化胚細胞腫 231
ムチン凝集法 130
メイ・グリュンワルド・ギムザ染色 47, 57
メラニン顆粒 109
メラノーマ
　口腔 171
　体表 109
メラノファージ 109
毛芽腫 109

ら行

ライディッヒ細胞腫 229
ライト・ギムザ染色 47, 52, 57
ラインスメアー法 41
リポフスチン沈着 189
リンパ球性(非化膿性)炎
　肝臓 192
リンパ性結節性過形成 161
リンパ系細胞 137, 140
リンパ系腫瘍
　肝臓 197
　脳神経系 285
　鼻腔 212
　脾臓 161
　分類 143
リンパ腫
　肝臓 197
　胸腔内 152
　消化管 177
　腎臓 227
　脳神経系 285
　鼻腔 212

　脾臓 161
　皮膚 114
　分類 143
　膀胱 243
リンパ性白血病
　肝臓 197
　脾臓 161
リンパ節 133
リンパ節炎 141
リンパ節転移 151
漏出液 251
ロゼット様構造 70, 90
濾胞細胞腫瘍 271
ロマノフスキー染色 47

欧文

BAL(気管支肺胞洗浄) 215
C細胞腫瘍 272
Cryptococcus neoformans 208
CSF(脳脊髄液) 278
CTガイド下生検 33, 219
CT透視 32
Eimeria stiedae 193
Escherichia coli 245
FNA(細針吸引法) 26
HE組織標本 39
Helicobacter 176
Lymphoglandular body 138
Microsporum canis 98
Mott細胞様細胞 178
MRI 32
Mycobacterium chelonei 96
Mycobacterium fortuitum 96
Mycobacterium smegmatis 96
needle-off法 270
Simonsiella 170
TNCC(総有核細胞数) 251
Toxoplasma gondii 192
TTW(気管洗浄) 215
windrowing 73
X線透視 31

■編著者プロフィール

酒井　洋樹

＜経歴＞
1996年3月　岐阜大学 農学部 獣医学科 卒業
1996年4月　岐阜大学 農学部 獣医学科 助手
2002年3月　博士（獣医学）（岐阜大学）
2003年9月〜2004年8月　アメリカ合衆国オクラホマ州立大学 獣医学部に留学
2007年4月　日本獣医病理学専門家協会 認定獣医病理専門家
2009年4月　岐阜大学 応用生物科学部 共同獣医学科 獣医病理学分野 准教授
2010年4月　岐阜大学 応用生物科学部 附属比較がんセンター
　　　　　　比較病理病態学研究部門長 兼任

＜資格等＞
獣医師，博士（獣医学），日本獣医病理学専門家協会 認定獣医病理専門家

（2016年11月現在）

小動物における細胞診の初歩の初歩 増補改訂版

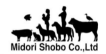

2009年12月10日　初版発行
2016年12月25日　増補改訂版発行

編著者	酒井洋樹
発行者	森田　猛
発行所	株式会社 緑書房
	〒103-0004
	東京都中央区東日本橋2丁目8番3号
	TEL 03-6833-0560
	http://www.pet-honpo.com
編　集	出川藍子，名古孟大
カバーデザイン	アクア
印刷・製本	アイワード

©Hiroki Sakai
ISBN978-4-89531-289-9 Printed in Japan

落丁，乱丁本は弊社送料負担にてお取り替えいたします。
本書の複写にかかる複製，上映，譲渡，公衆送信（送信可能化を含む）の各権利は株式会社緑書房が管理の委託を受けています。

〈（一社）出版者著作権管理機構 委託出版物〉
本書を無断で複写複製（電子化を含む）することは，著作権法上での例外を除き，禁じられています。
本書を複写される場合は，そのつど事前に，（一社）出版者著作権管理機構（電話03-3513-6969，FAX03-3513-6979，e-mail：info@jcopy.or.jp）の許諾を得てください。
また本書を代行業者等の第三者に依頼してスキャンやデジタル化することは，たとえ個人や家庭内の利用であっても一切認められておりません。